マーティン・J・ブレイザー

失われてゆく、我々の内なる細菌

山本太郎訳

みすず書房

MISSING MICROBES

How the Overuse of Antibiotic Is Fueling Our Modern Plagues

by

Martin J. Blaser

First published by Henry Holt and Company, LLC, 2014

私の子どもたちに、そして未来の子どもたちに、明るい未来とともに本書を捧げたい。

「私たちは細菌の時代に生きている（始まりのときから、今も、そして世界が終末を迎えるまで）」

スティーヴン・ジェイ・グールド（一九九三年）

失われてゆく、我々の内なる細菌　目次

凡例

一　本書は *Missing Microbes:How the Overuse of Antibiotics is Fueling Our Modern Plagues* by Martin J. Blaser, MD（Henri Holt, 2014）の全訳である。

一　本文と原注の〔　〕は訳者による注を示す。

一　本書で使用される「マイクロバイオーム」「マイクロバイオータ」「細菌叢」といった用語の定義と日本語版での用い方については、訳者あとがきを参照されたい。

第１章　現代の疫病

父の妹のうち二人を私は知らない。前世紀初頭のことだが、生まれ故郷の小さな町で二人が二歳の誕生日を迎えることはなかった。高熱を発したことは分かっているが、他の症状に関しては不明だ。状況は芳しくなかった。祖父は死神を騙すために教会へ行き、娘たちの名前を変えた。が、効果はなかった。

一八五〇年のアメリカでは、生まれた赤ん坊の四人に一人が一歳の誕生日を迎えることなく死亡した。致死的な疫病が人口の密集した町で流行し、人々は暗く汚い、悪臭を放つ部屋に押し込まれていた。そこには、水道さえなかった。よく知られた災難として、コレラ、肺炎、猩紅熱、ジフテリア、百日咳、結核、天然痘があった。

今日（こんにち）のアメリカにおいて、一〇〇〇人のうち一歳の誕生日を迎える前に死亡する赤ん坊の数はわずか六人にすぎない。驚くべき改善である。過去一世紀半の間に、私たちの国〔アメリカ〕をはじめとする先進国は健康になった[1]。衛生の改善、ネズミの駆除、安全な飲料水、殺菌されたミルク、幼少期のワクチン接種、近代医療、麻酔がそうした改善に貢献した。もちろん七〇年に及ぶ抗生物質使用がそれに貢献したことは言うまでもない。

今の世界で、ビタミンD欠乏による骨障害や副鼻腔炎に苦しむ子どもの数は多くはない。出産の際に死亡する女性の数も減っている。かつて軒下で観戦するだけだった八〇歳の老人が、今は、人工股関節の助けを借りてテニスボールを打つ。

しかし過去数十年間のこうした医学の進歩のなかで、何か「奇妙」なことが起こっている気もしている。いくつかの点で、私たちは現在、かつてより病気になりやすくなっているような気がする。新聞やテレビには毎日さまざまな見出しが躍る。私たちは「現代の疫病」に苦しむ。肥満、若年性糖尿病、喘息、花粉症、食物アレルギー、胃食道逆流症、がん、セリアック病、クローン病や潰瘍性大腸炎、自閉症、湿疹などである。あなた自身、家族の誰か、あるいはあなたの知人の何人かが、そうした病気に苦しめられているかもしれない。過去に見られた多くの致死的な疫病とは異なり、そうした病気の症状は慢性的で何十年にもわたって患者の生活の質を低下させる。

最も顕著な現代の疫病が肥満である。肥満は、ボディマス指数（ＢＭＩ）で定義される。ボディマス指数は、身長と体重の関係で表される。健康な人のＢＭＩは二〇～二五である。二五～三〇の人は過剰体重であり、三〇を超えると肥満と呼ばれる。バラク・オバマのＢＭＩは約二三。歴代アメリカ大統領のＢＭＩは、ウィリアム・ハワード・タフトを除いて二七以下であった。タフトには、ホワイトハウスの浴槽につかえて出られなくなったという逸話がある。ＢＭＩは四二であった。

一九九〇年には、アメリカ人の一二パーセントが肥満であった。二〇一〇年に、この値は三〇パーセントを超えた。空港やスーパーマーケット、商店街に行くときには、まわりを見回して欲しい。肥満はアメリカだけの問題ではなく、世界的な問題となっていることが分かるだろう。二〇〇八年時点で、世界保健機関（ＷＨＯ）によれば、一五億人の成人が過剰体重で、そのうち二億人の男性と三億人の女性が肥満と推定されている。肥満の人の多くは、過食より飢餓がより重要な社会問題である開発途上国に住んでいる。

こうした数字は警告的である。しかし、本当に衝撃的な事実は、世界的な体脂肪の蓄積が過去数世紀にわたって起こったのではなく、たった二〇年ほどの間に起こったということなのだ。過剰体重の原因だとされる、脂肪や糖分が豊富な食物は、これまでにも長い間存在していた。少なくとも先進国においては。第三世界の過剰体重人口（新たな世代）も、突然、ケンタッキーフライドチキンを食べるといったアメリカ的な食事を経験したわけではない。疫学研究は、高カロリー摂取が、現在の世界的肥満流行の原因を説明するに十分でないことを示している[2]。

同時に、幼少期に始まる自己免疫型糖尿病（注射を必要とするI型糖尿病）は、先進国において、二〇年ごとに発生頻度を倍増させている。医学的記録がよく保存されているフィンランドでは、自己免疫型糖尿病の新規発生率は一九五〇年以降、五五〇パーセントも増加した[3]。この増加は、近年になってI型糖尿病を多く発見することができるようになったからではない。インシュリンが一九二〇年代に発見される以前、この病気は致死的であった。今日（こんにち）では、適切な治療を行えば大半の子どもは生存できる。増加の理由は、病気そのものの変化ではない。私たちのなかの何かが変わったのである。I型糖尿病は幼い子どもを襲う。診断時の平均年齢は、かつて九歳だったものが今は六歳になり、三歳で糖尿病傾向と診断される子どもたちもいる。

近年の喘息発症の増加も同様に警告的水準にある。喘息は気管支の炎症である。二〇〇九年時点で、一二人のうち一人、約二五〇〇万人のアメリカ人が喘息を持つ。これは人口の八パーセントに相当する。その一〇年前には一四人に一人だった。アメリカの子どもの一〇人に一人が、喘鳴や呼吸困難、胸が締め付けられる咳といった症状に苦しんでいる。それは黒人の子どもにおいて最も割合が高く、六人に一人である。この割合は、二〇〇一年から二〇〇九年にかけて五〇パーセントも増加した。喘息の増加はどの民族にも見られる。喘息患者の割合は人種間で異なっているが、その増加はすべての人種で見られるのである。

喘息はしばしば、喫煙やカビ、大気汚染、ゴキブリの糞、風邪、感冒がきっかけとなって引き起こされる。一度発作が始まれば医療が必要となる。しばしば救急外来へ運ばれる。最適な治療をしても死亡することがある。仲間の内科医の息子がそうだった。経済的、社会的階層によってそれを避けることはできない。

食物アレルギーもいたるところで見られる。一世代前、ピーナッツアレルギーは稀だった。今、幼稚園に行くと、ナッツフリーゾーンと書かれた壁を見つけることができる。現代の子どもたちは、食物中のタンパクに対する免疫反応に苦しんでいる。ナッツだけではない。ミルク、卵、大豆、魚、果物が挙げられる。小麦粉中の主要なタンパクであるグルテンに対するアレルギーによって引き起こされるセリアック病も多く見られる。子どもの一〇パーセントが花粉症に苦しんでいる。慢性的な皮膚の炎症である湿疹は、アメリカで子どもの一五パーセント、大人の二パーセントに見られる。先進国において、湿疹を持つ子どもの数は過去三〇年で三倍に増加した。

こうした病気、失調は、子どもがかつてない免疫系の機能不全を経験していることを示唆する。自閉症の問題もある。これも、私たちの研究室で研究を行っている現代の疫病のひとつである。大人も現代の疫病から逃れられているわけではない。クローン病や潰瘍性大腸炎といった炎症性腸疾患の頻度は上昇を続けている。

私が医学生だった当時、胸焼けを引き起こす胃食道逆流症は稀だった。それが過去四〇年の間に増加した。胃食道逆流症が引き起こす食道の腺がんは、アメリカにおいて最も急速に増加しているがんのひとつである。アメリカのみならず、追跡調査されたどこでも食道腺がんは増加している。とくに白人の間で大きな問題となっている。

なぜ、こうした病気が同時期に先進国で増加し、西洋化された開発途上国においても流行し始めたのだろうか。単なる偶然の一致なのか。一〇の現代の疫病があるとして、一〇の原因があるというのだろうか。それは考えにくい。

何か共通する原因があるのだろうか。単一の原因は把握するのが容易である。しかし、喘息も、肥満も、胃食道逆流症も、若年性糖尿病も、食物アレルギーも引き起こすことができる原因とは、いったい何か。カロリー過多は肥満の原因を説明するが、他の病気増加の説明にはならない。喘息の子どもの多くは痩せている。大気汚染は喘息の原因を説明するが、食物アレルギー増加の説明にはならない。

さまざまな理論がこうした病気を説明するために提案されている。睡眠の不足が肥満の原因である。ワクチン接種が自閉症を引き起こす。遺伝子組み換え小麦はヒトの腸に毒性を持つ、といったことまである。

最も人気のある説明に「衛生仮説」がある。現代の疫病は世界が清潔になりすぎたがゆえに起こっているというものである。その仮説によると、子どもの免疫系が休止状態になって、その結果、誤った反応をしたり同士討ちを起こす。多くの親が我が子の免疫系を活性化しようと、子どもをペットや動物へ暴露したり、汚れたものを食べさせることさえしている。

私は異なる考え方をしている。そうした暴露が健康に関係があるとは思えない。土中の微生物は、土壊に対して進化をしたのであって、私たちヒトに対して進化したわけではない。また、ペットや家畜の微生物がヒトの進化に深く根ざしているわけでもない。「衛生仮説」は、後に示すが、間違った解釈だと思う。

むしろヒトの身体内外に生きている微生物にもっと注目する必要がある。それは競争と協調を通して働く「群がり」であって、それを私たちは「マイクロバイオーム」と呼ぶ。生態学では「バイオーム」とは、植物や動物の「群系」を示す。ジャングルや森林、サンゴ礁といった集団中に住み、大きな多様性を有し、大小の生物が、相互に作用する複雑な系を形成する。そこで鍵となるキーストーン種（中枢種）の絶滅は、生態系に混乱や崩壊をもたらすこともある。

私たち人間も、何千年にもわたって多様な微生物の宿主となってきた。そうした微生物はヒトという種とともに進化してきた。口腔や腸管、鼻腔、耳腔、あるいは皮膚で繁殖してきた。女性では膣にも棲む。個人のマイクロバイオームを構成する微生物は三歳までの幼児期に決定され、成人してからも幼児期の構成をよく保つ。[4] こうしたマイクロバイオームは、ヒトの免疫系や病気への抵抗性に重要な役割を演じる。簡単に言えば、私たちの健康を保っているのは、私たち自身のマイクロバイオームであると言うことができるかもしれない。その一部が今、失われようとしている。

理由は私たちの周囲にある。抗生物質の乱用や帝王切開、消毒薬の使用などである。抗生物質に耐性の結核菌は以前から問題であった。一方近年は、クロストリジウム・ディフィシルなどの腸管細菌の薬剤耐性や、メチシリン耐性黄色ブドウ球菌（ＭＲＳＡ）の流行が問題となっている。こうした流行の背景には、抗生物質使用による選択圧がある。

薬剤耐性病原体の存在が脅威であると同じくらい、ヒトのマイクロバイオームの多様性喪失は致命的な出来事なのである。それは私たち自身の代謝や免疫、認識に影響を与えながら、マイクロバイオーム自体の発達に影響を与える。

こうした過程を、私は「マイクロバイオータの消失」と呼ぶことにする[5]〔マイクロバイオームとマイクロバイオータに加え、本訳書では細菌叢という言葉も使用していくが、それぞれの定義と使い分けについては「訳者あとがき」を参照のこと〕。聞きなれない言葉かもしれない。しかし正しい命名だと思う。いくつかの理由によって、私たちは古い微生物を失いつつある。この状況が本書の主題である。私たちの身体表面あるいは内部に存在する微生物の多様性喪失は、高いコストとなって返ってくる。状況は今後さらに悪化すると思われる。内燃機関や核分裂、殺虫剤などが予想外の影響をもたらしたように、抗生物質乱用や他の医学的実践も想定外の影響を与える可能性がある。

私たちが行動を変えようとしなければ、さらに悪いシナリオさえ想定される。それは、凍った土地に吹き荒れる吹雪のように厳しい。私はそれを「抗生物質の冬」と呼ぼう。未来の赤ん坊には、あわれな叔母のように人生を終えて欲しくない。警告を発する理由である。

私たちの隣人である微生物が困難に見舞われているという、私の個人的な状況認識の旅は、一九七七年七月九日に始まった。その日のことはよく覚えている。初めてカンピロバクターという細菌の名前を聞いた日だったから。それは私の研究生活を決定づけることになった。デンバーにあるコロラド医療センターで、感染症の新米研修医をしていたときのことであった。

その日の朝、数日前に来院した三三歳の患者を診察するように言われた。患者は高熱と混乱を呈していた。腰椎穿刺で、中枢神経の炎症である髄膜炎と診断された。血液と髄液が検査室に送られ、原因が細菌によるものか否かが検査され、細菌であれば、どの種類の細菌かが調べられることになった。患者の症状は重篤に見えたので、検査結果を待つ一方で、抗生物質による治療が始まった。医師は抗生物質の大量即時投与が必要だと考えた。さもなくば、患者は死ぬだろうと。全く正しい判断だった。

検査結果は、遅発育性細菌であるカンピロバクター属の流産菌（*C. fetus*）が原因であることを示した。当時病院に、その名前を聞いたことのある者は誰もいなかった。私が呼ばれたのはそのためだった。私は九日間かけてそれについて調べた。

カンピロバクター属は、らせん型をした細菌である。ワインの栓抜きがそうであるように、らせん状という形状は消化管粘膜を突き通すのに好都合である。しかし「fetus = 胎児」とは妙な名前である。生物学ではまず属の名前を書き、次に種の名前を併記する。この場合「属」はカンピロバクター、「種」は fetus = 胎児ということになる。文献調査によって、この細菌が妊娠した羊や牛を流産させることからこの名前がついたことが分かった。ヒトに感染することは稀である。患者がどのようにして感染したかは謎だった。彼は音楽家で、都会育ちだった。

原因菌が分かると、私たちは適切な抗生物質による治療を開始した。患者は二、三週間で回復した。ちょうどそのとき、私は臨床検討会で話題を提供することになっていた。そこでカンピロバクター属の細菌について話すことにした。誰もそれが何であるか知らない感染症について話すことより、よいことが他にあるだろうか。研修医である私自身の無知が暴かれることはないのだから。

流産菌について調べていくと、それが、カンピロバクター・ジェジュニ（*C. jejuni*）と近縁関係にあることが分かった。乏しい文献によれば、流産菌にヒトが感染した場合、患者は敗血症を起こし、カンピロバクター・ジェジュニに感染した場合は下痢を起こすという。近縁の二つの細菌が、人体には異なって作用する。なぜ一方は腸管で増殖し、一方は忍者のようにそれをすり抜け血液に紛れ込むのか。その問題に、私は囚われた。

大学（コロラド大学）から米国疾病予防管理センター（ＣＤＣ）へ移り、ふたたび大学（ヴァンダービルト大学）へ移る数年間に、私は流産菌に魅せられ、その魔術師的性質の秘密のいくつかを解明することによって、この菌の専門家になっていた。

本書との関連で言えば、流産菌は、細菌の宿主免疫への抵抗性の獲得に関して、基本的な教訓を教えてくれた。それは、私が提唱した「失われてゆくマイクロバイオーム仮説」の初期の発展に大きな役割を果たした。流産菌は病気を引き起こす。一方、後にその実態がより詳しく判明していったように、私たちの免疫系を逃れて私たちと一緒に暮らす細菌もいる。そうした細菌は通常、私たちに害を与えることはない。むしろ私たちの健康を守るために働く。細菌は、何百万年もの試行錯誤の結果、数え切れない「やり方」を獲得した。それは宿主を障害するものもあれば、宿主を助けるものもある。以降のページで、この考え方を深く議論したい。

流産菌はとくに、微生物が宿主の免疫系からどのように逸脱するかということについて教えてくれた。カンピロバクター・ジェジュニを含む細菌の九九・九パーセントが血液中に存在する物質によって殺されるのに対して、流産菌は、「目に見えない外套」を着ることによって血液中を移動する。[6] しかし健康な人では免疫細胞が流産菌を殺す。一方、免疫系に障害を有する人は、流産菌を完全には排除できない。その結果、髄膜炎が起こる。右記の患者はアルコール依存が免疫系を障害していた。

私が流産菌とカンピロバクター・ジェジュニを研究していた一九八〇年代、胃のなかからカンピロバクターの新種が発見された。発見当初、それはＧＣＬＯ（gastric campylobacter-like organisms 胃カンピロバクター様細菌）と呼ばれた。現在では、ヘリコバクター・ピロリ〔以下、H・ピロリ、もしくは単にピロリ菌と表記〕と呼ばれている。この細菌は、ジキル氏とハイド氏のように二面性を持っていて、人体を障害することもあれば、人体を障害から防御することもある。私はこの細菌を二八年間研究してきた。それが現代の疫病の謎を解く鍵になると信じていたからである。

その細菌と最初に出会ったのは一九八三年一〇月、ブリュッセルで開催されたカンピロバクターに関する第二回国際ワークショップでのことだった。私はそこで、オーストラリア出身の若い医師バリー・マーシャルに出会った。バリーはGCLOの発見者で、それが胃炎や胃潰瘍を引き起こすと主張していた。しかし誰一人としてそれを信じようとする者はいなかった。当時、胃潰瘍は、ストレスと胃酸過多によって引き起こされると信じられていた。私もバリーの主張には懐疑的だった。バリーが新しい細菌を発見したことは明らかだったが、その細菌が胃潰瘍を発症するということについての証拠は明確ではないように思われた。

しかしその細菌と胃炎、胃潰瘍の関係が研究者に認識されるまでには、二年の歳月しか必要なかった。私は、この細菌の性格の解明に自分も貢献してみようと決めた。一九八九年、この細菌はカンピロバクター属から分かれて、ヘリコバクター属に分類されることになった。両者の関係はライオンとネコの関係に似ている。(7) 親戚関係にあることは間違いないが、属としては異なる。私の研究室は細菌に対する血液検査の準備を整え、抗体検査法を確立した。(8)

バリー・マーシャルと彼の共同研究者であるロビン・ウォレンは臨床的研究を進め、H・ピロリを抗生物質によって除去すると胃潰瘍が治癒することを示した。その結果は他の研究者によっても確認され、マーシャルとウォレンは、この仕事によって二〇〇五年のノーベル生理学・医学賞を受賞した。

臨床医たちは、抗生物質を武器にピロリ菌との全面戦争を始めた。胃に不快感を訴える患者には抗生物質が投与された。彼らは「善いピロリ菌は死んだピロリ菌だけ」と唱えるまでになった。[9]私自身も一〇年間にわたって、この時流に乗った。

しかし一九九〇年代の半ばには、私の考えは変わりつつあった。H・ピロリは正常な腸内フローラ（細菌叢）の一員で、ヒトの健康に重要な役割を演じていることを示す証拠が出始めていたのである。[10]「胃炎は悪いことだ」と決めつけるのをやめてみると、ピロリ菌の生態について別の見方が見えてきた。確かにピロリ菌はある種の成人には病気を引き起こす。しかし多くの子どもたちに利益をもたらすということを、私たちは後に発見することになった。ピロリ菌の根絶は、利益よりも、より大きな健康被害を人類にもたらすかもしれない。こうした変心については、第9、10、11章でも触れる。

二〇〇一年、私はニューヨーク大学に異動した。そこで、この古い細菌がヒトの胃のなかでどのように生存し、人体に何をもたらしているかを研究することにした。続く一四年の間に、この細菌の消失が現代の疫病の流行に大きく関与しているという確信は深くなっていった。ピロリ菌の研究は、より広範な研究分野へと広がっていくことになった。ヒトの「マイクロバイオーム」である。

今、私の研究室は活気に溢れている。二〇以上の研究が進んでおり、抗生物質がマウスやヒトの常在細菌や宿主に与える影響について研究を行っている。典型的な実験に、抗生物質を投与したマウス（飲み水に抗生物質を混ぜて与える）と投与しなかったマウスの比較がある。実験はマウスが生まれる前から行われている。その時期から抗生物質の有無によってマウスを二群に分類し、成長を追跡し、脂肪蓄積や免疫系の成熟、骨の成長、あるいは内分泌系や脳にどのような影響があるか調べているのである。

この仕事は面白い。というのも、右に挙げたどの項目についても、生命の初期段階で投与された抗生物質が起こす変化が見られるからだ。私たちは、成長の初期段階が鍵だと考えている。幼児期は成長に対して決定的な時期である。この時期に友好的な腸内細菌を喪失することは、少なくともマウスにおいては肥満を誘発する。社会性の発達やセリアック病についても研究を開始したところである。マウス研究をヒト研究へつなげるアイデアも多くある。究極的に言えば、失われつつある微生物を回復することによって、世界中の人に見られる不健康を改善したいというのが私たちの研究目的ということになる。鍵となる第一歩は、子どもの抗生物質使用を減らすことから始められるべきで、それはまさに今始められようとしている。

病院で高熱に震える患者を見てから約三七年、私の長い旅は、私が今人生の重要な時期にあるということを告げているようにも思える。感染症専門医として、あるいは実験研究者として働いた年月は、私に現代の疫病について重要な視点を与えてくれた。それは医学の道を歩み始めたときには予想もしなかった方向だ。しかし、医科学研究の海や山や平原を渡るうち、変わりつつある現代生活についての新たな考えにたどり着いたのである。それを本書で、読者諸賢と共有したい。今日（こんにち）の疫病は、私の叔母を苦しめた疫病とは異なる。しかしどちらも致死的なのだから。

第2章　微生物の惑星

地球は約四五億年前、溶解した岩からなる、生命の存在しない天体として始まった。一〇億年後、海が自由生活性の細胞を育んだ。いまだ科学によって解明されていない方法で、生命は「原始の海」に誕生した。生物誕生に必要とされる最初のものは、地球外の宇宙から「ダスト」として地球にもたらされたと主張する人もいる。これはパンスペルミア仮説と呼ばれている。自己複製分子は、大洋の底の粘土堆積層、熱水排出口、あるいは海岸で弾ける波が作る泡沫のなかで誕生したとする人もいる。しかし私たちは、それがどのように始まったかということをいまだに説明できない。

にもかかわらず、生命がどのように働くか、単純な規則がどのように複雑性を導くか、地球の多様性がどのように存在するようになったかに関して、私たちは、いくぶんか説明できるようになってきた。生物学のすべて（生命の歯車装置）は、原始の海で創出された進化、競争、共生といった原理に依拠している。

私たちは、裸眼で見るには小さすぎる微生物の惑星に暮らしている。三〇億年にわたって、細菌は地球上における唯一の生物だった。彼らは、陸地、空、水の隅々までを専有し、化学反応を駆動し、多細胞生物進化のための道を整えていった。私たちが呼吸する酸素や耕す土地、海を支える食物連鎖の網を作り出した。ゆっくりと、しかし、とどまるところを知らない試行錯誤を通して、細菌は複雑で堅固なフィードバック・システムを発明した。それは今日（こんにち）に至るまで、地球上のすべての生命を支える基本システムとなっている。

　無機物を生命の材料に変える微生物活動の、何十億年という地質学的時間の概念を、私たち人類が理解することは容易ではない。その概念は、何十億年の間に大陸がどのように形成され、移動し、また離れていき、衝突し、山脈を形成し、雨や風によって崩壊したのかへの理解から生まれてきた。細菌は、ローラシアやゴンドワナといった超大陸が存在するずっと前から地球に存在していたのである。超大陸は五億年ほど前に形成され、現在私たちが住む大陸はその子孫である。

『かつての世界の記録』に収録されたジョン・マクフィーの古典『ベイスン・アンド・レンジ』（アメリカ南西部にある、複数の山脈や盆地が複雑に入り組んだ地形）は、私たちが暮らすこの場所を長い時間軸と素晴らしい類推によってとらえている。「地球の歴史を、英国ヤードの古い基準（王の鼻から伸ばした手の先まで）として考えてみると、中指の爪をヤスリでひと擦りするだけで、人類の歴史は消える」[1]。

　別の比較をしてみよう。地球に生命が誕生して三七億年の歴史を二四時間に圧縮してみると、人類の祖先は午前零時の四七から九六秒前に現れたにすぎない。原生人類が現れたのは午前零時のたった二秒前となる。

　微生物世界の巨大さを理解するためには別の見方も必要である。微生物は、いくつかの例外[2]を除けば裸眼で見ることはできない。何百万個かの細菌が集まると針の穴ほどの大きさになる。しかしすべての微生物を集めると、マウス、クジラ、ヒト、鳥類、昆虫、虫、木のすべてを合わせた数よりも多くなり、私たちに馴染みのある目に見える生物すべての重さを超える。そのことについて考えてみよう。微生物は地球上の生物質量（バイオマス）の大きな部分を占める。それは、哺乳類、爬虫類、海にいるすべての魚、そして森林を合わせたより大きい。

微生物の存在なくして、私たちは食べたり呼吸をしたりすることさえできない。一方微生物は、人類の存在がなくても問題なく生存する。

微生物という言葉はいく種類かの生物を含む。本書では主として真正細菌を、つまり核を欠く単細胞生物である原核生物を扱う。しかしそれは、そうした生物が原始的だということを意味するわけではない。細菌は完全に自己充足的であり、呼吸し、移動し、食物を摂取し、老廃物を排泄し、敵から身を守り、そして最も重要なことだが、複製する。さまざまな形や大きさをしている。ボールのように見えるものもあれば、人参、ブーメラン、カンマ記号やヘビ、レンガ、三脚の壺に見えるものなど。すべては、そうした細菌がこの世界、私たちの体の内外を含むこの世界で生きていく上で好都合な形となっている。そのことについては次の章で述べるが、もし、細菌が無断で「職務離脱（AWOL）」したら、私たちは困難に直面することになる。

原核生物にはもうひとつ、古細菌がある。真正細菌と類似しているが、名前が示すように古細菌は古い生物で、生命樹の枝としても非常に古い時代に分岐している。それは、遺伝子や生化学的性状、あるいは進化の歴史が異なることを意味している。古細菌は通常、温泉や塩湖といった極限環境で発見されるが、ヒトの腸管や臍（へそ）といった場所でも見つかるかもしれない。

微生物の第三の種類に真核生物がある。核とその他の細胞小器官を持つ単細胞生物で、それはより複雑な多細胞生物の構成材料ともなる。過去六億年にわたって、真核生物は昆虫や魚類、植物、両生類、爬虫類、鳥類、哺乳類へと進化した。アリからセコイヤまで、私たちの周囲に存在するすべての「大きな生物」を含む。しかし原始的な真核生物は、真菌、原始的な藻類、アメーバ、カビを含む微生物に分類されている。

別の測定基準も存在する。家系図のことは誰でも知っているだろう。祖先が、たとえば曾祖父母を筆頭に祖父母、両親など、木が枝を広げるように描かれている。世代を経るごとに枝の数は増大する。ここでは、地球上のすべての生物についての家系図を考えてみる。あまりにも多くの生物が存在しているため、家系図は一本の木というより、まるで枝々があらゆる方向に伸びた灌木林のように見えるだろう。それを、第一世代が中心にあり枝が外に突き出るような丸い灌木林だと想像してみる。そして私たち人類をその林のなかの、時計の針で言えば八時の位置に置いてみよう。

ここで質問。私たちがトウモロコシと呼ぶ農作物は、その林のどこに位置するだろうか。一般的に言えば、緑色植物であるトウモロコシが、自分たちに遺伝的にそれほど近いとは考えないのではないだろうか。トウモロコシは円周上の反対側に位置すると思うかもしれない。しかしそれは間違いで、トウモロコシは八時〇一分に位置する。ヒトとトウモロコシが、遺伝的にそれほど近いのであれば、林の残りの部分と枝を占めているのは何者なのか。答えは、その大半が細菌ということになる。たとえば、よく知られている大腸菌とクロストリジウム属菌の遺伝的距離は、トウモロコシとヒトの遺伝的距離より遠い(3)。人類は細菌が圧倒的優勢である世界の小さなシミにすぎないとも言える。私たちはこうした考え方に慣れる必要がある。

ウイルスも存在する。厳密に言えば生物ではない。生きた細胞に侵入しそれを利用することによって複製する。インフルエンザや風邪、ヘルペス、ＨＩＶなどのウイルスは、ヒトに対して「害悪をなすもの」と考えられている。しかしウイルスの大半は、私たちヒトに無関係な存在である。ウイルスの主たる標的は細菌であって、動物ではない。海中に存在するウイルスの数は数えられないほど多い。宇宙の星の数より多いかも知れない。それらが海のなかで無数の細菌に寄生して生きている。何十億年にもわたって水中にいる間に、細菌とウイルスは、お互いを負かすための軍拡競争をしてきた。それは、風刺雑誌『ＭＡＤ』に連載された「スパイ対スパイ」という古典的マンガを思い出させる。事実、細菌感染によって引き起こされる病気の治療法として、細菌を殺すウイルスである「ファージ」の活用が検討されている。そのことについては、本書の最後で触れる。

多くの微生物がこの世界に棲み、この世界をかたちづくっている一方で、本書の主要な焦点は細菌にあり、また、私たちが細菌を薬剤によって無差別に殺戮した場合に何が起こるかということに置かれている。もちろん、悲惨な症状をもたらすマラリアの原因となるマラリア原虫などの真核生物も存在する。それがもたらす問題はまた異なるものである。病気を引き起こすウイルスについても同様である。ウイルスは抗生物質に反応しない。それは後日のテーマとする。

微生物はどこにでも存在する。海には数え切れないほど多くの微生物が暮らす。とはいえ、いくつかの推定値がその遍在性に具体性を与えている。少なくとも二〇〇〇万種類（おそらく現実には一〇億種類くらい存在する）の海洋微生物が、海洋生物質量の五〇から九〇パーセントを占める。海表面から海底までに一本の中空の柱を立てて、そのなかの海水の微生物数を推定すると、一〇の三〇乗（ノニリオン）個の微生物が存在すると考えられている。一〇億×一〇億×一〇億×一〇〇〇。これは、アフリカゾウ二四〇〇億頭分の重さと等しい[4]。

国際海洋微生物調査（ＩCoＭＭ）は、世界中の一二〇〇箇所から一〇年以上にわたって海洋微生物を採取している。調査によれば、海洋にはこれまで考えられていたより一〇〇倍以上多くの種類（属）が存在すると推定され、観察されたどの場所においても、いくつかの種類の細菌が数と活動性において優位にあることが明らかになった。しかし驚くべきことは、どのような場所にあっても多くの種類の細菌が存在するということである。それは、一回限りの単独個体を含む一万個体くらいの数（細菌にとっては大した数ではない）として存在していることが多い。国際海洋微生物調査によれば、海洋中の多くの稀少な微生物は、今はじっと待機しているが、環境が彼らに有利に変化すれば、いつでも繁栄し優勢になるという。同じ考え方は、私たちの体内に住む微生物にも当てはまる。長期間にわたって少数の個体で潜伏し、突如として繁栄する能力は、微生物の特徴とも言える。

多くの海洋微生物は、いわゆる好極限性細菌である。彼らは、マントルから出た硫黄やメタンや水素を豊富に含む熱水が冷水に出会い、煙突のような円錐形を形成する熱水排水口に棲む。そこは酸と重化学物質が混合した場所だが、そこで細菌たちは酸素と太陽光を欠きながらも繁栄しているのである。同じことは、ワイオミングのイエローストーン国立公園の間欠泉や熱湯のなか、あるいはカリブ海の島国トリニダードで発見されたタールの湖でも見られる。細菌は南極の巨大氷河のなかや北極海の氷山の下にも生存している。

黒い火山性の岩からなり地表面の六〇パーセントを占める海底の地殻は、おそらく地球上の微生物が最も多く棲む場所である。そうした微生物は、水と岩の化学反応によってできたエネルギーで生活している。

近年、海洋に浮かぶプラスティックを貪り食っている細菌がいることが分かった。緩やかなプロセスを経てだが、少なくとも一〇〇〇種類の細菌が、「プラスティックの地球」を生物の地球へと変えることに貢献している。海にプラスティックを廃棄すること以外に、私たちが細菌の興味を引くために行ったことは何もない。海に浮かぶ数え切れないもののなかから、いくつかの細菌がプラスティックを選び、それを増殖するための食料源として好ましいものと判断した。自然選択のひとつである。(5)

マリアナ海溝など地球の最も深い場所には、周囲海底の堆積物中に比べて一〇倍も多くの細菌が生息していることが最近発見された。さらに言えばラテンアメリカ西海岸の海床には、ギリシャの大きさに匹敵する細菌の巨大な塊が、硫化水素をエネルギー源としながら生存している。

大量の細菌がハリケーンなどの風によって吹き上げられるが、彼らは空の上でさえ生存する。巻雲の発生を促し、氷の粒子を作って雪を降らせる。風に巻き上げられた細菌は、栄養素の再利用や汚染物質の分解を行うと同時に、天候と気候の両者に影響を与える。

地上では、細菌は人類にとって最も貴重な資源である土壌に関与している。世界中から土壌細菌を採取する計画が複数進んでおり、そこに参加する専門家が呼びかけているのは地上の暗黒物質の探索である。まるで未知の宇宙の探索のようである。

細菌が地球を居住可能にしているのである。細菌は死骸を分解する。それは地球にとって有用だ。細菌は、大気中の不活性窒素を生物が使用可能な形の遊離窒素へ転換する役割も果たしている。それはすべての動植物の利益となっている。石油掘削施設ディープ・ウォーター・ホライズンから流出した原油がメキシコ湾を汚染したとき、細菌がその汚染除去に活躍した。というのも細菌たちは、大気中から窒素を取り込み、それを用いることで原油を自身の栄養に変えていったのである。

細菌は岩のなかにも棲む。たとえば南アフリカのムポネン金鉱山では、細菌は放射性崩壊という現象の助けを借りて生きている。具体的には、ウラニウムが水分子を分解するときに生じる水素を硫黄と結合させて硫化水素を生成し、それを栄養源としているのである。細菌たちは金の採掘さえ行う。デルフチア・アシドヴォランスは、そのままでは自分にとって有害な金のなかの移動イオンを、不活性な形に変える特殊なタンパクを有している。そうした変換は水中で金を沈殿させ集積する機能を持つ。一方、世界で最も強固な細菌であるデイノコッカス・ラディオデュランスは、放射線を放出している核廃棄物のなかに棲む。

私が最も好きな細菌は数年前に報告されたものだ。地質学者たちが、地球内部をドリルで採掘し、そこで採取された物質を調査したところ、一マイルほど地底から採取された物質のなかからは、玄武岩（岩床）、水、そして細菌の三つだけが検出された。(6) これらの細菌は、岩と水のみに依存して生存している可能性が高い。

産業界全体が、パンから酒類、現代的な薬剤の製造まで、細菌を活用することで成り立っている。細菌は、私たちが彼らに割り当てるどのような化学反応についても、それを行うことができると言っても過言ではない。細菌の果てしない多様性のなかには、未知の能力が存在している。私たちは問題を突き止め、それを解決するのにふさわしい細菌を選ぶ、もしくは手を加えて作り出しさえすればよい。こうした可能性は魅力的だ。しかし、それについて論じるのはまたの機会にする。

微生物をめぐる物語は、際限のない戦いと協調の物語と言える。ダーウィンの「競合」と「適者生存」はご存知だろう。そこから話を始めてみよう。

ダーウィンの注意深い観察は、鳥類からヒトまで、どのような種であれ、個体間には多様性が存在するということを示した。ダーウィンは進化の理論を、変異体が存在する際、自然は最も適応した個体

（群）を選択すると仮定することによって発展させた。最も適応した個体群とは生命環を最もよく全うし、その上で多くの子孫を残すもののことである。それらは他の変異体を圧倒する。時間とともに、そうした最適個体群は競争相手を、ときに絶滅の危機に至るまで駆逐する。一般に適者生存と呼ばれるものは自然選択のことである。しかしダーウィンは、そうした理論が微生物にも当てはまることを知らなかった。ダーウィンは、植物や動物といった目に見えるものを対象とした。しかし、自然選択の最もよい証拠は微生物の観察や実験からもたらされる。

たとえば一般的な腸管細菌である大腸菌は、細胞を培養皿に置くことによって培養可能になる。(7) 暖かい培養器のなかで一晩過ごせば、成長の早い大腸菌は一〇〇億個にまで増殖する。培養皿全体が大腸菌で覆われる。増殖密度が高いため、ひとつひとつのコロニー（群体）は確認できない。今度は別な培養皿を用いて培養を行う。ただし、大腸菌に殺菌効果のある抗生物質ストレプトマイシンを加えておく。翌朝、培養皿を確認すると、一〇〇億個の大腸菌の代わりに一〇個ほどの大腸菌のコロニーを見つけることができる。それぞれの小さなコロニーには一〇〇万個の大腸菌がいる。そうしたひとつひとつのコロニーは、抗生物質存在下に生き延びたひとつの細胞から生じる。抗生物質を入れた培養皿と入れない培養皿の間に生じたこのような違いは、どのように説明すればよいのだろうか。

第一に、抗生物質が機能したことが確認できる。一〇〇億個の大腸菌の代わりに一〇〇〇万個の大腸菌しか増殖しなかったとすれば、一〇〇〇倍の減少ということになる。別の言い方をすれば、抗生物質は九九・九パーセントの大腸菌を殺したと言える。一方、いくつかの細胞は生き残ることができた。だから、抗生物質投与は失敗であったと言うこともできる。他の大腸菌が生き残ることができなかったなかで、ある大腸菌が生き残ることができたのはなぜか。偶然の幸運か。答えはイエスでありノーである。

すべての大腸菌は、生存に欠かせないタンパクを生産するための遺伝子を必要としている。抗生物質に抵抗性の大腸菌では、その遺伝子に変異が見られた。これが幸運な点である。変異遺伝子はとくに優れているわけではないが、抗生物質に抵抗したその株が生き残るほどには有効で、子孫を残し続けた。抗生物質感受性株は、増殖に必要な遺伝子が阻害されたために抗生物質によって死ぬ。

こうした抗生物質抵抗性を持つ変異株は興味深い方法で生じる。一〇億個の大腸菌のうち、いくつかの大腸菌が変異遺伝子を持っていたとしても不思議はない。そうした変異はもともと存在していたのである。これをダーウィンの進化論的に言えば、抗生物質がない状態では、より効率的に複製できる通常の抗生物質感受性大腸菌が選択される一方で、抗生物質がある状態では、抗生物質抵抗性の大腸菌変異株が選択されたということになる。たとえば、ストレプトマイシン抵抗性の大腸菌が存在する頻度は、どれほど頻回にストレプトマイシンが使用されたか、あるいはどれくらい最近にそれが使用されたかによって決まる。これは自然選択の最も単純な例である。しかし競争は必須である。最も適した細菌が勝つのである。

競合し搾取し合う一方で、細菌が協調的に働く例も数知れずある。たとえば腸管に棲むバクテロイデス属細菌が、大腸菌生息環境下である種の化学物質を無毒化できるとすれば、それは大腸菌にとって有益なこととなる。こうした一方向の利益関係を片利共生と呼ぶ。

利益が相互的な場合、関係性はより強固なものとなる。大腸菌の老廃物がバクテロイデス属細菌の餌になると考えてみよう。この場合、二つの種類の細菌は同じ環境下に集まることになる。それぞれの種の細菌はそれぞれの役割を果たしているだけだが、それがそのまま相互扶助的になっている。これを相利共生と言う。

多くの細菌がお互いを助け合っている。たとえば流れの速い川では、細菌Ａは細菌Ｂの老廃物を食べると同時に岩の端に貼りついて生きている。細菌Ｃは岩に貼りつくことができない。しかし細菌Ａには貼りつくことができて、自分が流されないようにすると同時に、細菌Ａをその場に係留するのを助ける。細菌Ｂは細菌Ｃの栄養素を生産する。こうした状況下では、細菌Ａ、Ｂ、Ｃは、それぞれが同じ場所にいることで相互に利益を享受することになる。

毎一二分ごとに二倍に増殖する細菌は、誕生から四〇億年以上の進化を経験して、天文学的数字の個体を生み出してきた。そのなかには無数の変異株が存在していたに違いない。こうした際限のない過程を通して、細菌は地球上のありとあらゆる場所を占有するようになった。

細菌は共同事業体を作りながら、安定的に生存することができる。こうした共同体は、土壌や流れのなか、倒木や温泉といった環境中にしばしば見つかる。ほぼすべての環境中に生命は存在している。古代生命に関する最古で決定的な証拠は、オーストラリアで発見された三五億年前の「細菌の絨毯」の化石である。細菌の絨毯は細菌群で構成される「層」で織られており、すべての層を合わせて考えると、生態系そのものの縮小版となっている。ある層は光合成を行い、ある層は呼吸をして酸素を消費し、ある層は発酵を行い、ある層は無機化合物を消費する。ある種の細菌の餌が、別の細菌にとって毒になることもある。そうした層に存在する細菌がすべて集まり協働することによって、相互に利益を生み出していたのである。

自らを覆うゼラチン様物質を産生する細菌もいる。こうしたジェルを生体膜（バイオフィルム）と呼ぶ。何でできているかはそれぞれ異なるが、それは乾燥や熱、免疫からの防御に働く。生体膜の存在が過酷な環境下における細菌の生存を担保しているのである。

微生物は共同体を構成し協調の網を張りめぐらせる。それは土壌や海中、岩場といった環境のみでなく、動物の体内でも見られる。そうした動物、ここではヒトであるが、その体内の微生物が本書の主要な登場人物である。偉大な生物学者であったスティーヴン・ジェイ・グールドは、「私たちは細菌の時代に生きている（始まりのときから、今も、そして世界が終末を迎えるまで）」と書いて、地球圏生物学に準拠枠を与えた。[8] これはヒトの生命を考える際の前景になり、背景となりうる。

第3章　ヒトのマイクロバイオーム

　ヒトの生命に必須な器官について考えてみよう。心臓や脳、肺、腎臓、肝臓は昼夜を問わず、液体を送り出し、老廃物を運搬し、空気や栄養素を分配し、私たちがこの世界を感知する信号を送っている。こうした器官のひとつが、病気であれ、外傷であれ、機能不全に陥れば、私たちは死ぬ。分かりやすい話だ。

　しかしここでは、生命維持に必須な他の「器官」について話をしよう。それは見ることができないが、身体内部も含めて、いたるところに存在する。それが果たす役割に私たちが気づいたのは、最近のことである。

　最も驚くべきことは、それが完全に外来物だということだ。それは私たちの遺伝子から作り出されたものではなく、何兆個もの微生物やその近縁種で構成されている。そうした微生物の集合を必須器官と呼ぶのは、誇張のように思えるかもしれない。しかし、マイクロバイオームはまさに機能的に見ればそうなのである。心臓や脳と異なり、マイクロバイオームの形成は胎児期からではなく、出生直後から始まる。生まれて最初の数年は、周囲の人からさらなる微生物を受け継ぎながら発展し続ける。しかし間違えてはいけない。マイクロバイオーム全体をすっかり失うことは、肝臓や腎臓を失うに等しい。無菌室のなかにでも住んでいない限り、いずれ死ぬことになる。

ヒトの身体に棲む微生物は、地球に存在するすべての微生物の無作為集合体ではない。むしろそれぞれの生物は、代謝や防御的機能を果たす微生物の種類について、それぞれ独自の一揃えを持っており、それらとともに進化してきた。別の言葉で言えば、そうした微生物は私たちのために働いていると言える。ヒトデにはヒトデのマイクロバイオームがあり、サメにはサメのマイクロバイオームが存在する。海綿動物にさえそれは存在する。トカゲやヘビ、コモドオオトカゲ〔インドネシア産。現存する世界最大のトカゲ〕にも、それぞれのマイクロバイオームが存在する。オウム、ハト、ニワシドリ〔スズメ目のトリで、オーストラリアやニュージーランドに生息する〕も同様で、自己の生存に奉仕してくれる独自の「ばいきん」を一式持っている。生物が生き延びると、そうした「ばいきん」も生き延びる。小さなキツネザルから、イルカ、イヌ、ヒトまで、哺乳類も多くの微生物とともに生きている。微生物は、種の生存、健康に貢献しているのである。

こうした微生物は、寄生する宿主に必須のサービスを提供する。（相利）共生である。[1] 住まいと食の提供を受ける代わりに、宿主に利益を与える。シロアリは、腸内に棲む細菌の働きによって木材だけを消化することができる。ウシは、四つの胃に存在する微生物によって、食べた草から栄養素を吸収する。植物に寄生する小さな昆虫であるアブラムシには、ブフネラ属と呼ばれる一群の細菌を含む微生物が暮らしている。[2] そうした微生物がアブラムシと共生を始めたのは一億五〇〇〇万年以上も前のことだった。微生物は、代謝に関する重要な遺伝子を有しており、これによってアブラムシが樹液を栄養素とすることを可能にする。アブラムシの方はブフネラ属の微生物に住まいを提供している。両者が相互に利益を受けている。研究者は、ブフネラ属細菌とアブラムシの進化系統樹を作成してきた。二つの系統樹を比較すると、ほとんど一致していることが分かる。こうしたことが偶然に起こる確率は限りなくゼロに近い。彼らが共進化したということに他ならない。アブラムシとアブラムシの常在細菌であるブフネラ属細菌は、一億年以上にわたって相互に影響を与えてきた。

哺乳類のマイクロバイオームを精査してみると、赤血球やタンパクを作る遺伝子同様、ヒトの体内細菌も大きな系統樹の一部を形成することが分かる。その意味では、宿主における微生物構成は、宿主先祖を示すと同時に、たとえばなぜヒトがウシでなくサルに似ているかを部分的にではあるが説明する。(3)ここで新たな疑問が起こる。私たちがサルに似ているのは、私たち自身の遺伝子の影響か、それとも常在する微生物の遺伝子の影響か。一般的には、私たち自身の遺伝子にその要因を求めることが多いが、もしかすると微生物の遺伝子の影響があるのかもしれない。実際には、その両者の影響があるのだろう。

ここまでに述べたように、ヒトの体は、熱帯雨林や珊瑚礁と同じく生命が相互に作用する複雑な生態系なのである。どの生態系においても、肝心なのは多様性だ。熱帯雨林の多様性とは、異なる種類の木やツタや灌木、花を付ける植物、シダ、藻、鳥類、爬虫類、両生類、哺乳類、昆虫、カビ、虫を意味する。高い多様性は生態系内のすべての生物を保護する作用を持つ。というのも、多様な生物の相互作用が作り出す強固なネットワークが、資源の獲得と循環を可能にするからである。多様性の喪失は、病気やシステムの崩壊を引き起こす。とくに、キーストーン種が失われたときはそうである。

七〇年前にオオカミがイエローストーン国立公園から駆逐されたとき、エルクの数が爆発的に増加した。エルクは突然天敵がいなくなったので、安心して好物のヤナギを食べるようになった。ヤナギは川堤に生息しており、その結果、鳴鳥やビーバーといった、ヤナギで巣やダムを作る動物の個体数が激減した。川が侵食されるにつれて水鳥が見られなくなり、オオカミが食べ残す死骸がなくなったので、ワタリガラスやワシ、カササギ、クマの個体数が減少した。エルクの増加はバイソンの減少も引き起こした。食物の不足が原因だった。コヨーテが公園に帰ってきてネズミを食べ始めたが、ネズミはトリやアナグマの餌でもあった。こうしたことが相次いだ。キーストーン種が取り除かれたことによって、相互作用の深い関係性が破壊されたのである。自然を取り巻くこうした考え方は、遠い昔からヒトに常在していたH・ピロリが消失した場合のマイクロバイオータにも見られる。

ヒトの体は三〇兆個の細胞よりなる。一方、ヒトは、ヒトとともに進化してきた一〇〇兆個もの細菌や真菌の住処でもある。こうした微生物が私たち自身の細胞数を大きく上回るという状況について考えてみよう。私たちの身体を構成する細胞の七〇から九〇パーセントは、ヒト以外の細胞ということになる。微生物は、皮膚、口腔、鼻腔、耳腔、食道、胃、腸管などに棲んでいる。女性は膣にも豊かな細菌叢を有している。

現在、世界では五〇の細菌の「門」が知られているが、そのうち八から一二の門はヒトの体内に見つかる(4)。そのうちの九九・九パーセントを占めるのが、バクテロイデス門とフィルミクテス門を含む六つの門である。最も成功した(つまりヒトと暮らすという意味において)細菌が、ヒト・マイクロバイオームの核心を構成する。時間とともに、彼らはヒトの身体に常在し、そこで繁栄するための特性を獲得していった。そうした特性のなかには、酸性環境下でも生存できる、ヒトの食事から栄養を摂取できる、湿潤よりも乾燥を好む、あるいはその反対といったものがある。

すべての細菌を合わせると、一人あたり約三ポンド、つまり脳に匹敵する重量の細菌がヒトに常在し、その種は一万に及ぶ。一〇〇〇種以上の動物を有する動物園はアメリカにはない。ヒトの身体の内外に

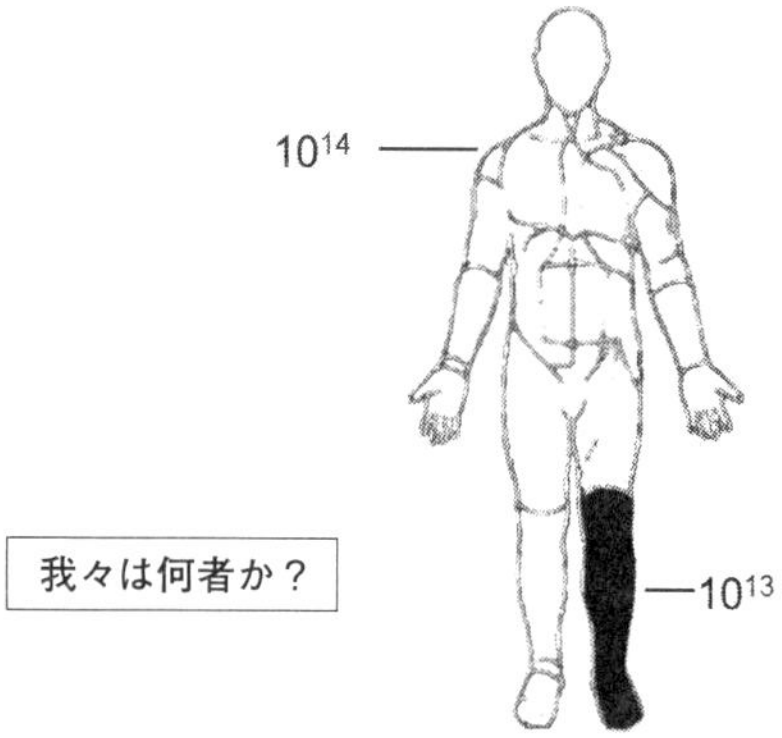

棲む目に見えない「細菌動物園」は、より多様で複雑である。

母親の胎内にいるとき、ヒトに常在する細菌はない[5]。しかし出産の過程とその直後に、人体は何兆個もの細菌に占拠されるようになる。このことについては後ほど見ていく。細菌の数は、ほんの短い間にゼロから兆単位に膨れ上がる。誕生最初の三年における見事な遷移である[6]。

最終的に常在菌は、身体内外の表面で、それぞれの場所に適応した発展を遂げる。肘の湾曲部とつま先の間では異なる細菌叢が見られる。腕に常在する細菌や真菌、ウイルスは、口腔や大腸のものとは異なる[7]。

ヒトの皮膚は巨大な生態系である。面積は半枚のベニヤ板よりやや大きく約六平方メートルで、それが平面、しわ、溝、割れ目を覆っている。こうした場所の大部分は、小さく、ときに微視的でさえある。滑らかな肌でさえ、近くでよく見ると、丘や谷を持つクレーターでえぐられた月の表面に似ている。どのような微生物が常在するかは、その場所が、顔のように脂が多いとか、腋下のように湿潤だとか、前腕のように乾燥しているとか、そうしたことによって決まる。汗腺や毛穴も特有の細菌叢を持つ。ある細菌は死滅した皮膚を貪食し、ある細菌は皮膚から分泌された脂を潤いに変える。有害な細菌や真菌の侵害から身体を防御する機能を果たす細菌もいる。

鼻腔には多くの病原菌の痕跡が見つかる。しかし、そうした細菌も一般的には平和的にそこに常在している。黄色ブドウ球菌は悪名高い。おできや副鼻腔炎、食中毒、敗血症を引き起こす。しかし一方でおとなしく鼻腔に共生してもいる。どの時点で見ても、三分の一以上の人は黄色ブドウ球菌を保持している。

口から始まる腸管は最も多くの微生物の住処である。鏡を見ると、口のなかには不連続な部分があることに気づく。たとえば、歯、舌、頬、口蓋などである。それぞれの場所は多彩な表面を持つ。舌で言えば、舌先もあれば舌根もある。歯の表面もまた単一ではない。歯が歯茎に入るところに接合部がある。口腔内の異なる表面には、異なる微生物叢が見られる。これについては、二〇〇七年に米国国立衛生研究所が開始した五カ年計画のヒト・マイクロバイオーム計画から多くを知ることができる。プロジェクトの目標のひとつに、約二五〇人の健康な若い成人から採取された微生物の遺伝子配列を決定するというものがあった[8]。得られた結論は、微生物の構成が各人の間で似ていたとしても、それぞれの個人は唯一無二の構成を持つということだった。細菌叢の違いはヒトの遺伝子の違いをはるかに超えていた。細菌叢は極めて個人的なものであった。このことには、本書で幾度も言及していくことになる。一方、それでもなお、組織には組織を支える一般的な原則といったものが存在する。消化管を例に、そのことについて考えてみる。

ヒト・マイクロバイオーム計画では、口腔が集中的に調べられた。多くの場所で、ベイヨネラ属や連鎖球菌、ポルフィロモナス属の細菌が共通に存在していることが分かった。しかしその分布は一様ではなかった。他の細菌は、限られた場所にのみ存在していた。

口腔内で最も微生物が豊富に存在する場所が歯肉頸部である。ここは微生物に満ちている。多くは酸素を嫌い、酸素によって死滅することもある嫌気性菌である。[9] 多くの嫌気性菌が、空気の通り道ともなっている口腔内に存在しているというのは、第一感として直感に反している。しかしこれは事実である。この事実は、口腔内に嫌気性菌が繁殖できる、特異的なニッチが存在することを意味する。

朝起きたときに、息の臭いが異なるのはなぜかと考えたことがあるだろうか。それは、睡眠中の呼吸が鼻から行われていることに大きな原因がある。口腔内の換気量が低下し、嫌気性菌の割合が増加する。嫌気性菌は起床時の口臭の原因となる揮発性化学物質を産生する。歯を磨くと、食べ滓と細菌のすべてが除かれる。口腔内の微生物総数は減少し、分布は変化する。これが一日を通してくり返される。

微生物が臭いを出すのは口腔内だけではない。微生物が存在する場所ならどこでもそうだ。腋下や鼠蹊部といった場所では、微生物の密度が高い上に、臭いの元となる物質を産生する微生物が優勢となっている。あらゆる産業活動がこうした臭いを制御しようとするが、こうした臭いは意味なく発生するわけではない。昆虫からヒトまで、それぞれの微生物群が作り出す臭いが、私たちが何者であるかを示すのである。誰が友だちで、誰が親戚で、誰が敵で、誰が恋人か、誰がつがいの相手か、そしていつ交配すればよいかまで教えてくれる。母親は赤ん坊の臭いを知っているし、赤ん坊は母親の臭いを知っている。臭いは重要である。そしてそれはたいてい微生物に由来する。誰が蚊に刺されやすいかを決めるのも体臭である。[10] 私たちがこうしたことを完全に理解したとしたら、そうした害虫に対して透明人間になったり、不快な臭いを発して撃退したりするために知識を応用できるかもしれない――いや、余計な話をしてしまった。

食物が口を通り過ぎると食道に入る。口のなかでは、歯、唾液、酵素、そして友好的細菌が食物を分解する。食道は口や咽頭と胃を結ぶ長い管である。長い間、食道に細菌が常在しているとは考えられていなかった。しかし二〇〇四年、一〇を超える種の細菌がそこに常在していることが明らかになった(11)。

食物はさらに胃に入り、そこで酸と酵素によって消化される。強い酸性下にもかかわらず、ピロリ菌をはじめとする細菌が常在している。ピロリ菌がいる場合は、たいてい他の細菌を数で圧倒するが、その他の細菌も少ないながら存在する。胃は甲状腺などの内分泌器官と同様にホルモンを産生する。また、胃壁は免疫細胞を含んでおり、脾臓やリンパ節、大腸のように感染と闘う。ピロリ菌は酸やホルモンの産生、免疫維持に対し重要な役割を演じる。

次は小腸で、この長い管は食物を分解し吸収するために界面活性剤や酵素を用いるなど、消化管としての主要な要素を含んでいる。ここで大半の食物が消化される。微生物はここにも、相対的に数は少ないものの存在している。数の少なさは、微生物が高い活動レベルを有すると、栄養の消化と吸収を阻害するからだと思われる。

最終的に残ったものが大腸へ運ばれる。そこには、一面を覆う細菌が存在する。細菌の密度は体内で最も高い。その数は驚くべきことに、一ミリリットルの大腸の内容物あたり、地球上の全人口より多い。大腸は、密な、化学的に活性な多数の細菌を持っており、それは毎日の循環を通じて一生涯あなたとともにいる。なるほど、これは生きるのに必要な取引なのだ。私たちは細菌に住処を提供し、細菌は私たちの生存を助けるのだ。そう考えると確かに分かりやすい。しかしそれほど単純な話でもない。病気や怪我で大腸を失った人は数多くいる。そうした人は細菌叢も同時に失う。しかし何十年にもわたって健康に暮らしている。大腸の細菌叢は非常に有用な一方で、必ずしも生存に必須というわけではない、というのが正しい。ただしすでに述べたように、すべての細菌を失ったとしたら、結果は悲劇的なものとなるだろう。

大腸の細菌は繊維を分解し、デンプンを消化する。小腸を通過したものは、私たち自身では消化できないものだが、大腸の細菌たちは、そうした通過物をさらに代謝する。大腸の細菌は、小腸を通過したリンゴの繊維を消化して食物に変えることができる。基本的には、自分たち自身を食べさせるためだが、そのうちのいくぶんか、とくに短鎖脂肪酸と呼ばれる分子は私たちの栄養となる。細菌は、宿屋の主人である私たちを養っているのである。

私たちが摂取する食物に含まれるカロリーの一五パーセントが、大腸の細菌によって抽出され、私たちを養うために使われる。体内に棲む他の細菌と同様に大腸に棲む細菌群も、たまたまそこにいるわけではない。両者は互いに共進化してきた。何百万年も前に分離した哺乳類の間でさえも、大腸の細菌叢を構成する細菌群と機能には大きな類似性が見られる(12)。

大腸は、暖かく、湿潤な、じくじくとした環境で、特定の性格を持つ細菌群が隣り合って暮らしている。特定のビタミンを産生する群は特定の場所を占め、デンプンを単糖に変える群は、大きな場所を占めている。そして競争がある。同じ栄養素を必要とする細菌は同じ酵素を持っており、同じ獲物に忍び寄るライオンやチーターのように、同じ食べ物をめぐって激しく競合する。さらに、柔らかな場所や、激しい酸や胆汁の雨から身を護れる場所を求めて競合する。そうした場所は限られているにもかかわらず。消化管を裏打ちしている多くの細胞が毎日新陳代謝されている。今日の隠れ家が明日の沈みゆく船となるかもしれない。食物が便として排出されるということは、細菌と消化管細胞の混合物が排出されるということである。そうした混合物に水が混じったものが私たちの糞便の大部分なのである。

代謝における細菌の重要性を理解するためには、血液中の化学物質の大半が微生物の活動から生まれるということを考えてもらうといいだろう。[13] 細菌は乳糖を消化し、アミノ酸を産生し、イチゴの繊維や、またスシを食べたときなどは海藻の繊維を分解する。

細菌が産生した産物が血管中にある受容体を通して、血圧を安定的に維持することを助ける。血圧維持に関係する受容体は、奇妙なことに鼻腔にも存在する。受容体は消化管の微生物によって産生される分子を感知する。それが血圧に影響を与える。こうして、食後は血圧が低下する。微生物を利用して高血圧を治療できる日が来るのだろうか。かなりの確率でそうであるかもしれない。

細菌は薬剤の代謝にも関係する。世界中で何百万人という人が、ジギタリスという植物に由来するジゴキシンを、さまざまな心臓の状態に対処するために服用している。どれくらいの量のジゴキシンが血中に到達しているかは、各人のマイクロバイオームの構成によって規定される。消化管はジゴキシンが最初に代謝され、吸収される場所である。[14] それが薬効に影響する。濃度が低ければ薬剤は働かないし、濃度が高すぎれば、患者はその他の心臓の問題や、色覚の異常、胃の不快を経験することになる。将来医師は、消化管細菌を飼いならすことによって血液中に届くジゴキシンの量を調整することができるようになるかもしれない。

ある種の細菌はビタミンKを産生する。ビタミンKは血液の凝固に必須なビタミンであるが、ヒトはそれを産生できない。代謝コストを考えると、私たちが自らビタミンKを産生するより、微生物に委ねたほうが効率的だったのだろう。ビタミンK産生微生物を獲得した祖先は、そうでない祖先（自ら産生したり、植物から摂取したりする祖先）に比較して、進化において優位だった。ある意味で私たちの祖先は、鍵となる代謝機能を微生物に外注した。ヒトは微生物を養い住処を提供する。微生物はヒトの血液凝固機能を助ける。素晴らしい交換と言える。

ヒトの細菌は内在性の「ヴァリウム」さえ産生する。肝臓がんで終末を迎えつつある人は、しばしば昏睡に陥る。しかしベンゾジアゼピン（薬剤としてのヴァリウムと同義）を抑制する薬剤を投与すると、目を覚ます。理由は、健康な肝臓なら分解してしまう腸管細菌が産生する自然型のヴァリウムが、病気の肝臓には分解されず直接に脳へ行き、ヒトを昏睡させるからである。ニューギニア高地人と共生することで知られるある細菌は、九割がたサツマイモしか食べなくても生きていける体質を宿主にもたらしている。[15] マメ科の植物の根に共生する細菌と同様、ニューギニア高地人の腸内細菌は、サツマイモからタンパク質を作ることができる。さらに言えば、ニューギニア高地人の腸内細菌は、腸内で大気中の窒素を固定して、アミノ酸を作ることさえできる。

女性では、細菌は膣にも存在して膣を守っている。最近まで医学者は、乳酸桿菌と呼ばれる菌だけが、出産可能年齢の女性を酵母菌感染から守ると信じていた。事実、乳酸桿菌は産生した乳酸で膣を覆っている。乳酸は膣を酸性にし、病原菌を棲みにくくしている。異なる細菌が常在する女性の膣はより病気になりやすいと考えられていた。しかし、数百人の健康な女性の膣細菌の遺伝子塩基配列を調べてみると、膣細菌の細菌叢には五つの主要な型（タイプ）があり、特定の乳酸桿菌が優勢なのはそのうち四つだけで、残りのひとつは乳酸桿菌を欠いていることが分かった。[16] このタイプの女性は、勢力の拮抗するいくつかの種の細菌を有していた。しかもそれまで長く信じられていたことに反して、そうした女性が膣の不調に苦しみやすいといった傾向は見られなかった。そうした女性は少数派ではなかった。三分の一の女性がこうしたタイプの膣細菌叢を有していたのである。

乳酸桿菌を欠く女性の膣酸性度はやや穏やかなものとなっている。しかしそうした細菌群も乳酸桿菌と同様、侵入者に対し防御的環境をうまく作り出している。こうした機能的置換は膣以外の場所でも起こっているに違いない。

女性の膣細菌叢が時間とともに変化することも明らかとなった。たとえば、月の最初にはラクトバチルス・イネルスが優勢だったとしても、生理のときにはラクトバチルス・ガセリが優勢になり、生理が終わるとラクトバチルス・ガセリは退勢になる、という場合がある。分かりやすい変化だが、これは例外的である。明らかなパターンはないのが普通である。ある月には生理周期の半ばで変化することもあれば、それが翌月には後半で変化する。あるいは全く変化がない。別なときには、乳酸桿菌の種が交互に順番に優勢になる。一般的でない菌が優勢になり、理由もなく消えることもある。何がこうした変化を駆動しているのか、依然として謎のままである。

細菌叢の最も重要な役割は、おそらく免疫の提供だろう。事実、細菌叢は第三の免疫系である。第一は先天性免疫である。大半の微生物は、人体表面を防御する細胞やタンパク質によって認識される構造的パターンを持つ。第二は後天性免疫で、高い特異性を有する化学構造への認識に基づく。そして第三が微生物による免疫で、長年の住人である身体に共生する細菌は、さまざまな機構を利用して外来者の居住を拒否する。それぞれについては、追って詳細に触れる。

免疫と細菌の相互作用は生まれたときから始まり、一生を通してかたちづくられる。それは道理にかなっている。常在微生物は、新たな侵入者に抵抗するという特性を有している。要するに体内の友好的微生物は、よそ者がそこに入ってくることを好まない。今いる場所における、自らが作り上げた暮らしぶりに満足しているのである。外来者が腸内に足がかりを作ろうとするとき、外来者はまず、胃酸のなかを通過するという試練を経なくてはならない。胃酸は大半の細菌を消化する。酸は宿主が産生するが、その産生には、ヘリコバクター・ピロリのような常在細菌の刺激が関係する。外来者が腸に達することができたとしても、食べ物や居場所を探さなくてはならない。しかしそこはすでに常在細菌の密集地帯である。腸管壁に貼りつく常在細菌が、骨折って手に入れたその場所を容易に明け渡すはずはない。ましてや食べ物を分けあったりしたいとは思わないだろう。腸内にすでに暮らしている細菌は、よそ者の細菌に対して、自前の抗生物質を含む有害な物質を分泌したりさえする。

侵入してきた細菌が、数日間、なんとかそこに居続けることはあるかもしれない。しかしいずれ排除される。大半はこの筋書き通りとなる。常在細菌は、状況を一定に保ち続ける働きをする。キスをすると、多くの細菌が両者の間で受け渡される。しかししばらく、数分か数時間か長くても数日すると、キスをする前の細菌状態に戻る。病原体に関しては例外もある。それについては後で述べよう。しかし、よそ者（それがキスをするほど魅力的な恋人からのものだとしても）に対する抵抗は根本的なものである。同じことは性的接触に関しても言える。そこでは液体の交換だけでなく、微生物の交換も行われ、その結果、両者の間に何らかの変化が見られる。しかししばらくすると、微生物に関して言えば何事もなかったかのように、二人は元の二人に戻るのである。定期的に二人の間を行き来する微生物もいるに違いない。しかしこれまでのところ、病原体を例外とすれば、候補となる細菌はいない。病原体は、個々人の間で流行する技術を進化させた細菌とも言える。

食事の変化も、細菌叢にそれほど大きな影響は与えない。数カ月、もしくは数年にわたって、腸内細菌の構成は安定している。[17] しかし個々人で見ると、その構成は異なっている。地中海地方の食事を二週間にわたって食べるという小さな研究があった。高い繊維質、全粒穀物、乾燥マメ類、オリーブオイル、果物と野菜を五杯。これを毎日食べる。こうした食事は心血管疾患のリスクを低減する。調査協力者は、血中脂肪量を測定するための血液と、どのような細菌が存在するかを調べるための便を、実験の前後で提供した。コレステロールの総量は低下した。悪玉コレステロールと呼ばれるLDLも低下した。しかし研究協力者の細菌叢に変化は見られなかった。各人は、まるで指紋のように、独自の細菌叢を有していた。それは食事が変化しても変わらなかった。しかし他の食事調査では、細菌叢に変化が見られたというものもある。[18] 最近の研究では、植物由来の食物のみ、動物由来の食物のみといった食事への切り替えは、細菌叢に変化をもたらすことが分かっている。[19] しかし、それは食事を変えた期間しか持続しなかった。食事を一年間にわたって変えた場合に、細菌叢の変化が恒常的なものになるか否かは、今のところ分からない。食事が腸内細菌叢に与える影響を知るためには、さらなる研究が必要である。今のところ、各腸内細菌の相対的な割合は、ある範囲のなかで上下しているように見える。近年の研究は、その範囲がどのようなものか、一生涯のなかでどの程度までそれが普遍的で、どの程度まで変化するものなのかといったことに移りつつある。

私たちが一〇〇兆個の細菌の宿主であり、それぞれの細菌が小さな遺伝子機関だとすると、どれくらいの数の細菌の遺伝子が常在細菌叢に発現し、そうした遺伝子は何を行っているのだろうか。

これまでに見てきたように、国立衛生研究所のヒト・マイクロバイオーム計画の目標のひとつは、健康な若い成人から採取した細菌叢の遺伝配列を明らかにすることである。それによって、どのような微

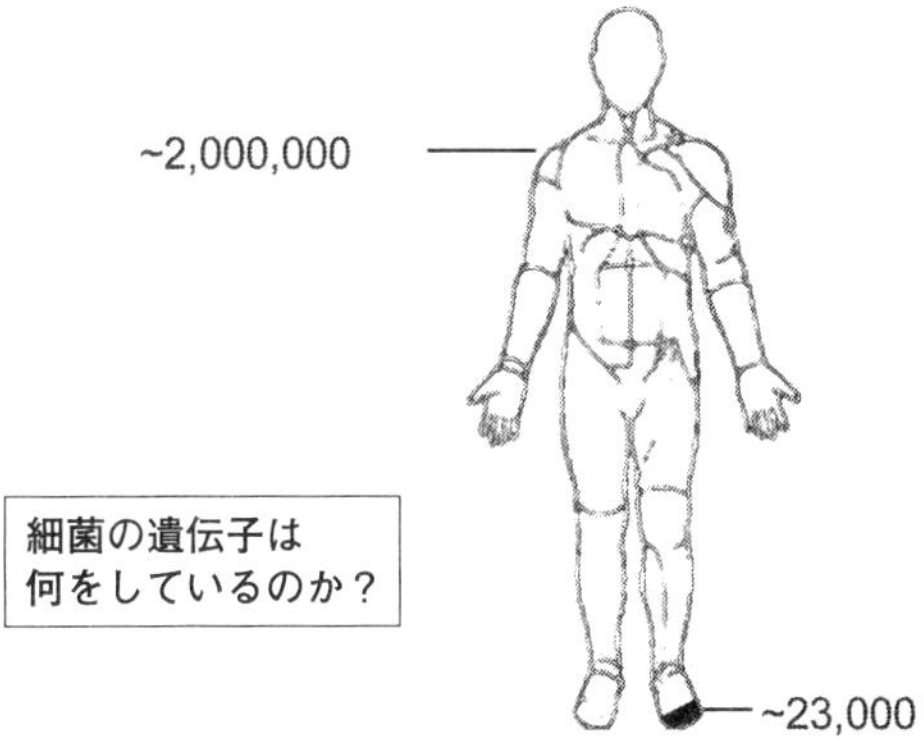
~2,000,000
細菌の遺伝子は
何をしているのか？
~23,000

生物がそこにいるのかといった情報だけでなく、どのような遺伝子があり、その機能は何かという情報が得られる。明らかになったことは、ヒトの体内細菌は数百万個の独自の遺伝子を持っているということである[20]。より最近の推定によると、それは二〇〇万個という。一方、ヒト・ゲノムは二万三〇〇〇個の遺伝子を持つ。別の言葉に置き換えれば、私たちの身体内外に存在する遺伝子の九九パーセントが細菌由来で、残りの一パーセントがヒト由来ということになる。ヒト常在細菌は単なる寄生体ではない。活発に代謝を行っている。そうした細菌の遺伝子は、自身に利益を与える代謝産物を産生する。細菌由来の酵素は、他の微生物が食源とするアンモニアや酢、二酸化炭素、メタン、水素を産生し、さらに、いまだ解明中のある仕組みによって、私たちに利益をもたらす、より複雑な産物を作ることもできる。

ヨーロッパの多数の研究者たちによって行われた最近の研究（メタヒット・コンソーシアム）では、また別な事実が示された。三〇〇人のヨーロッパ人に対する調査によって、腸内細菌の遺伝子数が個人によって大幅に異なることが示された[21]。またその数が正規分布していないことも分かった。その代わり、研究者は二つの主要な集団を見出した。七七パーセントの人が平均で約八〇万の固有な腸内細菌特異的遺伝子を持ち、残りの二三パーセントの人のそれは約四〇万個であった。二つの集団が存在するということも予想外だったが、もっと興味深い事実は、遺伝子数が少ない集団はより肥満傾向にあったということだった。後で詳しく見ていくが、これは驚くべき結果だった。

ヒト常在細菌の生態学的構造を理解することは、複雑な謎を解くようなものである。森のような大きな生態系のなかでは、生態学者は個体や種の行動やその相互作用を、日々、あるいは季節的に、また経年的に直接観察することができる。しかし、微生物の生態系をそのような直接観察法で調べることはできない。最もよい方法は、そのなかのすべての遺伝子を数え上げ、同定することである。仕事としては、一エーカーの森の土をさらい、それを巨大な攪拌器のなかに入れ、葉っぱや木、骨、根っこ、羽毛、ツメの断片を数えること、あるいは有機堆積物から、森に棲む種やそれらの種の相互作用について理論的に推理することに似ているかもしれない。

細菌の遺伝子を他の既知の遺伝子と比較することによって、その機能のいくらかを明らかにすることができる。ヒト・マイクロバイオーム計画とヨーロッパのメタヒット・コンソーシアムによる初期の発見は、その大半が「ハウスキーピング遺伝子」と呼ばれるもので占められていたということである。ハウスキーピング遺伝子は、多くの組織や細胞中に共通して一定量発現すると同時に、生命維持に必須の遺伝子である。たとえば、細菌の生存に必須の細胞壁構築と維持に関する遺伝子は数が多い。同様に、すべての細菌は複製に必要な遺伝子を持つ必要がある。ＤＮＡ複製の際に新しい鎖を作るＤＮＡポリメラーゼという重要な酵素をコードする遺伝子も同定された。ヒトは数種類のDNAポリメラーゼ遺伝子を持つ。一方、常在細菌のそれは数千に及ぶ。細菌によって、それぞれが少しずつ違う。

身体の異なる場所で見つかる細菌遺伝子間には、もう少し顕著な違いがある。ハウスキーピングを担う遺伝子が均質なのに対して、たとえば皮膚の細菌は、大腸に常在する細菌に比較して脂に関係した遺伝子を多く持つ。膣の細菌は膣を酸性にする遺伝子を持つ。現時点での知識で言えば、常在細菌は人体内のそれぞれに適した場所で、特化した機能を果たしていると言える。そうした場所で働く遺伝子の多様性はヒト遺伝子より大きいと考えられている。たとえば、地球上で最も高身長の成人と最も低身長の成人の差は二、三倍だろう。しかし代表的なマイクロバイオーム内の有機体では、それは一〇〇〇万倍にも達する[22]。細菌の分化は、健康や代謝、免疫、認識に関して、何が私たち一人ひとりを区別しているかを明らかにするという、いまだ十分に研究されていない興奮に満ちた分野である。

先述したプロジェクトによって同定された細菌遺伝子の、約三〇から四〇パーセントの機能は依然不明である。一方、いくつかの種は稀少で、絶滅に対して脆弱であることも明らかになってきた。膣細菌の例で見たように、細菌の数の分布には大きな幅がある。ある特定の細菌種を代表する細菌の細胞数は、少ないものは一個、多いものでは一兆個に達する。ある動物が、これまでに出会ったことのない化学物質を含む食物に出会ったとしよう。今日一〇〇個の細菌が、新しい食物による腸内環境の変化によって、数日のうちに一〇億個に増殖することもありうる。貴重な食源が失われたり、お腹を空かせた他の細菌との競合に直面したりした場合、数の上で優位だった細菌の数が数千倍以上減少しても不思議はない。こうした活力と柔軟性がマイクロバイオームの核心であり、耐久力になる。しかし通常一〇〇個しか存在しない細菌は、異常事態に対する余裕が少ない。そうした細菌を永久に除去する抗生物質に出会うこともあるかもしれない。

私はこうした種を「偶発的微生物[23]」と呼んでいる。そうした細菌は一般的でない食物中の化学物質を活用できるだけでなく（一般的に見られる細菌は活用できない）、ヒトがそれまで経験したことのない疫病のような脅威に対して遺伝的防御を提供する。これは点滅する赤信号のようなものだ。多様性は必須である。不可欠な稀少種が失われると、どうなるのだろう。もし、ヒト常在菌のキーストーン種が消失したとすれば、次の絶滅につながるカスケード効果が起こることになるのだろうか。


ヒトが細菌と共生することができるという事実は、根源的な疑問を提起する。細菌がヒトを排除しないのはなぜか。ヒトが細菌に共生を許しているのはなぜか。弱肉強食のダーウィン的生存競争の世界で、人類はどのようにして細菌との共生関係を築いてきたのだろうか。

公共財理論が糸口を提供する。公共財とは、たとえば、明るい太陽の下で吸う海岸のきれいな空気であり、税金で建設された地域の道路であり、あるいは公共ラジオ局といった、すべての人が共有するものである。しかし何事も「タダ」というものはない。公共ラジオ局は聴取料で成り立っているし、きれいな空気は公共のものだとしても、車の排気ガスはきれいな空気を汚す。

物事が円滑に進む社会では、個人は公共の利益に貢献することが期待されている。公共ラジオは、かりに聴取料を納めなくても聞くことはできる。しかしみながみな滞納したらラジオ局は倒産する。すべての人が整備不良の車に乗っていれば、空気や日光は劣化する。この意味においては、公共財を使用するが十分な支払いをしない人、経費上マイナスになる人は、利益は得るが相応の対価の支払いをしないのだから、ペテン師とみなされる。

しかし、適者生存が支配するジャングルでは、「だます」ことはよい戦略に思える。ペテン師は多くの卵を得るし、よりよい巣を見つける。何世代かを経るうちに、より高い成功を収める。費用対効果が高いからである。ペテン師は淘汰において優位な立場を有している。しかしペテン師が常に競争に勝つとすれば、協力関係は成り立たなくなる。すべての人がラジオの支払いを拒否しないのはなぜだろう。規則を破ることに生来的淘汰優位性があるとすれば、異なる生物同士の共生は可能だろうか。だますことはシステム全体を崩壊させる力を持つのだから。

現実には、協力関係はあらゆるところで見られる。ミツバチと花、サメとプリモドキ（サメを餌のあるところに導く魚）、そしてウシとその第一胃に棲む細菌などである[24]。そうした細菌は、ウシが草やシロアリ、アブラムシからエネルギーを産生するのを可能にしている。反芻動物は何百万年にわたって存在しているし、シロアリやアブラムシはそれよりも長い。これは、ペテン師が常に勝利するわけでないことを示す。つまり、だますことに対する罰金は、だますという行為が不利に働くほど高いに違いない。だからペテン師は勝てないのである。そこに重大な結果が待っていないとしたら、ドライブの際にスピードを出す人の数はもっと多くなるだろう。罰金は機能する。

ヒトと微生物も同じだ。自然選択は、かいくぐることの不可能な罰金制度を持つ宿主を選択する。つまり、だまされることが多ければ多いほど罰金を高くするような制度だ。そうした課金は、不正手段で得た戦利品を無効にする。たとえば、シロアリの腸内細菌は、境界を越えようとすると非常に強い免疫反応を引き起こし、元の場所に引き戻される。これは効果的であるが、このような制度を維持するのは宿主にとって大きな負担である。ペテン師を追い払うための過剰に攻撃的な免疫反応によって、死ぬ宿主も出てくる。宿主が死ぬと、そこの住人もすべて死ぬ。すると、宿主と、住民である微生物のすべての遺伝子が後世にわたって失われる。ペテン師でない他のシロアリがやってきて、死んだシロアリの占めていたニッチを専有する。競争と協調の間の緊張が、さまざまな場所で演じられているのである。

偉大な経済学者で数学者であったジョン・ナッシュ（その生涯は書籍、そしてその映画化『ビューティフル・マインド』で知られる）によって息を吹き込まれたゲーム理論は、なぜ規則に従う個人が選択されるような共進化が起こるのかに関して、協調という行為に光を当てた。それは、社会における行動を理解するひとつの方法である。人は結果を最適化するための意思決定をどのように行うか、市場はどのように働くか、ということである。ナッシュは以後、「ナッシュの均衡点」と呼ばれることになった状況を構想した。それは要約すれば、二人以上によって行われるゲームにおける戦略で、そのゲームの結果は規則に従った場合に最適化される。いかさまをした場合、その結果は規則に従った場合より悪くなる。[25]

人体のような、長く存在してきた生態系は、競争と協調の緊張をうまく解決してきた。この理論は、変わりつつある世界を考える際にも有効だ。意味するところは、協調はもろいということである。さわらぬ神に祟りなし。さもなければ予期せぬ事態が生じるかもしれない。抗生物質の過剰使用や帝王切開など、現在よく見られる医療とともに、ヒトは古いマイクロバイオームの世界と未踏の現代世界の間に横たわる無人地帯（ノーマンズランド）へ入りつつあるのかもしれない。私はそのことを心配している。

第４章　病原体の出現

医学生だった頃、ウエストヴァージニア州の職業部隊に所属する労働者の健康診断を手伝って夏休みを過ごしたことがある。それは臨床医学に関する素晴らしい経験だった。私は、多数の若い健康な成人の健康診断を注意深く行うことを学んだ。指導者であったフレッド・クーリーは優秀で、実践的で、面白い医師だった。健診は午後一時に終わった。だから、その後病院へ行き、他の医師とあらゆる種類の患者を診ることができた。医学生が来ることが珍しかったためか、彼らは多くの質問をする私を歓迎してくれた。

ある日の午後、急性疾患で入院した一一歳の少年を診察した。少年は、保守的なバプティストが多数を占める小さな町に住んでいた。二日前に痛みを感じるまで、少年は完全に元気だった。発熱と胃の不快が初発症状として現れた。翌日、熱はさらに高くなった。頭痛が続いた。三日目、小さな紫斑が体中に出現した。両親は驚き、少年を病院へ連れてきた。救急担当医はすぐにロッキー山紅斑熱と診断した。リケッチアと呼ばれる一種の細菌に感染したノミの刺咬によって引き起こされる病気である。モンタナ州のビタールート渓谷で初めて発見されたのでその名前がついたが、病気自体は合衆国東部でよく見られるものだ。

病原体は血管内皮細胞内で増殖し、激しい免疫反応を惹起する。それが発疹の原因だった。脳血管を含む血管が炎症を起こし、破壊される。それが頭痛の原因である。頭痛は脳炎をともなっていた[1]。少年には抗生物質のテトラサイクリンが投与された。早急に治療されなければ、致死率は三〇パーセントにも上ったに違いない。

私は医師に付き従って少年を診察した。光が少年の目を刺激するので部屋は暗くされていた。それは脳に影響が及んでいることを示している。身体を覆う紫斑は、私がそれまでに見たなかで最も激しいもので、いくつかの斑点は融合し大きな紫のパッチになっていた。髪はもつれ、汗まみれの少年は、のたうち回るため、ベッドの柵に手を拘束されていた。こうすれば自身や他人を傷つけることはない。肺から絞り出すような叫び声をあげ、幻覚を見、錯乱状態に陥った。ときどき意味の通る言葉を発したが、それは「バカ、このやろう、ちくしょう」といった悪態だった。少年の両親は部屋の隅でおびえていた。少年はどこでこんな言葉を覚えたのだろう。明らかに、脳炎によって抑制力が失われていた。

幸運にも少年は治療によって危険を脱し、徐々に回復した。五日後には退院し、残りの治療は通院で行うことになった。少年はその間のことを何も覚えていなかった。しかし少年の両親はその恐怖を忘れないだろうし、治療が起こした奇跡を忘れることもないだろう。

リケッチアのような病原体はヒトに病気を引き起こす。発熱、悪寒、痛みをもたらし、数日間の安静を余儀なくする。場合によっては死亡することもある。死亡者は一人のこともあれば、流行によって何千人もの人が亡くなることもある。私たちはそれらを「病原細菌」と呼び、病原細菌が発見されてから一五〇年間、それを殺すためにあらゆる努力を行ってきた。過去七〇年間、大量の抗生物質を用いて病原細菌に攻撃的な戦いを仕掛けてきた。世界中で無数の命を救った。だが残念なことに、この戦いに終わりはなさそうだ。細菌は変異し、最も効果的な抗生物質に対しても耐性となる。さらに悪いことに、病原細菌との戦いは私たちの健康と幸福に予期せぬ結果をもたらしつつあるのである。

結果を検討する前にまず、私たちが何と戦っているかを見ていこう。潜在的にヒトを傷つけるということ以外にも、それぞれの病原体の間にはさまざまな違いがある。生物学的性状で言えば、細菌なのか、ウイルスなのか。沖合から海岸に向かって砲弾を打ってくる戦艦のように、胃腸管に潜んでヒトの細胞を障害する毒素を産生するのか。あるいは海兵隊員のように、攻撃的に上陸して損害を与えるのか。

こうした話をするとつい、病原体が生来的に凶悪なものだと考えたくなるが、彼らは悪魔ではない。イエローストーン国立公園のオオカミのように、病原体は捕食者なのである。自身の生存をかけて宿主を障害する。障害はときに、病原体が自らの経営コストとして偶発的に起こすこともあるが、宿主によく適応した病原体にとって、障害は目的に適うものである。たとえば、結核菌は咳を引き起こす。こうして結核菌は自身を周囲にばらまき、感染を広げていく。同様に、狂犬病ウイルスは脳の一部を攻撃することで咬むという攻撃的な行動を引き起こし、感染動物の唾液を通して自身を拡散していく。

私たちは捕食者を、獲物を外から食べる大型野獣と考えがちだが、デヴィッド・クアメンは新興感染症に関する著書『スピルオーヴァー』のなかで、病原体を、獲物を内側から食べる小型野獣に譬えている。[2] 適切な表現である。

イヌイットは「オオカミがカリブー（北米のトナカイ）を健康にする」と信じている。健康なカリブーは容易にオオカミを撃退する。その結果、オオカミは群れで弱いメンバーにあたりを付け、突撃し、食事のために彼らを切り裂く。オオカミは群れの密度を下げる。病原体も同じである。今日、世界には七〇億人が、しばしば密集した非衛生的な環境で暮らしている。栄養不良、虚弱、そして近代的な薬へのアクセスがない人々は、容易に、本章で述べるような破壊的な病原体の餌食となる。ヒトの群れの密度が低くなることがよいことだと言っているわけではない。しかしそれはこれまでも常に起こってきたし、今後も間違いなく起こるだろう。

切り傷や引っかき傷を通して皮膚の下に容易に到達する病原体がある。傷が適切に消毒されなければ感染が起こるが、それは治療可能である。感染が穏やかであれば、洗浄だけ、あるいは絆創膏でも、キスでもいい。もう少し重篤であれば、深い洗浄が必要となる。抗生物質が必要となることもある。こうした感染は偶発的に起こり、滅多にヒトからヒトへ広がることはない。

通常あまり病原性を発揮しない生物が、突然、非常に高い病原性を持つまでに変異し、頑丈で健康な人を短時間で殺すこともある。私たちの大半は、大腸菌を消化管に持つ。大半の大腸菌は無害である。しかし二〇一一年ドイツで、汚染されたスプラウト（芽野菜）による大腸菌感染の大流行があった。少なくとも二つの大腸菌が遺伝子の交換を行い、非常に病原性の高い変異株が生まれ、それが四〇〇〇人以上に感染した。八〇〇人以上の人が腎臓に障害を受けた。後遺症が一生残る人もいたし、感染者のうち五〇人が死亡した。(3)

感染性の病気は、微生物が体内にコロニーを形成し、制御範囲を超えて増殖することで引き起こされる。それは、インフルエンザを引き起こすウイルスであるかも知れないし、百日咳を引き起こす細菌であるかも知れない。口腔内に棲む真菌かも知れない。赤痢や血便を起こすアメーバのような、原生生物と呼ばれる自由生活性の単細胞の場合もあるだろう。現在、一四〇〇以上の病原体が知られている。病原性の強さはさまざまである。先に述べた少年を襲った発疹性発熱を引き起こすリケッチアは、高病原性の病原体である。一方、慢性肺疾患患者に病原性を発揮する微生物の病原性は低い。低病原性の病原体は、宿主免疫が障害されているときに病気を引き起こすが、宿主が完全に健康なときに病気を起こすことはない。

結局のところ、感染症を引き起こす病原体はどれも、ヒトの近縁である霊長類、もしくは家畜、あるいは野生動物から、感染を含む危険な経路で私たちのところへ持ち込まれる。そうした病原体のなかには、遠い昔に動物からヒトへ「飛び移った」ため、その起源がもはや分からないものもある。しかしその他の病気では追跡可能である。ペストは齧歯類のノミから、狂犬病はコウモリから、インフルエンザは鳥類から、ライム病は、かつては齧歯類だったが、現在はダニから感染することが知られている。最も致死的な病原体として近年出現してきた「ならず者」ウイルスがある。エボラ、ＳＡＲＳ、ハンタウイルス、マールブルグウイルス、ブタインフルエンザ、トリインフルエンザなどである。根絶は現実的には困難だ。私たちヒトが、そうした病原体が棲む動物とさまざまな方法で接触することを排除できないからである。マラリアにおける蚊のような媒介者が病気を仲介する場合、感染の様相は複雑になる。

最も成功した病原体は、もはや貯蔵庫としての元々の自然宿主を必要としなくなる。進化のどこかの時点で、天然痘、ポリオ、麻疹（はしか）などのウイルスは、ヒトという種に特化して進化するようになった。それは、ウイルスが徹底的な根絶に対して脆弱になる原因ともなった。たとえば天然痘がそうである。比較的新しい病原体のなかでも最強のヒト免疫不全ウイルス（ＨＩＶ）は、チンパンジーからヒトに種を超えて感染したが、現在は性的接触や感染血液によってヒトからヒトへ感染する。偶然に起こる感染から、一億人を超える人が感染した。第15章で述べるように、世界が狭くなり、私たちの防御機能が低下することによって、世界的流行が引き起こされる土壌が作られているのではないかと心配している。

天然痘、麻疹、インフルエンザ、ペスト、ポリオ、コレラ、チフス、猩紅熱、ジフテリアといった、過去に世界的な流行を引き起こした病原体も、先史時代も含めたヒトの歴史の大半において人体に危害を加えることはなかった。理由は人口規模と関係している。人類の祖先が中央アフリカで狩猟採集をしていた時代、彼らは小さな集団（おそらく三〇人から六〇人くらい）で広大なサバンナに暮らしていた。二〇万年前にホモ・サピエンス（現生人類）が出現するまで、私たちの先祖は二〇〇万年にもわたってそのような暮らしを送っていた。八〇〇〇年から一万年前に遡る私たちの文明は、長い人類の先史に比べれば句読点にすぎない。長い先史の時間が今日（こんにち）のヒトをかたちづくった。

私たちの祖先は自給自足生活を送っていた。時間は十分にあった。男は集団を養うために獲物を持ち帰り、女は果物やナッツ、植物を採集した。食物が乏しいときには飢餓に苦しんだ。狩猟者は野生動物を見つけるために消耗した。栄養不良の女は生理が止まり、授乳が止まった。最悪の場合、厳しい旱魃が続いて、何の痕跡を残すこともなく集団全体が死滅した。ハイエナや大型の猛禽が死骸を処理した。

しかし現代の視点からすると、こうしたその日暮らしには、ひとつの利点があった。感染症の流行がないということである。寄生虫疾患やイチゴ腫などの感染症を経験することはあったと思うが、それらは慢性的であり、致死的ではない。感染症が流行しなかった理由は、集団が小さく、それぞれの集団が分散していたからである。細菌やウイルスを集団に持ち込む他者がそこにはいなかった。たまたま伝染性の病気を持った個人が集団に紛れ込んだとしても、結果は以下のうちのひとつだろう。何も起こらないか、全員が感染して死滅するか、何人かに被害は出るが残りは回復して免疫を獲得するか、だ。しかしその後、病原体には行く場所がない。感染すべき宿主はなく、病原体は孤立し、やがて死滅する。

しかし狩猟採集民も、潜伏感染には苦しめられた。計り知れないほどの大昔、結核や他の感染症は、この「潜伏感染」という戦略を発展させた。潜伏感染とは、ある世代に感染した病原体が静かに潜伏して、次の世代への感染を果たすというものである。こうすることによって、感染できる宿主がまわりにいなくなったときに直面する問題を回避する。

他の潜伏感染の例としては水痘がある。水痘帯状疱疹ウイルスを吸入すると、まもなく熱と発疹が現れ、やがて水疱が全身に広がる。数日後、発疹は消え、二週間後には完全に回復する。稀な例外として、小児期に水痘帯状疱疹ウイルスに感染した者が、ウイルスに対して終生免疫を獲得することもある。しかしこれで物語は終わらない。ウイルスは賢い。脊髄や脳の神経細胞に隠れて沈黙し、何ら障害を引き起こすことなく、何十年もの時間を過ごすこともある。

宿主が六〇歳、七〇歳、もしくは八〇歳になったとき、肋骨の下にチクチクする感じを覚える。翌日、発疹が出現する。よく見ると、発疹には子どもの頃に水痘を発症したときと同じ水ぶくれが見られる。ただし全身ではない。局所的に、だ。医師が帯状疱疹と呼ぶ、小石を撒いたような発疹である。

一般的に、歳をとればとるほど、この小石状の発疹は出やすくなる。何十年にもわたって、ヒトの免疫はウイルスを食い止めていた。しかし歳とともに免疫が弱体化すると、ウイルスへの抑制が効かなくなり、帯状疱疹として出現する。帯状疱疹の水疱が破れると、ウイルスは空気中に拡散し、免疫を持たない子どもに感染する。

こうして感染環が回り、水痘帯状疱疹ウイルスは世代を越えて伝わっていく。小さな共同体では、何十年にもわたって急性感染例が見られないかもしれない。しかし、ウイルスは生きており、新しく生まれた感受性〔感染症に対する免疫のない〕集団に感染する。ヒトに適応したこのウイルスは、伝播に関して二つの方法を有している。ひとつは感染した子どもからであり、もうひとつは、以前に水痘に感染し、現在帯状疱疹を持つ年配の親戚からということになる。これが、人類の祖先がアフリカのサバンナで狩猟採集民として小集団を形成して暮らした長い期間に、病原菌が成功を最適化してきた方法だったのである。

結核菌も同様に感染してきた。急性に、そして潜伏感染の後に再活性化——これは高齢者によく見られる——することによって。この方法によって、先史時代の隔離された小集団に対しても、病原体の生存は最適化される。しかし後に人口が急増すると、結核は急速に流行を始めた。

現在では小集団での存在のほうが例外である。一万年ほど前に発明された農耕は食料生産を担保した。人口が爆発的に増加し、貿易が栄え、都市ができた。人々は密集して暮らし始めた。この時期、疫病が流行を始めるようになった(4)。

麻疹は、こうした人口密集に起因する感染症の典型である。麻疹は何波かにわたって、ほとんどすべての人が暴露されるまで次から次に感染する。短期間の間に、死ぬか生き残るかが決まる。生き残った者は抗体を作り、終生免疫となる。

麻疹は、感染率が九五パーセントを超える、ヒトにとって最も感染性の高いウイルスである(5)。一方、新型インフルエンザは、暴露された人の二分の一から三分の一が感染する。学生時代にアフリカで働いたとき、麻疹の子どもを多数診た。高熱と喉の炎症、赤い目、切り刻むような咳が主症状だった。ウイルスを含んだ咳は、病気を広げるのに効果的だった。ウイルスに暴露されたことのない子どもはただちに感染した。咳と鼻水が約一週間続いた後、特徴的な発疹が耳の後ろに現れ、全身に広がっていく。先進国の子どもたちはワクチンを接種されているが、アフリカや他の開発途上国では、ワクチン接種率はわずかに増加しているにすぎない。二〇一一年、世界で一五万八〇〇〇人が麻疹で死亡した。毎日四三二人が、毎時間一八人が麻疹で死亡したことになる。[6] 大半は子どもである。

麻疹ウイルスが生き残るためには、一週間か二週間に一度は感受性のある人と出会う必要がある。ネズミ講のように、麻疹ウイルスは新しい犠牲者を必要とする。事実、麻疹が持続的に維持されるためには、五〇万人の人口を必要とする。[7] 五〇万人の人口規模で、出生率三パーセントの場合、毎年約一万五〇〇〇人の新生児が感受性者として社会に生まれてくる。これで、麻疹ウイルスが維持される。しかし人類が五〇万人の人口集団を持つようになったのは、一万年ほど前にすぎない。すなわち流行の歴史もそれくらいでしかない。麻疹ウイルスは、動物からヒトへ先史時代に何回も種を超えて感染したのかも知れない。しかし十分な人口がなければ消滅した。

たとえば北大西洋のフェロー諸島のような島嶼部では、何十年にもわたって麻疹が見られなかった。しかし、一八四六年に船が感染者を運んでくると、麻疹は一気に広がった。[8] 基本的にすべての人が感染する。同じような流行は、船乗りによってウイルスが持ち込まれた一八世紀半ばのハワイでも見られた。発熱で灼かれた人は、身体を冷やすために海へ入った。しかし効果はなかった。流行が終息したとき、五人に一人が死亡していた。そしてウイルスは死に絶える。何年も後に、船によってふたたびウイルスが持ち込まれるまで。

都市の出現は別のジレンマを生み出した。食料貯蔵が必要となり、貯蔵した食料が害虫を引き寄せた。ネズミのような掃除屋が、穀物貯蔵庫やゴミの山を訪れるようになった。[9] これによって腺ペストが流行することになる。腺ペストはネズミのノミによって媒介され、エルシニア・ペスティス（ペスト菌）によって引き起こされる。黒死病とも呼ばれるこの病気は一三四七年にはヨーロッパを席巻し、一〇年ほどの間に、ヨーロッパの人口の三分の一から四分の一を死に追いやった。腺ペストは一度流行すると、ノミがヒトからヒトへ感染を直接媒介し、ネズミがいなくても流行が続くことになる。肺ペストでは咳が病気を広げる。

一九九三年、ザイールのキンシャサでペストが流行した[10]。長年の戦争と政治の腐敗が超インフレを引き起こした。翌日には値段が上がるので、人々はその日のうちに買えるものは何でも買った。その結果、家には穀物が蓄えられることになった。それがネズミを引き寄せ、ペストの遠因となった。

産業革命は人口爆発を引き起こした。ヒトからヒトへ感染する多くの病気が流行した。ブドウ球菌によって引き起こされる猩紅熱やジフテリア、腸チフス、結核などが都市の住民を襲った。一九〇〇年には、結核はアメリカにおける死因の第一位となった。汚染された飲み水で引き起こされる下痢は、多くの人に病気をもたらした。下痢や百日咳、ジフテリア、猩紅熱、その他の感染症のために、二〇パーセントの子どもが、五歳の誕生日を迎えることなく死亡した[11]。

街が大きくなり、貿易や交通を通して行き来が多くなるにつれて、人類に生来的に寄生していた微生物——その大半は風土的か潜伏感染するものであった——に加えて、自己保存のために大規模な人口を必要とする伝染性の病原体が繁栄していった。長くヒトの感染症であった結核も、病原性が高く、伝播をしやすい方向へと進化した。こうした病原体は、多大な労力を払って、ヒト集団の密度を下げてきた。金持ちも、貧者も、誰もこれを免れることはなかった。人々はただ祈るしかなかった。一九世紀後半から二〇世紀初頭に至って初めて、衛生が改善され、それに続いてワクチンが開発された。そうしてようやく疫病と戦うことができるようになった。協同一致の努力と国際協力によって天然痘は地上から根絶された。ポリオ根絶もあと一歩のところに来ている。麻疹流行は激減した。病原体との戦いにおけるもうひとつの偉大な進歩は、抗生物質の発見によってもたらされた。

第5章　驚異の薬

一九八〇年の春、私は職場へ車を走らせていた。アトランタの風は冷たい。二カ月以上にわたって灼熱のバングラデシュとインドで働いた後、アトランタの米国疾病予防管理センター（CDC）へ帰ってきて、ほっとしたところだった。職場はいつもと変わらなかった。大量の郵便物と、なすべき多くのこと。しかし午後になって、私は痛みに襲われた。時差のせいだったかもしれない。前の晩に帰国したばかりだった。しかし何か嫌な感じがした。額は熱を帯びているようだった。一時間後、私は帰宅することにした。飛行機内か、イギリスで乗り継ぎに時間がかかったので、そのときにインフルエンザに感染したのかも知れない。もう長いこと、仕事を休まなくてはならないほどの病気になったことがなかった。前回がいつだったか思い出せないほどだ。ベッドに横たわった。翌朝には少し回復した。

しかしその翌日の朝、状態は悪くなった。体温は三八度三分まで上昇した。疾病予防管理センターの感染症専門家として私は、マラリアがインフルエンザ様症状――発熱、頭痛、筋肉痛――で始まることを知っていた。マラリアに罹ったのだろうか。旅行者がマラリアで死亡するのは、診断が遅れ、治療が遅れるためである。みんな風邪を引いたと考えるのだ。私は、センターの同僚で、寄生虫分野の医師イザベル・ゲレロに電話をかけた。マラリアか否か、血液検査をして欲しいと頼んだ。

「すぐ行く」とイザベルは言った。

およそ三〇分で、イザベルは私の自宅に到着し、指先から血液を採取し、ガラスのスライドにその血液を一滴たらした。彼女は、結果は後で電話すると言って帰っていった。

一時間後「マラリアじゃなかった」と電話があった。

安心して、風邪が治るのを待つことにした。その頃には軽い咳も出始めていた。

次の日の水曜日の朝も具合は依然としてよくなかった。ひどく悪いといった感じではなかったが、熱はあった。妻は、感染症の専門家であるカール・ペルリノ医師の診察を受けるように言った。診察を受けたが、発熱以外の症状はほとんど消えて、調子は悪くなかった。血液検査の結果も悪いところはなかった。

翌木曜日。依然として熱と軽い咳があった。私は終日ベッドで寝ていた。その夜、生々しい悪夢を見た。誰かに追いかけられていた。誰かは分からない。私は汗びっしょりになって目覚めた。シーツは汗で濡れていた。譫妄状態のなかでも、私はすぐに事態を把握した。腸チフスだった。バングラデシュやインドへの旅で、人の糞便が食べ物に混じることは珍しくない。帰国から約一週間おいて始まった症状――連日の発熱とその悪化――不定な愁訴。意味するものは明らかだった。

翌朝、症状はさらにひどくなった。体温は四〇度に上がり、シャツのボタンを留める気力もなくなった。車の座席に座るにも、窓に寄りかかっていなくてはならない。抗生物質で治療しなければ、死亡する確率は一〇から二〇パーセントだ。痛み、発汗、脱力、食欲不振、病気は急激なものだった。この上なく素晴らしい春の日、満開のマグノリアで埋められた道路を車で走りながら、三一歳で死ぬなんて、なんてことだと思った。

診察室についたとき、私は悪寒に震えていた。車椅子に乗せられた。私の懸念は、ペルリノ医師が私の症状を正しく理解してくれるかということだった。自宅へ送り返されないかと心配した。皮肉なことに、私は病院が危険な場所になりうることを知っていた。ベッドから落ちる患者や、間違った薬を処方される患者、新たな感染症に罹る患者もある。しかしそのときばかりは、自宅へ帰るのではなく、入院することを切望した。

ペルリノ医師は、私を一目見るやすぐに入院の手続きを取った。もうひとつの皮肉は、私がサルモネラ感染症サーベイランスの担当官だったということである。全米から、ペルリノ医師が私のアドバイスを求めて電話をかけてきていた。ここでも、サルモネラ感染について医師が訊いてきた。腸チフスの主要な原因菌であるサルモネラ・ティフィには、どの抗生物質を処方すべきか訊いてきた。腸チフスの主要な原因菌であるサルモネラ・ティフィには、アンピシリンというペニシリン系抗生物質が有効である。アンピシリンはこれまで無数の生命を救ってきた。しかしひとつ問題があった。アンピシリンが広く使用されたために、一九八〇年までにサルモネラ・ティフィの多くが耐性になった。もしかすると効果がない可能性があった。

アンピシリンの代わりに、私はコ・トリモキサゾールと呼ばれるサルファ剤の新しい抗生物質を処方することにした。コ・トリモキサゾールは一九六〇年代に開発された二剤の合剤で、後に耐性菌の出現が見られることになるのだが、サルモネラ・ティフィに対してまだ効果的であった。高熱にもかかわらず、私はまともに思考することができていた。腸チフスという診断が間違っていたとしても、これだけ症状が重いのだから、血液を介して別の種類の細菌が広がっている可能性があった。医師はなんらかの治療をしなければならなかっただろう。

医学生が、培養検査のための血液を採取しにきた。腸チフスだったら、サルモネラ・ティフィが培養されるはずだった。それから医学生たちは、コ・トリモキサゾール入りの点滴瓶をぶら下げ、点滴を開始した。少し安心した。一時間ごとに、死への可能性は減っていった。これは一九三〇年代に発見された抗生物質の奇跡を示す話となるはずだった。

私はこんこんと眠った。翌朝、しかし体調はよくはならなかった。医師に尋ねた。

「血液培養の結果は？」

「何も生えてきません」

私の診断は間違っていたのだろうか。腸チフスではなかったのだろうか。培養を始めて一二時間しか経過していなかった。もしかすると、結果を云々するには早すぎたのかもしれない。患者でもあり専門医でもあるという奇妙な立場から、私はコ・トリモキサゾールの投与を継続することを提案し、医師たちは同意した。

翌朝、医師たちが病室へやってきて、こう告げた。

「培養は陽性でした。血中にいるのはサルモネラです」

結局、私は腸チフスだった。

翌朝、小さな驚きがもたらされた。腸チフスの原因菌は、サルモネラ・ティフィではなく、サルモネラ・パラティフィAだった。サルモネラ・パラティフィAはサルモネラ・ティフィの双子のようなもので、教科書によれば、臨床的に区別をつけることは難しいとある。それについては私も保証できた。

いくぶんかの合併症はあったが、治療によって私は回復していった。一週間後、私は退院した。さらにその一週間後、職場に復帰した。最初の一週間は自宅で、次の一週間は病院で、その次の一週間は再び自宅で療養した。大変な病気だった。効果的な抗生物質がなかったとしたらどうだっただろうと、身震いした。

数年後、長くアジアで働いた経験のある同僚とこのことについて話した。私の記憶のある限りで病気の数週間前に下痢の原因となるような無分別な振る舞いがあったとすれば、ムンバイでの暑い一夜に街を散策し、切ったスイカを売っている屋台を覗いたことくらいだった。その屋台はお世辞にもきれいとは言えなかったので、私は、まだ切っていないスイカから一切れ切ってくれと頼んだ。それで感染は防げると思った。病気が始まる九日前のことで、典型的な潜伏期間に一致していた。

「もちろん」と同僚は言った。「原因はスイカだね」。

「知っていると思うが、インドではスイカは重さで売るんだ。だから農民たちは、スイカを重く見せるために水を注入する。その水は、近くの川から汲んでくる」

スイカが糞便で汚染されていたと思うと、胃が縮み上がった。腸チフスは病気を持つ人の糞便で汚染された水や食べ物によって感染する。有名なメアリー・マローンを思い出した。「腸チフスのメアリー」と言った方が分かりやすいだろうか。彼女はアイルランドからの移民で、一九〇〇年頃にニューヨーク周辺の裕福な家庭で料理人として働いていた。しかしその家族に腸チフスが流行したので、別な家族に雇われていった。そして移った先でまた腸チフスが流行した。自分が流行を引き起こしていることを彼女が理解していたかは分からない。当時、腸チフスはいたるところで見られた。病棟は患者で溢れ、うち四分の一が死亡した。医学者のジョージ・ソーパーが、流行源がメアリーに行き着くことを突き止め、彼女に料理人として働くことをやめると約束させた。彼女はチフスの不顕性感染者だった。彼女は完全に健康で、自身に症状はなかった。ただ病原体を排泄していただけだった。

彼女は自身が原因だということを否定し、監禁から仮釈放されると、ほどなく行方不明となった。新たな流行が起こった。ソーパーはふたたびメアリーを見つける。ジレンマがあった。彼女は完全に健康であったが、社会的には無差別乱射と同じくらいの危険があった。腸チフスは穏やかな病気ではない。彼女の料理を食べて死んだ人もいる。最終的に判事は言い渡した。メアリーは、ニューヨークのイースト・リバーにあるノース・ブラザー島の刑務所に収監され、最後まで無実を訴えながら残りの人生を保護観察の下で過ごすことになった。今日（こんにち）であれば、彼女の胆嚢〔ここにチフス菌の感染巣があったことが死後解剖で判明した〕を除去し抗生物質を与えることで、彼女の状況を改善させることができたはずだ。彼女が感染させた人も抗生物質で治療可能である。私がそうだったように。

アトランタで腸チフスになってから一二年後の一九九二年、私は感染症の治療と理解についての最近の進展を学会で発表するよう求められた。そこで私は、新しく発見されたピロリ菌と胃がんの関係について話をした。胃がんはよく見られる病気だが、治療困難なことで知られていた(1)。ピロリ菌は新しい病原体であり、聴衆は、新しい病原体についてもっと知りたいと思っていた。

学会は、アメリカでのペニシリン使用五〇周年を記念してイェール大学で開かれた。司会者は、一九四二年に流産を起こした三三歳の看護師、アン・ミラーの症例を取り上げることからシンポジウムを始めた。彼女は一カ月間激しい病気に苦しんだ。体温は四一度六分を超え、幻覚が現れた。連鎖球菌感染症の兆候が全身に現れていた。産褥熱だった。出産や流産のときに若い女性の生命を奪う悪名高い感染症だ。ミラーは正気とうつつの間を行き来し、死の淵を彷徨っていた。

大変な幸運によって、彼女の主治医は少量のペニシリンを入手することができた。当時はまだ商業的に流通していなかったペニシリンは飛行機で、州の輸送人によってイェール大学附属ニューヘブン病院へ運ばれ、ベッドに横たわるミラーに投与された。

数時間の後に彼女は回復傾向を示した。熱は下がり、幻覚は治まった。やがて食欲が回復し、一カ月後には完全に回復した。奇跡的だった。それを起こしたのは、スプーン一杯、五・五グラムのペニシリンであった。ペニシリンはあまりに稀少だったので、ミラーの尿が集められ、ニュージャージーにある製薬会社メルクへ送り返された。メルクで抽出されたペニシリンは他の患者のために精製された。

司会者のこの物語の詳細な紹介に聴衆は釘付けになっていた。針の落ちた音さえ聞こえたかもしれない。司会者は短い沈黙の後に言った。「そのときの患者です。ご起立いただけますか」。

私は振り返った。三列目に、短い白髪の華奢でエレガントな老婦人が立っていた。明るい瞳で部屋中を見渡していた。ペニシリンによって贈られた五〇年超の歳月を生きた八〇代のアン・ミラーだった。私は今でも彼女のシャイな笑顔を思い出すことができる。彼女は九〇歳で亡くなった。七年後のことだった。

ミラーの生命が救われた頃、医学は、どのように細菌感染を打ち負かすかを学び始めたばかりだった。肺炎、髄膜炎、膿瘍、尿路感染症、骨感染症、副鼻腔炎、目や耳の感染である。そうした感染は依然として過去からの疑わしい医療によって治療されていた。ジョージ・ワシントンが喉の感染症を発症したとき、外科医による瀉血が治療として行われた。医師はこの治療法に信頼を置いていたが、結果は大統領の死を早めただけだった。瀉血は二〇世紀に入っても、医療行為として行われ続けていた。

いくぶんか効果のある治療もあったかもしれない。しかしはっきりと効果があるものはなかった。一方で治療の副作用は治療すべき病気そのものよりひどいものが多かった。高濃度のヒ素を含むものもあった。外科的手技が改良されていったときでさえ、感染は心配の種で、手技としては成功した手術を災難に変えた。不幸なことに、足の爪が内側の肉に食い込んだ症例の手術が下肢切断に至ることもあった。

感染した心臓弁は一〇〇パーセントの死を意味した。がんよりたちが悪かった。

南北戦争の際には、銃弾で亡くなった兵士より腸チフスと赤痢で亡くなった兵士の方が多かった。この禍を免れることのできる者はいなかった。カリフォルニア州知事の息子で、彼の名前を冠した大学までできたリーランド・スタンフォード・ジュニアは、イタリアで腸チフスのために死亡した。一五歳だった。第一次世界大戦のときにも、腸チフスと赤痢は戦闘そのものより多くの死者を出した。一九一八年と一九年に流行したスペイン風邪は世界中に広がり、五億人（当時の世界人口の四分の一）に感染し、二〇〇〇万人から四〇〇〇万人を殺した。死因の多くは細菌感染による合併症だった。

研究者は一九世紀後半から二〇世紀初頭にかけて、感染症と戦うために精力的に働いた。ひとつ、希望の光があった。微生物病原説である。多くの病気が微生物、なかでも細菌の存在と活動によって引き起こされるという仮説である。

それぞれの分野で大きな仕事をした聡明な研究者たちが、研究を率先し指導した。一八五七年にはフランスの化学者であるルイ・パスツールが、発酵と腐敗は空気中に浮遊する微生物が引き起こすことを示した。パスツールはまた、肉の腐敗が微生物によって起こり、病気が体内の微生物の増殖によって起こることを明らかにした。手洗いによって産褥熱による死亡を減少させた、ハンガリーの内科医センメルヴェイス・イグナーツに続いて、イギリスのジョゼフ・リスターは、新たな衛生の原則を導入することによって外科手術に革命をもたらした。パスツールに刺激されて、彼は包帯をフェノール（殺菌効果を有するコールタール）に浸し、傷口を覆い、それによって治癒を改善した。ドイツの医師であったロベルト・コッホは、特定の微生物が特定の病気の原因であるか否かを評価する方法を開発した。今日(こんにち)、「コッホの三原則」と呼ばれるものである。コッホはまた、結核菌やコレラ菌を顕微鏡下で観察するための染色法を開発した。

微生物病原説は、衛生を改善し、病気の理解を進めたが、治療に関しては革命的とは言えなかった。というのも、細菌を観察し培養できるようになったことと、それらを殺すことができるようになることとは別の話だったのである。別の先駆者が必要だった。コッホの研究室にいたパウル・エールリヒは当時、染料、毒、重金属といったもののなかに「魔法の弾丸」（特効薬）を探していた。それらは特定の微生物を染め、強い力で病原体にくっつき、それを殺すことが期待された。

しかし病原体を殺すものを、自然界に暮らす生物に求めようとする者はいなかった。無理もない。微生物界の驚くべき多様性が認識されるようになったのは、つい最近のことなのである。

ロンドンにある聖メアリー病院で働く、蝶ネクタイ姿のスコットランド人アレクサンダー・フレミングが世界を変える発見をしたとき、研究者たちの思考様式は完全に変わった。当時の多くの研究者同様、フレミングも細菌を殺す方法を探していた。古典的に計画された実験で、フレミングはゲル状の培養液（アガロースと加熱した血液を混ぜたもの）を、ペトリ皿と呼ばれる浅く円形の透明なプレートのなかに入れ、そこに細菌を接種した。裸眼で見ることはできないが、アガロースは細菌の好物である。細菌はアガロースを餌に増殖を開始する。最終的に何百万個の細菌が、肉眼でも見えるコロニーを作る。この培養皿を培養器に一晩入れると、黄色ブドウ球菌や他の細菌が増殖した。それらの細菌をフレミングは、白血球や唾液由来の酵素で殺すことができるか実験しようとしていたのである(2)。

一九二八年八月、フレミングは休暇をとってフランスに出かけた。九月初旬にイギリスに帰ってきたとき、捨て忘れていたペトリ皿が何枚か残っているのを見つけた。ブドウ球菌が接種されたまま、それらの培養皿はフレミングが不在の間放置されていたのだった。フレミングがそれらを破棄しようとしたとき、一枚のペトリ皿が彼の目を引いた。そこには青緑のワタ埃のようなものがまばらに生えていた。パンによく生えるカビの一種、ペニシリウムである。フレミングは、培養皿に密集しているブドウ球菌の菌叢が、そのカビの周囲で消えていることに気づいた。カビの周囲にはある種の環形の細菌不在地ができていた。まるでそこに、ブドウ球菌の増殖を防ぐ何かによって線が引かれたように。

フレミングの訓練された目は、何が起こったかを一瞬にして理解した。カビは、やはりアガロースを好む真菌の一種で、アガロースのなかに広がってブドウ球菌を殺す「物質」を産生していた。この物質は最初に発見された正真正銘の抗生物質であった。それは、唾液中の酵素リゾチームと同様、細菌細胞を溶かした。リゾチームは、彼が数年前に唾液のなかに発見し、細菌細胞を溶解することを確かめていたものだった。フレミングは、物質は酵素を含有していると考えた。後に分かったのだが、物質に含まれていたのは酵素ではなかった。そうではなく、細菌が細胞壁を作ることを阻害する物質だった。

奇跡のカビは、ペニシリウム・ノタータムであることが判明した。じつは、ペニシリウム属のカビによる殺菌効果は一七世紀から知られていた。フレミングや彼の同時代人はそれを知らなかったのだが。古代エジプト人や中国人、中央アメリカの先住民は、カビを傷の治療に用いていた(3)。しかし真菌を民俗医学から科学的注目の的に引き出したのは、研究者としてのフレミングの功績だった。

続く数カ月で、フレミングは、液体培地でそのカビを培養することに成功した。フレミングは液体培地をフィルターに通し、抗菌活性のある液体を集めた。それはペニシリンと名づけられた。しかしペニシリンを十分量確保するには困難が伴った。ペニシリニウム・ノタータムのすべての株がペニシリンを産生するわけではなかった。ペトリ皿に落ちた株がペニシリンを産生する株だったという点において、フレミングは幸運だったが、ペニシリンの回収は、少量、不安定で、活性期間が短く、効果が遅いといった欠点があった。臨床的実用化の方法を編み出せず、フレミングはついにそれを断念した。結果を公表し、精製していない抽出物を数人の患者に投与しても明らかな効果がみられないと分かると、自分の発見は臨床的にあまり意味がないとフレミングは結論づけた[4]。

しかしその重要性に気づいた研究者がいた。数年後、巨大化学企業イーゲーファルベンで働いていたドイツの化学者は、細菌の増殖を抑制する染料を探していた。当時イーゲーファルベンは、アスピリンや織物を染める染料を作っていた。一九三二年、ゲルハルト・ドーマクは、プロントジルと呼ばれる赤色染料が、完全に人工合成の抗菌物質を含むことを発見した。最初のサルファ剤（スルホン酸アミド）の発見であった[5]。サルファ剤系の薬剤の開発がそれに続いた。これらの薬剤は、再現可能で持続的な抗菌効果が期待できる初めての薬剤であった。副作用による害も許容範囲であった。続く数年間は、感染症の治療にサルファ剤が使われた。一方でサルファ剤の効果は限定的で、よい薬剤ではあったが、十分満足できるほどのものではなかった[6]。

第二次世界大戦の勃発とともに、殺菌効果を有する薬剤の開発は喫緊の課題となった。多くの兵士が、戦場で受けた傷や、肺炎の合併症、腹部や尿路、皮膚の感染症で死ぬことを運命づけられていた。一九四〇年、ハワード・フローリーとアーネスト・チェーンに率いられたオックスフォード大学のサー・ウィリアム・ダン病理学校の研究チームが、フレミングのペニシリンを忘却のなかから取り出し、十分量を確保するための方法開発に乗り出した。ロンドンは爆撃にさらされていたので、プロジェクトはニューヨークのロックフェラー研究所へ移された。ニューヨークでは多くの製薬会社に紹介された。製薬会社は、研究者を心から歓迎したわけではなかった。ペニシリンが初期実験段階だということを知っていたからだ。培養液一ミリリットルあたりのペニシリン量は四単位を超えることはなかった。「大河の一滴」だった。

イギリスの研究者たちは、彼らの努力をイリノイ州ピオリアでの共同研究に向けた。そこでは、ノーザン・リージョナル・リサーチ・ラボラトリーに新設された発酵部門が、カビの代謝（発酵）の活用についての研究を加速させていた。研究スタッフは経験を持っていたし、カビの収集も行われていた。しかしペニシリンを産生する種類の株は少なく、どれも実を結びそうになかった。そこで、彼らの知り合い全員に、土壌やカビの生えた穀物、果実、野菜などのサンプルを送ってくれというメッセージを送った。一人の女性が、青カビを持つサンプルを求めて、ピオリアの市場やパン屋、チーズ店を探し回るために雇われた。彼女はその仕事をよくやった。研究者たちは彼女を「カビのメアリー」と呼んだ。しかし結局は、一人の主婦が持ち込んだカビの生えたカンタロープ〔メロンの一種〕が歴史を変えた。このカビは、一ミリリットルあたりのペニシリン産生量が二五〇単位にも達した。さらにその変異株のひとつは、一ミリリットルあたり五万単位もの産生量を達成した。今日ペニシリンを産生するすべての株は、この一九四三年のカビの子孫である。

ついに研究者たちは、ペニシリンの産生量を増やすための方法開発に成功したのである。後に製薬会社のチャールズ・ファイザー&カンパニーは、糖蜜を用いてペニシリン産生カビ大量培養法の開発に成功した。[7] 一九四四年六月のノルマンディー上陸作戦の頃までには、月産一〇〇〇億単位のペニシリン産生が可能となった。

ペニシリンは医学の黄金時代の到来を告げた。致死性の細菌によって引き起こされる感染症を治療できる薬が、とうとう現れたのだ。効果はあまりにも驚異的だったので、真の奇跡とみなされた。この驚くべき薬に治せぬ病気などあるのだろうか？ 新聞などは「医学新時代の幕開け。アメリカとイギリスの病院を席巻している病原菌の征服と一掃」という見出しを掲げた。

一九四三年、結核菌に対する最初の効果的薬剤であるストレプトマイシンが土壌細菌から分離された。テトラサイクリン、エリスロマイシン、クロラムフェニコール、イソニアジドといった他の抗生剤の開発が続いた。抗生物質時代の幕開けだった。同時に、自然の物質を化学的に修飾して作る新しいかたちの半合成薬の開発、あるいは完全合成薬の開発も行われた。今日、私たちはこうした物質すべてを便宜的に抗生物質と呼んでいる。しかし厳密に言えば抗生物質とは、生きた生物から産生され、他の生物を抑制する物質を指す(8)。

初期の抗生物質やその派生薬剤は世界中の医学の実践を変えた。髄膜炎や心弁膜感染、産褥熱のようにそれまで致死的だった病気が治療可能になった。慢性の骨感染症や膿瘍、猩紅熱は予防可能になり、また治療可能になった。結核、梅毒や淋病といった性感染症も、また私の場合がそうだったように、腸チフスも、死の危険や何カ月もの療養なく治療可能となった。完治した患者は病原体を広げることはない。治療はまた最善の予防だった。

外科手術も安全になった。抗生物質が術前に予防的に投与された。また感染が起こっても抗生物質が奏功した。外科医は、脳腫瘍を除去したり、変形した四肢を直したり、口蓋裂を治したりといったより高度な手術に取り組むことが可能になった。抗生物質なしでは、開心手術や臓器移植、体外受精は不可能であることを知っておくべきだろう。

白血病や他のがんの治療に用いられた化学療法は、感染症と戦うための免疫を抑制し、しばしば細菌感染をもたらした。抗生物質なしで、白血病や他のがんの治療は不可能だったに違いない。抗生物質なしで大量の化学療法を実施することは危険すぎる。

一九五〇年代、中国政府は梅毒根絶を決めた。何千万人もが、長期間効果的なペニシリンを投与された。この大規模な公衆衛生キャンペーンは成功し、梅毒は実質的に中国から根絶された。同様のキャンペーンによって、イチゴ腫はアフリカの多くの地域でほぼ根絶された。

これらの薬はどのようにその奇跡を成し遂げたのだろうか。抗生物質は、三つの経路で効果を発揮する。ひとつはペニシリンに代表される経路で、細菌が細胞壁を作る過程を阻害する。正常な細胞壁を持てない細菌は死滅する。興味深いことに、そうした細胞はしばしば自殺を企図する。理由は明らかではないが、自然は、抗生物質を産生するペニシリウムのような真菌を選択し、細菌の弱点を利用することを可能にしたのである。

第二の機構は、細菌が生存するために必須のタンパク質の産生を阻害することで効果を発揮する。細胞はタンパク質を必要とする。食物を消化したり、細胞壁を作ったり、増殖したり、外来の侵入者や競合者から防御したり、細菌自身が動き回るためにはタンパク質が欠かせない。この機構を利用する抗生物質は、ヒトのタンパク質産生には大きな影響を与えることなく、細菌のタンパク質産生を阻害する。

第三の機構は、細胞の増殖能を阻害することで効果を発揮する。その結果、細菌の増殖は緩やかになり宿主に対する脅威は減少する。やがて宿主の免疫が働き、細菌は排除される。

要するに抗生物質とは、真菌や他の細菌から作られた自然の物質で、競合する他者の仕事を邪魔したがる性質を持っている、ということになる。抗生物質は、多様な可動部分を備えた小さな機械のようなもので、長い年月をかけてさまざまな攻撃手段を見出してきた。病原菌の方も多くの防御術を開発しており、それが抗生物質への耐性の基礎となっている。気が遠くなるような長きにわたる軍拡競争である。

私たちヒトにとって、抗生物質は原子爆弾を手に入れたようなものだった。光景は根本的に変わった。興味深いことに、両者は同時にもたらされた。一九二〇年代から三〇年代の科学の進歩が、四〇年代の展開をもたらしたのだった。原子爆弾と同様に、私たちは抗生物質が万能であることを望んでいた。爆弾のあまりにも大きな脅威が次の戦争を抑止するように、抗生物質の威力が細菌を永遠に、そして完全に打ちのめすだろう、と。そうした考え方にはいくぶんかの真実もあったが、どちらもそれを保証するものではなかった。ましてそれを永久に担保するものとは言えなかった。原子爆弾にしても抗生物質にしても、それは道具（手段）であり、人間同士の、あるいはヒトと細菌の間の戦争の根本的な原因はなくなってはいなかったのだから。

抗生物質の使用が広がるにしたがって副作用も見られるようになった。大半は腸管蠕動運動の低下やアレルギー性発疹といった、重篤な症状ではなかった。ほぼ全例で、抗生物質の使用を中止すれば症状は治まった。ごく少数の人はペニシリンに対する重篤なアレルギーを示した。それはときに致死的であった。それでも、ペニシリンのアレルギーで死ぬ危険性は雷に打たれて死ぬ危険性より低かった。ペニシリンは安全な薬だったのである。

他の抗生物質にも副作用が見られた。聴覚神経を障害するものもあった。歯に斑点ができるため、子どもに使用できない抗生物質もあった。一九五〇年代に最もよく使用されたクロラムフェニコールという抗生物質は、まれに血液細胞を作る骨髄の機能を抑制する副作用を起こした。四万回に一回くらいの割合で、致死的なケースが見られた。薬物アレルギー（副作用）による死亡の危険性は、重篤な感染症で亡くなる危険性に比較すれば、極めて低いものであった。しかし場所によっては、軽い喉の変調で、何十万人もの健康な子どもにクロラムフェニコールが投与されることもあった。そうした場合、抗生物質による危険性は明らかに利益を上回っていた。使える抗生物質は他にもあった。医師たちはクロラムフェニコールの使用をほぼ全面的に中止した。それでも、もしも孤島に島流しにされることになり、ただひとつだけ抗生物質を持っていけるとしたら、私はクロラムフェニコールを選ぶだろうと学生に言ってきた。クロラムフェニコールはそれほど強力な抗生物質だった。

他のよく効く抗生物質が、そうした急性以外の、もっと長期的な副作用を持つかもしれないという考えは確立されなかったし、検討すらされてこなかった。数日あるいは数週間のうちに副作用が出なければ、それらの抗生物質は安全と考えられたのである。

二〇世紀後半から今日まで続く医学上の偉大な進歩の大半は、抗生物質の開発によって触媒されてきた。その使用が害を及ぼすことなどありえない。少なくともそう見えた。不都合な影響が現れるのは、後のことである。

第6章　抗生物質の過剰使用

当時の幸福感をどのように表せばよいのだろうか。一九四五年、第二次世界大戦は終わった。我々は邪悪な敵を打ち破った。より正しい社会が勝ったのだ。アメリカ人はそうした楽観主義に覆われていた。多くの子どもが生まれた。私もその一人だ。戦争が終わって五年間にアメリカ人が買った冷蔵庫の数は二〇〇〇万を超え、二一四〇万台の車が売られた。五五〇万個の料理用ストーブが販売された(1)。あらゆるものの始まりの時代だった。タッパーウェア、車のテールフィン、拡大する郊外、ファストフード店、テレビ、そしてもちろん特効薬の抗生物質の使用もこの時代に始まった。

抗生物質は効果がてきめんで、明らかな副作用はないと思われていた。医師も患者もそろって尋ね始めた。「この問題は、尿路感染症のように抗生物質で解決できるのではないか」「副鼻腔炎や歯科的感染による不快感、または深刻なニキビも抗生物質で軽減できるのではないか」「嚢胞線維症のように、この症状を抗生物質でなんとかできないのですか」。

答えの多くは「イエス」、すなわち「できる」というものであった。

特定の手術前における感染予防のように、抗生物質使用の利益はときに劇的だった。利益がそれほどでもない場合もあったが、毒性といった受容すべきコストが低かったため、少ない利益でさえ意味のあるものとなった。たとえば歯科医は何十年にもわたって、軽い心雑音のある患者に抗生物質を投与してきた。心臓弁の細菌感染を避けるためである。しかしそうした感染が起こる可能性は極めて低い。

肺炎や産褥敗血症、髄膜炎、その他重篤な感染症で来院する少数の患者に抗生物質を投与することを問題にしているわけではない。しかし、鼻水が出る、あるいは皮膚の軽い感染症などで受診する無数の健康な人への抗生物質投与については疑義を呈したい。こうした健康人へも抗生物質が処方されてきた。その数は、アメリカだけでも毎年何千万人にも上る。

後の章で述べるが、問題は私たちの子どもの世代なのである。子どもたちは、私たちが予想もできないような脆弱性を抱えることになるのだから。

抗生物質過剰使用の最も明らかな例が、上気道感染症として知られるよくある疾患である。小さな子どもを持つ親なら、その症状をよく知っている。喉の痛み、鼻水、耳や副鼻腔の痛みなどである。発熱がある場合もない場合もある。二、三歳になるまで、子どもは年に数回は上気道感染症に罹患する。三歳になるまでに八〇パーセントの子どもが中耳の急性感染症を経験し、四〇パーセント以上の子どもは七歳までに六回以上のそうした耳の感染症を経験する。

子どもも大人も、一定の頻度で上気道感染症を経験する。それから逃れることはできない。上気道感染は、複雑な社会ネットワークの産物と言える。私たちは、咳をする人、くしゃみをする人、周囲で息をする人などから排出される微生物に恒常的に暴露されている。家族や友人、同級生といった人々の近くで暮らす限り、こうした感染は起こる。科学者のグループが南極に送られ隔離された環境で越冬するとき、上気道感染症が一、二カ月間ほど蔓延することがある。しかしそれはやがて消滅する。病気に感受性のある人が全員病気になれば、病原体は行き場を失う。新たに感染する宿主がいないからである。

飛行機や船舶が感染性微生物を有する新人を運んでくるときのみ、感染の連鎖が新しく始まる。

しかし考えてみて欲しい。多くの上気道感染症はウイルスが原因だ。その八〇パーセント以上は、ライノウイルスやアストロウイルス、メタニューモウイルス、パラインフルエンザといったエキゾチックな名前を持った病原体が原因である。こうした病原体のひとつに感染すると、「風邪でダウンした」という。具合が悪いといった程度からかなり重篤な症状までのどれかを数日間経験した後、ほぼ全員が回復する。ほぼ例外なくこうした道をたどる。いかに頑固な咳であっても数週間後には自然に消えていく。(2)しかし咳が一週間も続いて終わりそうになければ、医者に行き「もう十分だ。抗生剤をくれ」と言うだろう。しかし抗生物質はこうしたウイルス感染症には効果がない。

感染症と言えば、主要な区別は細菌かウイルスかということになる。細菌は細胞で、彼らは食べ、動き、呼吸をし、増殖をする。細菌に好みの栄養素と住処（それは暖かい辺鄙な場所かも知れないし、氷河や火山かも知れない）を与えれば、彼らは増殖する。

対照的に、ウイルスはもっと小さくてより単純である。ウイルスは宿主を必要とする。それがヒトであろうと他の動物であろうと、植物であろうと、細菌であろうと、細胞のなかでのみ生存可能なのである。ウイルスは宿主の細胞機構を自らの目的（増殖を含む）のために乗っ取る。ウイルスは自身のみでは増殖できない。宿主細胞のなかで休眠した状態で何十年と過ごすこともあれば、ときに宿主細胞を殺すこともある。あるいは両方行うこともある。

ウイルスは細菌と違って細胞壁を持たないので、ペニシリンのような抗生物質は効果を発揮しない。また、ウイルスのタンパク合成は宿主のタンパク合成の機構に依存するので、ウイルスのタンパク合成を阻害するためには、宿主タンパク合成も同時に阻害しなくてはならない。ウイルスがヒトの細胞に寄生すると、風邪やヘルペス、インフルエンザ、他の感染症を起こすが、ウイルスのタンパク合成だけを阻害することはできない。タンパク合成阻害の影響はヒトの身体にも及ぼされる。ヘルペスウイルスに対して用いられるアシクロビルといった薬剤や、ヒト免疫不全ウイルス（ＨＩＶ）の複製過程を阻害する薬剤のように、ウイルスが細胞に侵入したり細胞から放出されたり、あるいは複製する過程を阻害する薬もある。ウイルスを抑制することはできるが、治療することはできない。一方、抗生物質はほとんどすべての細菌感染を治療できる。

細菌によって引き起こされる上気道感染も、二〇パーセント以下だが存在する。その場合、事態はもっと複雑だ。鼻腔や咽頭の細菌は、常在細菌のこともあれば一時的にそこにいる場合も、またその中間の場合（長期間のテナントのような）もある。なかでも重要な細菌に、肺炎連鎖球菌（肺炎球菌とも呼ばれる）がある。上気道あるいは肺感染の第一の原因菌であり、上気道では耳炎を、肺では肺炎を引き起こす。化膿連鎖球菌（Ａ群溶連菌）は敗血性咽頭炎の原因であり、黄色ブドウ球菌は、最も重篤なブドウ球菌感染を引き起こす。インフルエンザ菌はワクチンが開発されるまでは、よく耳感染症を引き起こし、まれに髄膜炎の原因となった。

これら四つの細菌はしばしば上気道感染の際に分離される。しかし、すぐにではない。これらの細菌は感染症を起こすこともあるが、起こさないことも多いからである。相矛盾するこうした事象は、不吉な名前のこれらの細菌がしばらく前から私たちの体内に入り込んでいたのかもしれないという事実によって説明される。そのような場合、感染はしていないが、細菌は人体内に群落を形成しており、通常害は生じない。見過ごされやすいが重要な違いである。

群落形成（群生）とは、微生物がたんにそこにいるという状態を指す。健康被害はない。群生は病気の前提条件だが、十分条件ではない。細菌が群生していても、宿主の大半は健康である。たとえば黄色ブドウ球菌は、知らないうちに、しかも一生涯、鼻腔に群生することがある。大半の人にとっては、それはマイクロバイオータの一部となっている。要は、私たちの鼻腔や咽頭は多くの菌によって占められているということである。それらは病原性を持つこともあれば、持たないこともある。

さらに言えば、こうした菌の一部は病原菌を抑制することや免疫系を修飾することによって、ヒトの健康に貢献している。格好の例が口腔常在菌の「緑色」連鎖球菌である。それは心弁膜感染症の最多の原因菌だったので、病原菌と考えられていた。しかし徐々にだが、それは口腔内常在菌であることが分かってきた。そしてときどき、血流に乗って、すでに障害されている心弁膜に感染するのである。毒性のない緑色連鎖球菌と、病原性のあるA群溶連菌を混合培養すると、かならず緑色連鎖球菌が勝利する。つまり、ときに病原性を発揮するが、緑色連鎖球菌は一般的には他の病原性細菌を排除することによって、私たちの健康に貢献しているのである。これは他の多くの常在菌を考える上でも重要な例となる。

しかし最初の論点に戻れば、潜在的に呼吸器に病原性を発揮する病原体が子どもに病気を起こすのはいつか、いつ抗生物質で治療すべきか、ということになる。ひとつの答えは、別の問題を提起する。子どもたちはどの程度健康なのだろうか。胃腸炎や耳管を塞ぐアレルギーといった疾患を持っていると、耳や肺のもっと深刻な感染症を起こしやすい。稀な例だが、肺炎や乳様突起炎（耳腔横の空間の感染）といった重篤な合併症にもなりかねない。

感染は、見たところ健康な子どもの体内でも起こり、長く居座ることもある。ひとつの町に住む一〇〇〇人の子どもが呼吸器感染を起こす同じウイルスあるいは細菌に暴露したとしたら――冬季にはありえないことではない――、結果はさまざまだろう。何らかの症状が出る子もあれば、単にキャリア（病原体の保有者）になるだけの子もいる。症状が一日だけの子もあれば、二〜三日続く子もあるだろう。四日〜五日と症状が長引く子も少数だが常に存在する。少数の無症状者、多くの中等度の症状の者、わずかな重症者と、有症期間は正規分布する。

医師は重症患者を認識することはできるが、誰が回復に困難をきたすかは容易には予想できない。重症者の数は少ない。喉や耳の痛みのために両親に連れられて医師を受診する子どものうち、せいぜい五から一〇パーセントだ。だが、六〇から八〇パーセントの患者が抗生剤を処方されて帰宅する。多くの場合、医師には感染がウイルスによるものか、細菌によるものかさえ分からない。

医師が多くの上気道感染に対し反射的に抗生物質を処方するのは、リューマチ熱に対する恐れなど十分な理由がある。リューマチ熱は重篤な炎症性の疾患で、リューマチに似た症状を示す。典型的には、連鎖球菌感染（連鎖球菌咽頭炎）を無治療で放置した二〜三週間後に発症する。連鎖球菌に対してできた抗体は、子どもの心筋、関節、皮膚、脳と交差反応を起こし、それらを攻撃する。

抗生物質以前には、連鎖球菌に感染した子ども三〇〇人に一人がリューマチ熱を発症した。連鎖球菌が「強力な」場合、その割合は三〇人に一人に上昇する。今では、医師は咽頭部の連鎖球菌感染に抗生物質を処方するが、それは有症期間を短縮するためでなく（なぜならそうした効果は薄い）、リューマチ熱を防ぐことが目的である。(3) 大半の人は、そして一部の医師も、抗生物質が治療でなく予防のために投与されていることを知らない。

しかし問題はそこにある。子どもたちは常に、そして冬場はとくに、咽頭部にA群連鎖球菌を群生させている可能性がある。健康なキャリアであれば、その状態で数カ月過ごす。しかしちょうどその時期に風邪ウイルスに感染し咽頭痛を発したとする。医師のもとへ連れていくと、医師は咽頭拭い液の培養をする。すると案の定、A群連鎖球菌が現れる。普通の医師であれば、感染が細菌によることが分かった以上、リューマチ熱を予防するために抗生物質を処方する。

連鎖球菌咽頭炎は細菌によって起こるが、有症状期間は短い。一般的に、一日か二日で子どもの症状はよくなる。子どもが抗生物質の投与を受け、症状がよくなれば、薬が効いたと考えるのは当然だろう。相関関係は因果関係を意味しない、という古典的格言の例である。アモキシシリン投与後に子どもの症状が改善すれば、明らかに相関は認められる。しかし、それは必ずしも薬剤が症状を改善させたことを意味しない。

それでは、医師はどうしたら、軽症で自然治癒する感染症と、より深刻な感染症を見分けられるのだろうか。あるいは群落形成と感染の区別は。これは重要な問いである。なぜなら、答えは現時点では明らかでないものの、抗生物質の過剰使用を抑制する可能性を持つからだ。明敏な医師は、すべてではないにしても大半の場合に、重症な合併症に至る子どもは何らかの兆候を示すことを知っている。より高い熱、症状の長期間にわたる継続、白血球数の異常、あるいは見た目の重症感。もちろん大半の症例は、そうとは断定できない灰色なのだが。

灰色判定も重要である。ウイルス感染と細菌感染が区別できるまで、医師は安全な道を選択する。(4) 医師は時間に追われている。診療時間中は一時間に五人の子どもを診察し、その他の事務仕事をこなす。実践的で、迅速で、安価でかつ正確な診断法や時間の欠如は、過剰治療へと傾く。状況を改善する診断法も現れてきているが、現状ではまだ普及していない。

医師の肩ごしに、医療を見ている弁護士の存在もある。医師が子どもを治療せず、結果が最悪のものとなったとすればどうだろう。弁護士は尋ねるかも知れない。「なぜ抗生剤を投与しなかったのですか？　そのために耳感染が髄膜炎を起こすほどひどくなり、その結果麻痺が残ったのではないですか？」

こうした状況が、世界中の何世代もの子どもたちをめぐって、前代未聞のスケールで生じる可能性がある。何百万人もの子どもが罹ってもいない細菌感染症のために抗生剤で治療されれば、問題が生じないと考える方が難しい。

抗生物質の使用量は膨大であり、毎年伸び続けている。由諸ある医学誌『クリニカル・インヴェスティゲーション』の一九四五年の記事には、六四人の肺炎患者に対するペニシリンの絶大な効果が報告されている。[5] この規模での治療でも、ほとんど奇跡的ですらあった。しかし二〇一〇年には、処方された抗生物質の総量はアメリカだけで二億五八〇〇万クールに上った。[6] アメリカ国民一〇〇〇人あたり八三三クールの抗生物質が処方された計算になる。すべてが服薬されたかどうかは分からないが、大半は服薬されただろう。家庭医が四分の一を処方し、小児科、内科医が続く。歯科医も全処方の一〇パーセントを占める。

二歳以下の子どもが最も多くの処方を受けていた。一〇〇〇人あたり一三六五クールである。このことは、アメリカの子どもは二歳までに平均で三回、抗生物質の処方を受け、一〇歳までにその合計は平均で一〇回を超える。米国疾病予防管理センター（CDC）の統計から推定すれば、子どもたちは二〇歳になるまでに平均で一七クールの抗生物質の処方を受けていることになる。すごい数だ。アメリカや他の先進諸国での先行研究でも、同じような数字が出ている。[7]

二〇代、三〇代の若い成人は、上記に加えてさらに平均で一三クールほどの抗生物質の処方を受けている。すなわち、四〇歳に達するまでに平均で三〇クールである。平均なので、それより多い人もいれば少ない人もいる。しかし意味するところは大きい。若い女性の場合その多くが、子どもにマイクロバイオータを最初に引き渡す母親になる。抗生物質はその過程で、どのような影響を及ぼすのだろうか。

最初に認識された抗生物質過剰使用の問題点は薬剤耐性であった。単純な話だが、抗生物質を使用すればするほど、抗生物質耐性細菌を選択することになる。耐性についての理解は十分とは言えない。「耐性になった」と言うとき、それは私たちが遭遇する細菌が「耐性になった」ことを意味するのだが、私たち自身が抗生物質に対して「耐性になった」という誤解もまだ存在する。

抗生物質は、たとえば次のように作用する。感染症治療のために、アモキシシリンが子どもに投与される。アモキシシリンはペニシリン由来の物質で、多くの国で子どもに対して最もよく処方される抗生物質である。多くが（ピンク色の）液体として投与される。それは腸で吸収され血液に入り、そこから胃、肺、喉、皮膚、耳、そしてその子が女の子なら膣を含むすべての組織に運ばれ、出会った細菌を破壊する。アモキシシリンのような広域抗生物質は、熟練の細菌キラーなのである。

しかし厄介なのは、常に「無関係の者」が、しかも非常に多くの無関係な者がいるということである。通常の細菌叢は感受性細菌と耐性細菌の両者を含む。抗生物質は、病原体を含む感受性細菌を体内から根絶してしまう。ピンポイントな攻撃を必要とするときに絨毯爆撃をしているようなものなのである。

そして今私たちは、感受性細菌が減ると耐性菌が増加するという困難に直面している。競争相手が少なくなればなるほど、耐性菌は繁栄する。彼らは幸運だ。そうした耐性菌は、病原菌かもしれないし、あるいは病気とは無関係な細菌かもしれない。

抗生物質耐性菌は、通常二つの方法で広がる。ひとつは増殖を通してである。これを垂直伝播と呼ぶ。

祖父から両親へ、両親から子どもへと続く、世代を越えた遺伝子の移転である。抗生物質存在下でも、耐性菌は同様に振る舞う。遺伝子を渡しながら分裂し増殖する。一方、感受性細菌は抑制されあるいは殺される。

耐性遺伝子はセックスを通しても広がる。これを水平伝播と呼ぶ。隠遁生活を送っている細菌もいるが、多くの細菌は乱交的でいつもセックスをしている。しかし、あなたが考えるセックス——長椅子に横たわった二つの細菌——とは少し違うかもしれない。そうではなく、彼らは遺伝子を、野球カードのようにもらったり交換したりしているのである。やり取りされる遺伝子の多くは抗生物質耐性遺伝子である。耐性遺伝子が存在し、抗生物質が周辺にあるとき、耐性遺伝子を持つ株が自然選択される。生き残った細菌は、抗生物質に適応したと言うことができるかもしれない。抗生物質が周囲にある限り、耐性細菌が集団のなかで選択されることになる。

耐性細菌出現の機構は教訓的である。少量のアモキシシリンは、遭遇する肺炎球菌の大半を殺すのに十分である。しかしすべての細菌を殺すことができないとき、何百万という肺炎球菌集団のなかに小さな遺伝的変異を持ったひとつの肺炎球菌があったとしよう。「外れ値」である。その外れ値が偶然によってアモキシシリン耐性になる。九九万九九九九個の細菌が死んだ後、ひとつの変異株が増殖する。アモキシシリンが作り出した、生態学的空白のなかで日向ぼっこをしているようなものかもしれない。そうした耐性菌のひとつが、咳や鼻水、くしゃみを通して他の子どもに移る。二番目の子どももかなりの量のアモキシシリンを投与される。感受性肺炎球菌は死ぬが、生き残るのはさらに強い耐性を持つ菌となる。そしてその菌のなかから、より強力な耐性を持った変異株が選択され繁栄する。これがくり返される。

耐性はしだいに増強してゆく。それは、非常に急速に起こることもある。耐性菌がセックスによって他の細菌から新しい遺伝子を受け取り、一気に高い耐性を獲得することもある。それは、抗生物質の使用によってすでに選択され強化された遺伝子を受け取ることを何度もくり返した場合に起こる。

鼻や喉に肺炎球菌が感染している子どもにアモキシシリンが投与される限り、それが有害か否かは別として、抗生物質耐性菌の出現は不可避となる。すべての子どもに起こるわけではないし、すべての薬剤投与によって起こるわけではないが、ときに変異株が出現する。もちろん変異株が出現しないこともあれば、出現した変異株が適応しないこともある。また、適応しても他の子どもには伝播しないこともある。それは、まるで賭博のようなものである。偶然が大きな役割を果たしている。耐性細菌は繁栄に失敗することもあるし、根絶されることもある。おそらくこれが、大抵の場合に起こっていることだろう。なかには、何年かの間に抵抗性を獲得するものもある。この点に関する私たちの研究については後の章で触れるが、ペニシリンに対する耐性はここ数十年の間に徐々に、しかし容赦なく、世界規模で広がっている。しかしそれは一例である。エリスロマイシン、クラリスロマイシン、アジスロマイシンといったマクロライド系薬剤に対する耐性、ドキシサイクリンのようなテトラサイクリン系薬剤に対する耐性、シプロフロキサシンのようなフルオロキノロン系薬剤に対する耐性、メトロニダゾールのようなニトロイミダゾール系薬剤に対する耐性も、同様に出現している。

ひとつの問題は、親が、抗生物質耐性が広く社会に広がっているという事実に気づいていないか、あるいはそのことをあまり気にしていないということである。耳感染の例に戻ってみよう。診察室でよく交わされるのは、次のような会話ではないだろうか。

医師「娘さんが不機嫌なのは、耳に感染があるからかもしれません」

母親「そう思います。娘は前にもそうした耳の感染がありましたから。抗生物質を投与して頂けませんでしょうか」

医師「しかし、こうした病気の八〇パーセント以上はウイルス感染です。ウイルスには抗生物質は効かないのです」

母親「でも、残りの二〇パーセントだったらどうなんでしょう」

医師「私たちは抗生物質を使いすぎです。抗生物質は使えば使うほど、社会に耐性菌が広がるのです」

母親は素早い計算をする。「社会」というのは、他の子どものことである。自分の子は二〇パーセントのなかの一人かもしれない、と。そして言う。

「抗生物質は毒にはなりませんよね。私は何であれ、できることはやってあげたいと思うんです」

医師も素早い計算をする。それはそうだ。抗生物質は有効でないかもしれないが、害にもならない。

「一〇日分のアモキシシリンを処方しましょう」

抗生物質の過剰使用と耐性菌の出現によって、第二の危機が生まれた。製薬会社の新薬開発が、耐性菌の出現に追いつかないのである。いくつかの感染症は、現在の抗生物質では治療できない。そうした例は今後増えていくだろう。

抗生物質は、狭域（数種類の細菌にしか影響を与えない）のものから、ほとんどすべての細菌を殺すことができる広域のものまである。製薬会社は広域抗生物質を開発しようとする。薬剤の効果が広域であればあるほど、売上げが大きくなるからだ。内科医も広域の薬剤を好む。理由は納得できる。感染が連鎖球菌で起こったのか、ブドウ球菌で起こったのか、大腸菌によって起こったのか見極めるのは容易ではない。広域抗生物質はそのすべてに有効である。しかし重要な欠点もある。対象が広ければ広いほど耐性菌出現確率が高くなる。

抗生物質を使えば使うほど、耐性は出現しやすく、抗生物質の有効期限は短くなっていく。抗生物質発見の初期段階では、研究者は次々に新薬を開発して時代を先取りしていた。しかし今、製造過程は干上がっている。手軽な抗生物質はすでに発見されている。同じカップケーキを砂糖衣の色を変えて売り出すのと同じように、多くの製薬会社は、既存の抗生物質をいじり回しているだけなのである。

製薬会社にとって、新しい抗生物質開発のための膨大な費用や労力は、利益を生み出さない。そうした薬剤が広い応用範囲を持たない場合はとくにそうだ。製薬会社は、何百万人もの人が何年にもわたって服用する薬の開発を望んでいる。高コレステロール治療薬や糖尿病治療薬、高血圧治療薬などだ。利益はそこにある。わずか数百人が年に一回、数週間だけしか使わない薬は、現在の経済モデルにおいては開発の対象とはならない。

数年前に私が米国感染症学会の役員を務めたときの仕事のひとつに、法律を通すために議会を説得するというものがあった。私たちが立法を目指した法律は、立ち往生している抗生物質の製造過程を稼働させるものであった。新しい抗生物質の開発が行われないことに、非常な危機感を抱いていたのだ（今もそうだ）。さらに、新薬開発には何年もかかる。強い感染力を持つ細菌が耐性になり私たちの社会を襲うのを、ただ座視することはできない。私はワシントンへの出張をくり返し、何年にもわたって、学会の同僚や同じ目的を持つ他の組織、耐性菌によって亡くなった人の家族らと共働してきた。ただのブリーフィングであれ正式な委員会であれ、機会を与えられるたびに、私たちは議会で証言を行った。

容赦のない感染症によって打ち負かされた若い人の物語は、ひどく悲しいものである。プロフットボールチーム、ワシントン・レッドスキンズの選手だったブランドン・ノーブルが、ある日、議会で証言に立った。ブランドンはトップ選手で、その場にいた全員が彼の名前を知っていた。多くの職業的アスリートと同様に、彼もまた何度もの怪我を重ねていた。ブランドンの場合は膝の故障だった。彼は切れた靱帯を治すために病院へ行った。普通に考えれば日常的な手術である。何千もの人が、何の事故もなく毎年行っている手術だった。しかし彼の膝は、メチシリン耐性黄色ブドウ球菌（ＭＲＳＡ）に感染していた[8]。ブランドンの膝は何回も洗浄された。しかしそうした治療にもかかわらず、彼の膝は永久に動かなくなった。感染は最終的には治ったが、ブランドンはもはや普通に歩くことさえできなくなっていた。選手としてのキャリアは終わった。マイクの前に立ったブランドンが失ったものの大きさは明らかだった。彼は言った。「フットボールをやってきて、最悪の、最も予期しなかった出来事は、小さくて見ることさえできないものによって引き起こされた[9]」。

次の証言者は、ペンシルヴァニアの小さな街に住む母親だった。彼女は息子のリッキー・ラネッティについて話した。彼は大学四年生で、やはりフットボールの選手だった。全米大学体育協会（ＮＣＡＡ）チャンピオンシップ第三部の優勝決定戦を控えていたとき、リッキーは背中のできものに気づいた[10]。小さくて日常的に見られる、ニキビを少し大きくしたような膿瘍だった。本人も含めて誰もそれを心配しなかった。なにしろ、大きな試合が間近に迫っていた。

しかし数日のうちに、リッキーは重症のメチシリン耐性黄色ブドウ球菌感染のために亡くなった。菌は膿瘍から身体全体に広がり、免疫はそれを封じ込めることに失敗した。抗生物質も彼を救うことはできなかった。母親の悲しみが、静まり返った会場に響いた。彼女はユニフォームを着た息子と一緒に写った写真を私たちに見せた。その息子はもういない。

議員が特定の問題を検討するとき、上院や下院の小委員会が招集した関係者の話を聞くことがある。公聴会が行われるのは、クラシックな作りの大きな部屋で、民主主義の象徴として印象的である。そこでは序列に従って人々が並ぶ。壇上の前列には議会の委員団が座り、彼らの前の演台で証言が行われる。その後ろの椅子には順番を待つ証言者が、議員補佐官らと並んで座る。

公聴会は通常、三から四人の証人を喚問し、議題となっている案件を担当する職員によって運営される。最初に登壇するのは議員や有名人である。次が彼らの友人。そして関係諸団体。私はこうした場で何度も耐性菌について証言をしてきたが、感染症学会はこの問題に最も関係が深く知識豊富な組織であるにもかかわらず、証言の順番は常に最後だった。私たちの順番がまわってくるまでに、数時間にわたって数々の証言があり、議員らによる自己賞賛的な演説が続き、さらに休憩をはさむ。その間に、部屋はほとんど空になる。議員の大半は部屋を後にし、依然として座っているのは会議を取りまとめなければいけない議長だけとなる。

そのときも、例によって同じパターンだった。最後の最後に、ようやく私は演台に立った。残っている唯一の議員は、小委員会の議長で強い南部なまりを持った年配の男だった。証言を始める前に、彼は私の証言を聞くことを嬉しく思うと言った。そしてこう続けた。「数週間前に、友人とゴルフをしていたんだがね。彼は膝を怪我していて、その膝の完治のために手術を受けることに決めたと言ったんだ。次に私が彼に会ったのは、彼の葬式だった。術後、彼の膝はメチシリン耐性黄色ブドウ球菌に感染し、それで亡くなってしまった。有効な治療法はなかった。あなたはそのことについて話すのですね」。

部屋には数人しかいなかったが、その議員は何をなすべきかを理解しているように見えた。委員会は立法に向けて進むよう報告し、最終的にそれは、製薬会社に新しい抗生物質を開発する動機を与えるような法律の一部になった。しかし、依然として矛盾は残った。私たちが抗生物質を使いすぎるという矛盾だ。私たちは抗生物質を多量に使用するが、抗生物質耐性感染症の新たな出現に対処するために十分な抗生物質を持っているわけではない。問題は関連し合っている。最初の問題が、次の問題を生む。抗生物質耐性は、それを過剰に使用する人間だけの問題ではない。問題は、農場飼育の動物にも存在しているのである。

第7章　現代の農夫たち

ウシが牧草地で草を食み、食べ物を反芻し、新鮮な草を求めて移動している。そうした光景を想像してみよう。そう、ノーマン・ロックウェルが描いたような昔の農村風景だ――手入れされた小屋、美しい杭垣、くつろぐウシたち。静けさを破るのは、音を立てて飛ぶハエと、それを追い払うウシの尾が発する音だけ。

別の光景を考えてみよう。ウシは小さな金属の囲いのなかで列をなす。頭を飼い葉桶に突っ込んでいる。強烈な匂いが何キロも先から漂ってくる。巨大な飼育場に放たれたウシが剝き出しの土の上を歩き回る。糞便をふりまきながら、時間がある限り餌を食べるウシたち。

アメリカで生産される抗生物質の大半は、こうした巨大な飼育場で使用される。ブタやニワトリ、七面鳥などの飼育場である。抗生物質は、近代的産業として、無数の動物――ニワトリの場合は、それは何十億羽という数になる――を屠畜する前に太らせる作戦の一環として用いられている。農業科学は給餌効率の最適化に焦点を当てながら、食肉生産の最大化を目的とする。言い換えれば、餌のカロリーを肉に変える効率ということになる。抗生物質の家畜への投与は、その過程において中心的な役割を果たしている。しかしそれは同時に、家畜の微生物を抗生物質耐性へ導くこと、あるいは私たちの食料や水に抗生物質の残渣が残ることを意味する。不愉快であるが、私たちの子どもに起こっていることと同じことが、そこでも起こっているのである。

抗生物質が感受性細菌を殺す一方で、遺伝的変異を通して耐性を獲得した細菌が偶然に生き残ると、抗生物質耐性菌がヒトの間で広がるということを前章までで述べてきた。耐性菌は、抗生物質の効果を低めながら増殖を続けている。同じことは農場でも起こっている。ここでは、その過程をもう少し具体的に見ていこう。

細菌や真菌、藻類は互いに、何億年にもわたって、終わりのない化学戦で優位に立つために戦ってきた[1]。生き残るための戦いのなかで天然の抗生物質を産生し、同時に自らの、そして敵の抗生物質に対抗するための遺伝子を進化させてきた。こうして、二種類の洗練された遺伝子が微生物中に生まれることになった。一つは抗生物質を作る遺伝子であり、もう一つは抗生物質への耐性をもたらす遺伝子である。

二〇一一年、ユーコン（オクラホマ州西部の街）の永久凍土から出土した三万三〇〇〇年前の細菌を解析していた研究者は、細菌が抗生物質耐性であり、しかも、パンカビのなかで自然に産生される抗生物質にも、同じ構造を持つ半合成抗生物質にも、等しく耐性であることを発見した[2]。この発見は、抗生物質耐性遺伝子が古代より広く分布し、病気を治すために人類が抗生物質を使用するずっと以前から存在していたことを直接的に示すものであった。この古代の軍拡競争は、抗生物質耐性を作り出したのが私たち人類ではないことを示している。ただし、それが私たちの過ちではないということは、部分的にしか正しくない。確かにそれは古代から存在したが、私たちは状況をよりいっそう悪いものにした。それがどれくらいの規模かは私たちには知る由もない。しかし、相当のものであることは間違いない。海洋生物ですら、海中に廃棄されたゴミによって人間の活動が生んだ耐性拡大の影響下にある、という証拠が示されている。[3] それは、私たちがいたるところに残している指紋のようなものである。

古代の耐性菌が発見されたことの別の意味は、耐性の問題に簡単な解決策がないということである。耐性をなくすことはできない。ダーウィンの理論は正しい。生物集団が強いストレスに遭遇するとき——この場合それは微生物が抗生物質の圧力下にあるということだが——常に強い自然選択圧が働く。当然の帰結として、私たちは決してすべてを治す「超」抗生物質を手にすることはできないということになる。微生物は多様すぎるほど多様である。そして自然は常に新しい「兵器」を見つけ出す。


牧歌的な農家の前庭は、数千頭もの家畜を飼育する飼育場や養鶏場に取って代わられた。大規模な養豚場では一つのブタ小屋に二〇〇〇頭以上を収容する。一軒の養鶏農家で二万羽以上を飼育することもある。家畜たちを小さく非衛生的な空間に押し込めることによって、細菌が繁殖し広がる最適の土壌が整うことになった。

しかし、畜産家が家畜に抗生物質を投与する最大の理由は、密集した家畜を病気から守ることにはなかった。事実彼らは、治療に必要な量の抗生物質を家畜に投与しているわけではない。こうした工場のような畜産場では、家畜は、餌や水、それに加えて治療量よりも少ない量の抗生物質を与えられるが、その目的は餌の効率向上だった。こうした治療量以下の抗生物質による効果を、彼らは「成長促進」効果と呼んでいる。

この実践は一九四〇年代半ばにまで遡る。[4] 製薬会社は、抗生物質を投与された家畜の筋肉量が、そうでない家畜より多く、速く増えることを発見した。古い文献を調べていた私は、一九六三年に行われたとりわけ興味深い研究を発見した。[5] 腸内細菌と抗生物質の相互作用が、その時期すでに記述されていたのである。研究者たちは、観察された成長促進効果が、抗生物質それ自体によって引き起こされたものなのか、家畜のマイクロバイオーム（当時、正常細菌叢と呼ばれていた）に与えた影響が引き起こしたものなのかを問うていた。そこで彼らは、ニワトリを二群に分けて飼育した。一群は正常環境下で、もう一群は無菌環境下で。無菌動物とは、体内に棲む細菌がいないことを意味する。各群で、半分のニワトリは抗生物質を投与され、半分は対照として抗生物質の投与を受けなかった。

細菌存在下で育てられ、かつ、低用量の抗生物質を投与されたニワトリは、抗生物質非投与群のニワトリよりも大きく育った。一方、無菌下で飼育されたニワトリは、抗生物質を投与されたニワトリもされなかったニワトリも、成長に違いが見られなかった。驚くべき結果だった。これはニワトリの常在細菌が「成長促進」効果の発揮に必要だということを示している。抗生物質は単独では効果がなかった。この発見は五〇年以上も前になされていながら、無視され、そして忘れられていたのである。

要は、五パーセント、一〇パーセント、一五パーセントの家畜の体重（食肉）増を低コストで達成できることに、畜産家が気づいたということである。当然の帰結として、彼らが投入する餌に対して得られる食肉は増えた。製薬会社も、抗生物質を畜産家に売ることで巨額の利益が上がることを発見した。医師にミリグラム単位で抗生物質を売るのと違い、こちらはトン単位での商売である。

現在アメリカで販売されている抗生物質の七〇から八〇パーセントが、ウシ、ニワトリ、七面鳥、ブタ、ヒツジ、カモ、ヤギといった何億頭もの家畜に使用されている。二〇一一年、畜産農家は三〇〇〇万ポンド近くの抗生物質を購入したが、これは史上最高である。ただし、正確な数字は厳しい企業秘密のため分からない。農業産業界も製薬業界も、このような慣行に関して、高い防衛意識を持つ。米国食品医薬品局の前局長デヴィッド・ケスラーによれば、二〇〇八年まで米国議会は、畜産目的で販売している抗生物質の総量の開示を製薬会社に求めてこなかったという。製薬会社は、抗生物質がどのように投与されているかという情報だけでなく、どのような家畜に、なぜ投与しているのかという情報さえも明らかにしてこなかった[6]。産業ロビイストは、家畜飼料に抗生物質を混入することへの制限、その試みを、大半の場合において阻止してきた。このために、成長促進効果の利点と欠点に関する研究はほとんど行われてこなかった。何人かの研究者を除けば、大きな注意を払う人はほとんどいなかったのである。

一方、生態学者と医師は、畜産家が家畜に、医師が患者に投与するのと同じ薬を投与していることを指摘して、この成長促進の実践を嘆いていた。二〇一三年には、消費者団体がブタの死骸を検査し、得られた一四種の連鎖球菌のうち一三種で少なくとも一つの抗生物質に耐性があることを明らかにした。同様に、サルモネラ菌でも、八つの標本中六つの標本に耐性が見つかり、エルシニア菌では、一三二の標本に一二一個の耐性が報告された[7]。一つの標本からは、メチシリン耐性黄色ブドウ球菌（ＭＲＳＡ）も検出された。これは恐ろしい薬剤耐性菌で、ときに致死的でさえある。なぜ私たちは、肉を一ポンドあたり数セント安くするために貴重な抗生物質を浪費しているのだろうか。抗生物質のなかには、他に手段がないときに命を救うものもある。

二〇一一年、標本としてスーパーマーケットから集められた七面鳥、ブタ、ウシの肉の半数以上が、超細菌（スーパーバグ）と呼ばれる抗生物質耐性菌を含んでいることが連邦政府の検査によって明らかになった[8]。実際には、超細菌などというものは存在しないのだが（レポーターが発明した用語である）、それがあなたの膝や心臓弁などに感染して、治療に有効な抗生物質がないとなると、そうした細菌がスーパーパワーを持っていると感じるかもしれない。

耐性だけが問題ではない。全米薬剤耐性菌監視システム（ＮＡＲＭＳ）――食品医薬品局、農務省、米国疾病予防管理センター（CDC）の合同プログラム――は、スーパーマーケットで売られている食肉の約八七パーセントが、正常かあるいは抗生物質耐性の、いずれかのエンテロコッカス属の細菌に汚染されていることを報告した。それは糞便感染があることを意味している。[9] そのうちの二種、エンテロコッカス・フェカリスとエンテロコッカス・フェシウムは、アメリカの病院の集中治療病棟における最も大きな感染原因である。一つの可能性は、患者の何人かが食事から耐性菌に感染しているというものだった。

スウェーデンは一九八六年、成長促進目的での抗生物質の使用を禁止した。ヨーロッパ連合（EU）も一九九九年にそれに続いた。[10] 以降、家畜の餌に成長促進効果を期待する抗生物質の使用は、全ヨーロッパで禁止されることになった。

アメリカの食品会社と製薬会社は、家畜の薬剤耐性菌がヒトに感染しているという明らかな証拠はないと主張した。しかし私たちには、同じ薬剤耐性パターンを持つ細菌が、患者と（成長促進のために）抗生物質で育てられた家畜に同時に出現したことを示す、三〇年以上も前に遡る証拠があった。[11] たとえば、二〇〇〇種類以上のサルモネラ菌が同定され命名されている。従って私たちは、それぞれのサルモネラ菌を識別できる。サルモネラ菌のヒトの間における流行はこれまでに何度もあったが、それは工場で飼育された家畜に端を発していることが分かっている。家畜から分離された細菌と、食べ物から分離された細菌、ヒトから分離された細菌が同じ分子構造を持ち、同じ抗生物質耐性パターンを示したのである。

保身のための事実の囲い込みは理性をないがしろにする行為であり、公衆衛生を侵食する野放図な自由主義の象徴である。細菌は政治的ドグマを尊重することもなければ、政治上の境界を認識することもない。二〇一三年三月、オランダで行われた研究は議論の余地のない証拠を示した。細菌の全遺伝子解析によって、研究者は二人のオランダ人農夫に感染したメチシリン耐性黄色ブドウ球菌が、彼らが飼育する家畜に感染した細菌と同じであることを示した。偶然で起こることではなかった。まさに、家畜との接触によって彼らは同じ細菌に感染したのである。[12]

問題は、畜産業が供給する食べ物に含まれる抗生物質耐性菌に限らない。抗生物質自身が食べ物（とくに肉や牛乳、チーズ、卵といった食物）とともにやってくる。食品医薬品局は農家に、抗生物質を最後に投与したときから家畜が屠畜されるまでの間に、抗生物質を浄化するための期間を設けることを求めている。しかし監査は稀で、強制力は限られたものにすぎない。

スーパーマーケットの棚上の食品には、法律が許容する最大限の抗生物質の残余が認められる。たとえば牛乳は、法的には一キログラムあたり一〇〇マイクログラムのテトラサイクリン残余が許容されている。しかしこれは、毎日コップ二杯の牛乳を飲む子どもが約五〇マイクログラムのテトラサイクリンを毎日摂取することを意味する。その量自体は大きくないが、多くの子どもが牛乳を毎日、何年にもわたって飲むことを考えれば、話は違う。それはテトラサイクリンだけの話ではない。他の抗生物質にも当てはまる。一九九〇年の報告書によれば、検査された牛乳の三〇から八〇パーセントに、検出可能な抗生物質、とくにサルファ剤系の薬剤とテトラサイクリンが残留していたという。[13]

一九八〇年代、九〇年代に行われた調査は、肉、牛乳、卵の一〇〇回の検査のうち九回で、残留抗生物質の量が法的上限を超えたことを示した。非有機農法で育てられた家畜の肉、牛乳、卵を食べれば、抗生物質を摂取している可能性が高いということになる。大半の人は何年も抗生剤を飲んでいないと言うかもしれないが、それは間違いなのである。多くの人が、毎日、抗生物質にさらされている。しかも、それは食べ物だけからではない。抗生物質は、水、とくに農場からの排水や、化学処理された下水道周囲の水からも発見される。近年の水浄化システムは有害な細菌やウイルスを減少させることには非常に優れている。しかしそうした浄化も抗生物質を完全には除去できない。二〇〇九年にミシガン州とオハイオ州のいくつかの都市で行われた研究では、抗生物質耐性菌や抗生物質耐性遺伝子が、浄水場からの飲料水や水道水を含むすべての水源から見つかった[14]。水道水で最も高い濃度を示したが量自体は多くない。問題はそれらが累計されていくということである。

密集した養殖場で飼育されるサケやテラピア、ナマズあるいはエビやロブスターなどには、かなり高い量の抗生物質が投与されている。成長促進のためだけでなく、密集した状況下で生じる病気の予防のためである。家畜と同様、食品医薬品局は、こうした魚介類に対しても一定の浄化期間を置くように求めている。しかし、検査が行われることは稀だ。とくにアジアで育てられた魚類や甲殻類は、汚染されている可能性が高い。法律違反が頻発している。

オキシテトラサイクリン（ヒトによく使われるテトラサイクリンに近い抗生物質）とストレプトマイシンは、有機農法のリンゴやナシ栽培にも使われている。ベト病と呼ばれる果樹の病気と戦うためである。薬剤のこうした使用が明るみに出てはならないのだろう。有機農法と表示された製品が抗生物質を含んでいるとは、誰も思わないに違いない。さらに抗生物質耐性菌は、肥料や土壌のなかに混入することで、生態系における耐性の集積にも貢献している。

家畜から果実まですべてを集中的に生産するシステムを持っている近代農業は、抗生物質耐性菌と同時に抗生物質そのものを直接ヒトに持ち込む。その結果起こりうるであろうことについても、本書で触れていく。しかし私の研究に関して言えば、最も重要なのは成長促進効果である。若年時に摂取した抗生物質が家畜を太らせ、その成長過程に変化を起こすならば、私たちの子どもに抗生物質を与えるときにも同じことが起きるのではないだろうか。病気の治療に抗生物質を用いるときでさえ、意図的にではないにしろ、そうした状況を招来している可能性があるのである。

第８章　母と子

一九五〇年代、妊娠中の一般的な症状を改善するための二つの薬が現れた。ひとつはサリドマイドで、もうひとつはジエチルスチルベストロール（別名ＤＥＳ）である。いずれも、妊娠中の女性に対しても安全であり、実質的な利益があると考えられていた。しかしこれらの薬は、多くの健康な妊婦を効果の強い薬で治療することの危険を警告する例となってしまった。

まずはサリドマイドの悪名高い物語から見ていく。サリドマイドは一九五〇年代半ばに東ドイツで発見され、一九五七年に不眠や不安に対する治療薬として発売された。サリドマイドはすぐに、つわりの時期に起こる朝の吐き気の軽減に効果があることが分かった。女性は喜んだ。誰もその使用に疑問を抱かなかった。ほとんどの科学者や医師が、薬剤が胎盤を越えることはないと信じていたからである。母親に問題がなければ、新生児にも問題はないだろうというわけだった。

悲しいことに、私たちはその後起こったことを知っている。一九五七年から六一年にかけて、何千人もの女性がサリドマイドを処方された。一九六〇年にドイツでは、サリドマイドが処方箋なしに薬局で購入できるようになった。現在でさえ、どれほど多くの女性がサリドマイドに暴露されたか把握することはできない。私たちが知っているのは、少なくとも一万から二万人の新生児が、重大な出生時の欠損を持って生まれたという事実だけである。大半は四肢の発育障害（短い、または欠損している）、骨盤、目、耳の奇形であった。多くの欠損は致死的であった。何が起こっているのか明らかになると、サリドマイドは直ちに禁止された。

幸運なことにアメリカでは、当時、食品医薬品局長官であったフランシス・ケルシーが、安全が確認されるまでサリドマイドの承認を保留していた。こうしてアメリカの女性は、外国でそれを入手しない限りは、欠損を持って子どもが生まれるという悲劇から救われた。サリドマイドの出生時における毒性は明らかだった。多くの患者が現れた後で、何が起こっているか理解することは難しくはなかった。しかしそれが核実験によるものか他の原因によるものかといった議論や疑問のなかで、サリドマイドが禁止されるまでには数年を要した。その間にも悲劇は容赦なく積み上がっていった[1]。

もうひとつの教訓は、エストロゲンの一種であるジエチルスチルベストロール（DES）に関するものである。DESは一九三八年に、英国メディカル・リサーチ・カウンシルの助成金によってオックスフォード大学で開発された。DESには特許が下りなかった。公的資金を使って開発された薬で利益を上げてはならない、とされていたためである。結果DESは、どの製薬会社でも製造することができることになり、多くの会社がそれを製造した。一九四一年、米国食品医薬品局は、更年期障害の諸症状、出産後の乳分泌の抑制、乳汁うっ滞の治療薬としてDESを承認した。DESには明らかな、または重要な副作用が見られなかった。こうして一九四〇年代、頻回流産の予防、つわりの吐き気を軽減するために、熱狂的な歓迎のなかで医師はそれを妊婦に投与し始めた。

それは、大衆が医学の力や医師の権威を信じていた時代であった。医学雑誌には、顔色のよい、敏捷でにこやかに笑う子どもの広告が掲載された。それは、そうした子どもたちの健康がDESによるということを含意するものであった。多くの同僚医師がそれを使用し、大規模で立派な製薬会社が推奨するなかで、医師がその潮流に逆らうのは難しかった。おそらく三〇〇万人以上の妊婦がＤＥＳの投与を受けた。大半はアメリカにおいてであったが、他の先進国にもそうした例はあった。しかしそこには、薬の効果に対する確信を担保する真の科学的根拠はなかった。単にマーケティングの効果だけがあったのである。

一九五三年、注意深く行われた臨床試験の結果が『アメリカン・ジャーナル・オブ・オブステトリクス・ガイネコロジー』誌に掲載された。論文は、ＤＥＳが妊娠の結果を改善することはないと述べていた。[2]しだいに医学教科書も、ＤＥＳには効果が見られないと記述するようになった。しかしその後も、ＤＥＳは妊娠期に使用され続けた。医学的文献が推奨することと、医師の実践には解離があった。惰性、習慣、同僚からのプレッシャーが蔓延していた。効果がないとしても、それが危険であるとは考えなかったのである。

トラブルの兆候は一九七一年に現れた。ボストンの医師たちが明細胞腺がん（膣の非常に稀ながん）に関する研究を発表した。[3]膣のがんの多くは年配の女性に発生する。しかしこの明細胞腺がんは、思春期あるいは若い成人女性に見られた。調査によると、八人の患者のうち七人の患者の母親が、妊娠中にＤＥＳを投与されていた。患者の少女や若い女性は母親の子宮内でＤＥＳに暴露されていたのであるが、そのことは、一四年後、あるいは二二年後になるまで分からなかった。多くの症例が続いて報告された。今では、子宮内でＤＥＳに暴露されることが明細胞腺がんの危険性を四〇倍も増加させることが知られている。

それが氷山の一角であることも分かってきた。二〇一一年、米国国立がん研究所の医師ロバート・フーヴァー率いる研究チームは、子宮内でDESに暴露された女性の累積リスクをそうでない人と比べた結果、暴露された女性の不妊率が約二倍に上ること（三三・三パーセント対一五・五パーセント）を明らかにした。(4) DESに暴露された新生児は、自身の子どもを持つ可能性が低くなるということである。またDESに対する暴露は、妊娠第二期での流産の可能性（一六・四パーセント対一・七パーセント）、早産の割合、早期乳がんのリスクを高めることも示された。

DESを投与された女性の息子たちもまた、病気の高い危険性にさらされていることが分かった。嚢腫など男性性器の問題や、腹部から睾丸が適切に下降しないといった問題が起こった。かすかな証拠ではあるが、影響は孫にも及ぶことも示唆されている。

こうした健康問題は、早期に発見されることはなかった。サリドマイドと違い、影響は数十年後に現れたからである。女性の不妊には多くの原因があるということも、その理由としてあった。誰かが仮説を立て、DESに暴露された子どもではそうした問題が起こる累積リスクが高いということを見出す必要があった。

こうした物語から引き出せる教訓は、私たちが子どもの頃に両親から言われたことを思い出させる。みながしているからといって安全とは限らない。当時は、妊婦へのDESやサリドマイドの投与は普通のことだったのである。今日（こんにち）では、女性が帝王切開や妊娠中に抗生物質の投与を受けることは全く普通である。そうした実践は、現在かつてない規模で行われている。

動物の世界では、母親は出産時に新生児に微生物を受け渡す。おたまじゃくしは、同一の細菌構成を持つ同じ池で育っているにもかかわらず、母カエルから皮膚の特定の細菌を受け継ぐ。あるいはニワトリの卵は、母鳥の直腸周辺にある細菌に満ちた嚢から微生物を受け継ぐ。悠久の昔から哺乳類の新生児は、母親の膣を通って生まれてくる際に基礎となる微生物群を獲得してきた。こうした事実は、ヒトの新生児の健康に関して重要な側面を持つ。しかし今日（こんにち）、これが危機にさらされているのである。

過去一五〇年間に出産のあり方は大きく変化した。出産はかつてないほど安全になった。過去には無数の女性や新生児が亡くなった。現代の産科病院は、そうした事態に対応するための設備を備えている。しかしこうした目覚ましい進歩は、私たちがようやく認識し始めた「物言わぬ危機」とともにもたらされている。帝王切開の高い割合と母親および新生児への抗生物質の過剰使用は、母親が新生児に受け渡してきた微生物の構成を変えつつある。

微生物は妊娠過程にも隠れた役割を演じている。たとえば、妊婦はなぜ胎児と胎盤を合わせたよりも重い体重を獲得するのだろうか。理由を考えたことはあるだろうか？　答えは細菌である。

母親の血液は、栄養や酸素、そしてある種の抗体を、透過性のある胎盤を通して胎児へと運ぶ。胎児の排泄物と二酸化炭素は血液を通して母親の体に戻され、母親の体内器官がそれを除去する。私たちが知る限り、正常な状態では子宮内は無菌である、完全に無菌な環境であると信じられてきたが、この基本的認識が現在、疑問にさらされている。[5]　一方、風疹や梅毒といった特定の感染症が胎児期に大きな健康影響を及ぼすことは、よく知られている。

胎児の成長とともに母親の乳房と子宮は拡大を始める。同時に、目には見えないが、腸内細菌叢も変化を始めるのである。妊娠第一期の間に、ある種の細菌が増加し、別の種類の細菌は減少する。新生児が生まれる直前の妊娠第三期には、さらに大きな変化が起きる。こうした変化は、無作為ではない。研究対象となった何十人もの女性において、細菌構成はある方向へと変化していた。[6]　そのパターンは、細菌が重要な役割を果たすことを示唆している。それはまるで妊娠を促進し、出産を準備するための適応の一部であるかのようでさえある。

数年前、コーネル大学の若い研究者で出産したばかりのルース・レイ医師は、この過程を研究することを決意した。妊娠中の生物学的課題のひとつに、母親が二人分の栄養を支えるということがある。妊婦は、新生児との間で分配を最適化し、その上でエネルギー収支が釣り合う方法を見つける必要がある。ルースは、母親の腸内細菌叢が胎児に利益を与える方向に母親の代謝を再編することによってそれを行う、という仮説を立てた。

ルースらは無菌マウスをその目的のために用いた。無菌環境で生まれ育ったマウスはすべての細菌について無菌であり、私たちが知る限りのウイルスやその他の微生物もない。彼らはプラスティックの覆いのなかで暮らしている。研究者は、そこにさまざまな微生物を移植することで無菌状態を終わらせることができる。一度に一種類の細菌を移植する。あるいはいくつかの異なる種類の細菌を移植する。また、他のマウスやヒトから、細菌叢すべてを移植することも可能である。多くの研究者によって行われたそれまでの研究は、ヒトの細菌叢が新しい宿主（この場合はマウス）に定着すること、マウスがそれを受容することを示していた。細菌を移植されたマウスは、ある種のハイブリッドである。体はマウスだが、遺伝子的には多数のヒトの細菌を持つ。

ルースは、妊婦の腸内細菌を無菌マウスの腸管に移植した場合に何が起こるかを知りたいと思った。彼女の研究チームは二つの移植マウスを比較した。ひとつは妊娠第一期の妊婦から得られた糞便微生物を移植した群であり、もうひとつは第三期の妊婦から得られたものを移植したマウスである。マウスに糞便微生物を移植した後、ルースらはマウスの成長を観察した。二週間後、違いが明らかになってきた。

第一期の妊婦の微生物を移植したマウスに比べて、第三期の微生物を移植されたマウスでは、体重の増加と高血糖が見られたのである。

これをヒトに当てはめれば、この実験は、妊娠の生理学的・病理学的特徴の多くは、少なくとも部分的に母親の常在細菌によってコントロールされているということを示唆するものとなった。母親の常在細菌は母親と細菌の双方を利する方向に進化したものである。ヒトの歴史のなかでしばしば起こったことであるが、妊娠期に食物が不足すると、母親の細菌はより多くのカロリーが食べ物から母体に送られるように自らの代謝を変化させる。このようにして、母親の細菌は次の世代が生まれる可能性を高め、自らの次の住処を確保しようとするのである。

こうした微生物の構成変化は、妊娠期に共通して見られる体重増加と血糖上昇の部分的な原因である可能性がある。それは合理的反応だ。新生児誕生の成功を最大化するために、母親はより大きなエネルギーを蓄えるということだからである。

この過程の帰結のひとつは、一部の妊婦が、自らの組織に負荷を与えることなく余剰体重に対処することができなくなり、妊婦糖尿病を発症することである。大抵の場合、問題は軽度で、出産後数週間以内に解決する。ただし非常に稀な例ではあるが、糖尿病が重症化することもある。ルースの研究からもたらされたよいニュースは、私たちはいつか、腸内細菌を操作することによってエネルギーの蓄積を最適化する、あるいは糖尿病をコントロールすることができるようになるかもしれないということである。第一期の妊婦から得られた微生物を移植することによって、あるいは糖尿病を発症しない妊婦の微生物の移植によって、それは達成されるかもしれない。こうした研究は、妊娠をより安全にする新しい可能性を開くものである。

腸管微生物がエネルギー蓄積に関係する一方で、妊婦の膣内細菌も同時に変化し始める。それらも、子どもの誕生に合わせて準備を始めるのである。生殖可能年齢にある女性には乳酸桿菌が常在し、膣を酸性に保つ。これが危険な細菌に対する防御となる。乳酸桿菌はまた、他の細菌を抑制し殺す分子を発展させてきた。

妊娠期間中には、こうした勇猛な乳酸桿菌が繁栄して優位になり、他の細菌や侵入者の増殖を妨げる。それは、通常妊娠三八週から三九週にかけて起こる出産に向けた準備なのである。何がこの出産の過程を始動させるのか、なぜ、ある妊婦の出産は二週間早くなり、別の妊婦の出産は遅れるのかは、分かっていない。私は微生物がこの過程にも関与しているのではないかと考えている。

羊膜が破裂すると羊水が膣を満たし、母親の体を細菌とともに流れていく。この飛沫のなかでは乳酸桿菌が優位であり、乳酸桿菌は母親の皮膚に群落を形成する。[7] 一方その頃、新生児はまだ子宮のなかにいる。陣痛が強くなり、子宮頸部が広がって、新生児は外界へ出てくる。アドレナリンやオキシトシンをはじめとする多くのホルモンが溢れ出す。

出産過程が長いか短いかにかかわらず、無菌であった新生児は、やがて膣内に存在していた乳酸桿菌と接触する。膣は手袋のような柔らかさをもって新生児の表面を覆いつくし、それによって母親の細菌が移植される。新生児の皮膚はスポンジのようなものである。新生児は顔を母親の背中に向けて、ぴったりとくっつくようにして産道を通過する。新生児が吸い込む最初の液体は母親の細菌を含んでいる。いくぶんかの糞便も含まれている。出産は無菌的ではない。その営みは、初期の哺乳動物の頃から七〇〇〇万年にもわたってくり返されてきたものである。

生れ落ちた新生児は、乳酸桿菌で満ち溢れた自分の口を本能的に母親の乳首にもっていく。こうして乳酸桿菌は初乳とともに新生児に受け渡される。このやり取りはこれ以上ないほどに完璧である。乳酸桿菌やその他の乳酸系細菌は、母乳中の主要な糖分であるラクトース（乳糖）を分解してエネルギーを作る。新生児の最初の栄養は初乳からもたらされる。初乳は防御抗体も含んでいる。こうした一連の過程によって、新生児の腸管に棲む最初の細菌にミルクを消化できる種が含まれることが担保される。またそうした細菌は、競合相手でより危険な細菌を抑制する独自の抗生物質を備えている。妊娠期に母親の膣内で増殖する乳酸桿菌は、新生児の消化管の初期構成細菌となり、それに続く細菌群の基礎となる。新生児はこうして、新たな命を始めるために必要なすべてのものを得るのである。

出産後数日から分泌される母乳は新生児に大きな利益をもたらす。その母乳には、新生児には消化できないオリゴ糖が含まれている。なぜ母乳は、栄養豊富だが新生児が直接利用できない栄養素を含んでいるのだろうか。理由は微生物にある。オリゴ糖は、ビフィドバクテリウム・インファンティス（インファンティス菌）と呼ばれる細菌によって消化され、エネルギー源として利用される。インファンティス菌は、健康な新生児に見られるもうひとつの創始細菌である。母乳には、優遇するべき細菌を選択するという性質がある。おかげでその細菌は、競合する細菌より優位なスタートを切ることができる。母乳は、母親の老廃物であり、新生児に毒性を示す物質である尿素も含む。ここでも、尿素を窒素源として提供することによって、新生児の生存に利益をもたらす細菌が選択される。細菌と新生児が窒素を取り合わないためのひとつの仕組みである。自然は、なんと賢いことか。新生児に利益をもたらす細菌の成長を促すために、母親の老廃物を使うのである。

新生児は細菌に満ち溢れた世界に生まれてくるが、新生児に常在する細菌は偶然の産物ではない。長期間にわたる進化のなかで、自然は常に役に立つものを選択してきた。選択された細菌は、新生児が発達するために必要な代謝機能を提供する。それは新生児の腸管細胞に栄養を与え、悪玉細菌を追い出す働きをする。

一方、母親の皮膚に常在する細菌も新生児に受け渡される。キスのたびに、母親は口腔細菌を新生児に渡す。遠い昔には、母親は新生児を舐めてきれいにした。今でも多くの動物はそうしている。その行為は、母親の細菌叢を次世代に伝える役割も果たしている。現在では、新生児が経膣的に生まれてくると、人々は急いで新生児をきれいにしようとし、子宮中で新生児を覆っていた皮膜を取り除いてしまう。しかし胎児の皮膚から産生される皮膜の胎脂は多くの有用な成分を含んでおり、危険な細菌を抑制する成分もある。病院のスタッフは、母親や他の人々と写真を撮るために、新生児の見栄えをよくしようと忙しく立ち働き、胎脂は通常洗い落とされる。新生児を何万年にもわたって保護したであろう、そうした覆いを洗い流すことによって、私たちは新生児にどのような利益を提供しているというのだろうか。誰もまだこの問題を詳細に検討していないが、私は、胎脂は胎児に利益となる細菌を引きつける一方で、潜在的な病原体を追い出しているのではないかと考えている。

こうして新生児に最初に常在することになった細菌叢は、成人の細菌叢への段階を準備しながら活発に働き始める。細菌叢は新生児の遺伝子を活性化し、将来の細菌叢に増殖の「場」を提供する。そうした細菌叢の存在こそが、腸管をして免疫の発達に寄与せしめる。私たちは生まれつきの免疫を持っている。それは、微生物の間で広く共有されている構造認識に基づく私たちの身体表面を保護する一群のタンパク質や細胞、界面活性剤や結合の総体である。一方で私たちは、自己と非自己を区別する後天的な免疫を発達させる必要がある。新生児の頃の体内細菌は、こうした発達過程における最初の教師であり、何が危険で何が危険でないかを発展途上の免疫系に教える役割を果たす。

数カ月が経過すると、新生児の摂取する栄養はより複雑になり、それにより多くの細菌を獲得していく。さらに、両親や祖父母、兄弟姉妹、親戚、近所の人、友達など、まわりの人々からも多くの細菌を獲得するようになる。最終的にこの過程は無作為的になっていく。何に暴露されるかが異なれば、常在する細菌も異なる。三歳までには、私たちは自身に特有の細菌叢を獲得する。[8] 私にとって、これは驚くべきことだった。非常に多様な細菌の数々が、たった三年の間に、大人の細菌叢に見られる複雑さを備えた生命維持機構に自らを再構成するのである。細菌叢が非常に活発に動くその三年間は、赤ん坊が代謝、免疫、神経において大きな発育を遂げる時期である。そしてこの期間は、子ども時代から思春期、成人期そして老年期まで続く生物学的な営みの土台となる——何かがそれを壊さない限り。

母から子への細菌の移譲にとって、帝王切開はいまだ認識されていない脅威である。産道を通過する際に乳酸桿菌に暴露される代わりに、新生児は腹部切開を通して子宮から外科的に取り出される。この手段は新生児の命を救うためにローマ時代に発明された。母親は常に死亡した。

しかし今日（こんにち）、帝王切開は経験のある産科医によって病院で実施され、非常に安全である。何らかの理由で母親や新生児の命が危機にさらされるときは、事前の説明もそこそこに、緊急帝王切開が行われる。分娩の進行における異常、致死的に危険な状況、羊膜腔の破裂、臍帯の虚脱、母親の高血圧、逆子、あるいは産道を通過するには胎児が大きすぎるといった問題が、帝王切開の通常の理由である。そうした緊急帝王切開が二〇パーセントに迫る地域もある。一方で、スウェーデンでは帝王切開は四パーセント程度である。[9]

帝王切開が安全なので、さまざまな理由で多くの女性がそれを選択する。理由のひとつは、出産の痛みを避けるためである。小さな問題ではない。個人的、文化的理由から、出産に恐れを抱く女性もいる。安全な代替方法があるならば、それは多くの女性の選択肢となりうる。また職業を持つ女性が帝王切開を選択することもある。仕事のスケジュールの問題と関わっている。産科医の問題として帝王切開が選ばれることもある。そうすると、妊婦は出産を担当する医師を確実に選択できる。

医師は出産方法の選択に影響を与える。胎児に負荷がかかっていたり、母親に問題があると疑った場合、非常に慎重な措置をとる医師もいる。たとえば、子どもが逆子であると自然分娩は危険である。しかし多くの逆子は出産が始まる直前に正常な位置に戻る。やや意地の悪い言い方をすれば、帝王切開は時間の節約になる。医師や病院は、正常分娩より帝王切開によってより多くのお金を稼ぐことができる。

これらの理由によって、アメリカでの帝王切開は一九九六年に五人に一人であったものが、二〇一一年には三人に一人にまで上昇した。五〇パーセントの増加である。[10] もしこの傾向が続けば、二〇二〇年までにはアメリカの赤子の半数、一年間に二〇〇万人が帝王切開によって誕生することになる。帝王切開の世界各国における割合は、驚くべき値を示す。ブラジルでは全出産の四六パーセント以上が帝王切開である。イタリアではその割合は全国平均で三八パーセントになるが、帝王切開が発明された場所であるローマに限ると八〇パーセントに上る。医学的保守主義を誇るスカンジナビアの国々では、一七パーセント以下、オランダでは一三パーセントである。[11]

どうしてそうした違いが起こるのだろうか。出産という行為は、どこでも同じである。唯一の説明は、実践と習慣の地域的違いということになるだろう。ローマの女性は近年一人の子どもしか持たない傾向にある。しばしば妊娠は三〇代になる。それは、彼女らの職業的キャリアの最も忙しい時期に重なる。

ローマの女性は、イタリアの他の地域の女性より二倍も多く帝王切開をする。その違いは、骨盤の解剖学的な違いによってもたらされているのではない。

しかしだからといって、高率の帝王切開のどこが問題なのだろうか。それが母親にとって快適であり、医者にとって容易であるとすれば、帝王切開をしない理由はない。コストと言えば、入院代が余計にかかるくらいなのだから。

いや、じつは「コスト」がかかるのだ。帝王切開には、生物学的コストが発生する。赤子に影響を与えるのである。数年前、私の妻グロリアは、ベネズエラのアマゾナス州の首都であるプエルト・アヤクチョで二、三週間の足止めを食ったことがあった。グロリアは栄養学的、微生物学的研究をその地で約二〇年にわたって行っており、そこに暮らす先住民たちの微生物を採取する許可を得ていたが、そのときは新しくその存在が確認された先住民の村で微生物を採取するために、ジャングルへ入る機会を待っていた。しかし、彼女の研究チームに割り当てられたヘリコプターがキャンセルされた。彼女は空いた時間を有効に使うため、その地方の病院に行って、経膣的に出産した新生児と帝王切開によって出産した新生児で、細菌叢に何らかの違いがあるかどうかを確かめることにした。それまで、そうした調査を行った者はいなかった。二一歳から三三歳の九人の女性と、一〇人の赤子が研究に参加した。四人の母親は自然分娩で、残り五人の母親が計画的帝王切開であった。グロリアは、それぞれの母親の皮膚、口腔、膣の細菌を出産一時間前に採取した。遺伝子解析によって、すべての女性において、主な細菌の構成が同じであることが示された。

そして出産後一五分以内に、今度は新生児の皮膚、口腔、鼻から検体が採取された。また、出産二四時間以内に胎便と呼ばれる最初の便も採取した。

出産前の母親はいずれも、体内あるいは皮膚の上に多くの異なる種類の常在細菌を有していた。一方自然分娩をした母親では、羊水が皮膚の上を流れ落ちることによって、多くの乳酸桿菌が皮膚の上に群生していた。最も重要なことは、新生児の細菌叢が出産の違いによって異なるパターンを示したことである。自然分娩した新生児の口腔、皮膚、腸管は、経膣分娩した母親の膣常在細菌で埋め尽くされていた。乳酸桿菌、プレボテラ属菌、スネアチア属菌などである。帝王切開によって生まれた新生児の細菌はブドウ球菌、コリネバクテリウム属菌、そしてプロピオニバクテリウム属菌が優位であった。帝王切開で生まれた子どもの最初の細菌叢は、母親の膣細菌叢とは全く別物だった。口腔、皮膚、腸といったすべての場所で、帝王切開によって生まれた新生児の細菌叢は、ヒトの皮膚あるいは空気中に浮遊している微生物、あるいは看護師、医師の皮膚上の細菌、シーツなどの洗濯物の細菌に類似しており、母親の乳酸桿菌はそこにはなかった。こうした細菌には意味深長な名前がついているが、帝王切開で生まれた新生児の出生直後の細菌叢が、数十万年以上に及ぶ人類の長い進化史の過程で選び取られた細菌叢とは違う、ということほど重要ではない。

グロリアは新生児の細菌叢を調べたが、他の研究者たちによって、出産後子どもたちが現実の世界に暴露されるにつれて、数カ月のうちに帝王切開で生まれた子どもと自然分娩で生まれた子どもの細菌叢が、次第に似通ってくるということが分かっている。二つの新生児集団間の初期の違いは消えていく。ひとつの理由は、早かれ遅かれすべての人は体内で同じような機能を果たす細菌に暴露されるから、ということかもしれない。しかしそうした出産時の初期の違いは、私たちが考えているよりも重要かもしれない。最初の細菌が、新生児の体内で急速に発達する細胞と重要な相互作用的信号を交換しているとすればどうだろう。これについては後の章で考えていくことにする。

新生児が新しく獲得する細菌叢に対するもうひとつの脅威が、母親に投与される抗生物質である。サリドマイド事件の後、医学界は妊婦への薬物投与に対して、それ以前と比較してずっと注意深くなった。しかしそれは、妊婦に投与される抗生物質が安全だということを意味するのだろうか。仮にそうだとして、それは誰に対して安全なのだろう。母親に対してなのか胎児に対してなのか。

ほとんどの医師は、アンピシリン、アモキシシリン、オーグメンチンといったペニシリン系抗生物質は、咳や喉の痛みといった、妊娠期の穏やかな感染症に対して安全だと考えている。妊婦の感染がウイルス感染であると考えるときでさえ、医師は「念のために」抗生物質を処方する。それが細菌感染であるかもしれない小さな確率のために、である。抗生物質はあらゆる場所で母親の常在細菌に影響を与える。抗生物質投与のタイミングが出産に近くなればなるほど、抗生物質によって歪められた構成の細菌叢が新生児に伝えられる確率は高くなる。

そして出産日がやってくる。帝王切開後に生じるかもしれない感染症を防ぐため、またB群溶血性連鎖球菌の胎児への感染を防ぐために、出産する女性は抗生物質を投与される。アメリカでは今日（こんにち）、約四〇パーセントの妊婦が出産中に抗生物質を投与されている。それは四〇パーセントの新生児が、彼らが新たな細菌叢を獲得するまさにその時期に抗生物質に暴露されることを意味する。

三〇年前、帝王切開後に感染症を発症する女性は二パーセントであった。許容できる数字ではない。だから今では、帝王切開を受ける女性の一〇〇パーセントが事前に抗生物質の予防投与を受けることになっている。

抗生物質はB群溶血性連鎖球菌によって引き起こされる新生児の重症感染症を予防するためにも投与

される。この細菌は、腸管、口腔、皮膚に常在している。ときには膣にも常在する。しかし妊婦に健康問題を起こすことは少ない。連鎖球菌は、ヒトで見つかる最も普遍的な細菌のひとつである。アメリカでは妊婦の四分の一あるいは三分の一が保菌者である。

しかしB群溶血性連鎖球菌は、免疫がいまだ発達途上の新生児にはときに致死的である。そうした感染は稀であるが、医師はすべての妊婦は出産時にB群溶血性連鎖球菌検査を行うべきだと考えている、陽性であれば、ペニシリンあるいは同等の効果のある抗生物質が出産直前に投与されることになる。

ここでの問題はもちろん、抗生物質の効果が広域で、それが標的としたものだけを殺すわけではないということである。抗生物質は、B群溶血性連鎖球菌を殺菌すると同時に、他の有用な細菌にも影響を与える。感受性細菌は死に、耐性菌が選択される。こうした医療は、世代を越えた細菌の移譲が予定されている直前に、母親の細菌すべてに影響を与えてしまう。

新生児も影響を受ける。胎児の血液中の抗生物質、あるいは母親の母乳中の抗生物質は胎児の細菌構成に影響を与える。人生が始まったばかりの赤ん坊の血液中にペニシリンが存在する、あるいは腸管中にペニシリンが存在する。そうした赤ん坊は、そうでない赤ん坊と比較して常在細菌の発展にどのような影響を受けるのであろうか。私たちは、それが何を意味するのか理解し始めたばかりである。ひとつのシナリオは、抗生物質が細菌の種類を減少させるということかもしれない。効果が一時的で小さいものかどうか、それは分からない。私は、これを重要な研究分野だと思っている。

アメリカで毎年一〇〇万人を超える妊婦がB群溶血性連鎖球菌陽性と診断され、診断された妊婦すべてがペニシリンの投与を受ける。[12] B群溶血性連鎖球菌によって病気を引き起こす子どもは約二〇〇人に一人である。[13] つまり私たちは、一人の子どもを守るために、一九九人の子どもを抗生物質にさらしていることになる。他にもっとよい方法が考案されてしかるべきだろう。

ペニシリンは、ときに起こるアレルギー以外、大きな副作用がないと考えられている。過剰治療はそれほど大きな問題ではないと思われてきた。しかしペニシリンが細菌の構成を変え、それが新生児の代謝、免疫あるいは認識の発展に影響を与えるとすればどうだろう。私たちが行った実験から見えてきたように、そうした恐れは現実的な問題なのである。

他の重要な点は、重症のＢ群溶血性連鎖球菌に感染して生まれてくる子どもの数が減る一方で、他の感染症の割合が上昇していることかもしれない。ある種の細菌を殺したり抑制したりすることによって、ペニシリンは他の抵抗性細菌の選択を促す。それがある種の病原性を持つ大腸菌で、それが感受性の新生児に感染する可能性も否定できない。重篤な新生児期の感染症を避けるために、毎年何百万人もの妊婦にペニシリンを投与することの正味の効果は、期待されるより低いのかもしれない。私が最近同僚から聞いたのも、心配になるような話だった。彼の妻は、Ｂ群溶血性連鎖球菌検査の結果が陰性だったにもかかわらず、万が一のために医師にペニシリン投与を勧められたそうだ。幸いにも彼女はそれを拒否した。

多くの女性が会陰切開時にも抗生物質を投与されている。会陰切開とは、赤子が頭を出すときの裂傷や過剰な出血を避けるための膣壁の外科的切開である。一世代前、アメリカの女性の半数は出産時に会陰切開を受けていた。現在ではそれは三分の一になっている。しかしラテンアメリカでは、一〇人に九人の女性が最初の経膣分娩の際に会陰切開を受けている[14]。この割合は、地域の慣習や医師のアドバイスによって異なる。しかし多くの女性は、子どもが生まれるときに抗生物質を投与されていることを知らない。

そして最後には、新生児が直接抗生物質に暴露されることになる。しかし多くの親たちが、アメリカ合衆国で生まれたすべての新生児が誕生直後に抗生物質を投与されていることを知らない。その理由はずっと昔に遡る。抗生物質が発見される前、淋病（性感染症）に罹患した女性から原因菌を除去することはできなかった。不顕性で症状がない場合、母体の感染は子どもが恐ろしい眼の感染症を発症したときに初めて発見された。子どもが産道を通過する際に淋菌に暴露され、淋菌性結膜炎を発症するのである。ひどい場合、子どもは失明した。

一〇〇年以上にわたって、新生児はこの感染を防ぐために目薬を投与された。最初は硝酸銀で、最近は抗生物質である。[15] たいていの抗生物質の効果は局所に留まるが、広域抗生物質は血液中に吸収され全身を循環する。用量は低いが、新生児の常在細菌構成は影響を受ける。まさに新生児の初期細菌叢が発達している時期に、である。私は、この影響の大きさを計測するための研究を始めることにした。

毎年アメリカで生まれる四〇〇万人の子どもは、予防のための治療を受ける。しかし、そうした病気が危機的状況になることは稀である。私たちはスクリーニングのための、よりよい方法を見つけるべきである。そうすれば、リスクの高い新生児を見つけることができる。おそらくそれは、数百万人のなかの数百人にすぎない。[16] スウェーデンでは新生児は、硝酸銀も抗生物質の点眼も受けない。感染率に影響を与えないと考えられているからだ。リスクと利益に関し注意深い評価が行われている。しかし、高リスクの数百人の予防のために百万人を治療するという公衆衛生学的公式は、投与される抗生物質に生物学的副作用がないという前提に基づいている。もしその前提が間違いだったとすれば、どうだろうか。

第9章　忘れられた世界

抗生物質の過剰使用や出産のあり方の変化、山ほどの薬剤の家畜への投与は、敵であるか味方であるかにかかわらず、私たちの細菌に影響を与える。一五年以上前に、私はこうした影響がどのようなものか、そして過去のこうした細菌の喪失が、肥満や若年性糖尿病、喘息、その他の病気といった現代の疫病を引き起こしているのではないかと考え始めた。

続く五つの章では、私たちが行った実験結果を解説する。まずは、ヴァンダービルト大学で行った研究。次いで二〇〇二年以降ニューヨーク大学で行った研究である。これらの研究は、失敗も成功もあったが、予期しない多くの結果をもたらしたし、あらゆる種類の失望にも見舞われた。それでも研究は進んでいった。それは祝宴かそれ以上の興奮の日々であった。私たちは、ある結果へと向かっていた。実験結果があまりに明確で、あまりに美しかったので、それが真実であると信じられないことさえあった（それは、自らの発見を芸術的なやり方で提示することを学んだ優秀な学生たちのおかげである）。良好な結果はくり返し再現することができた。よって、私たちはそれが真実であると言える。そのことを、できるだけ手早く解説しよう。

古代から胃常在菌であったヘリコバクター・ピロリ〔以下、H・ピロリ、もしくは単にピロリ菌と表記〕

は、三〇年間にわたって私の案内役であった。ピロリ菌が発見、あるいは後で述べるように再発見された一九七九年当時、ピロリ菌の健康に与える影響は不明だった。後に、ピロリ菌が特定の病気を引き起こすことが明らかになった。一方で対照的に、過去一八年間の私の研究は、ピロリ菌が私たちの健康維持にどのような役割を演じているかというものであった。

ピロリ菌は、ヒトに病気を引き起こしながら、同時に私たちを健康にもしている。これは矛盾することのように思えた。しかしこうした両義的状態は、自然界ではよく見られる現象である。五〇年以上前に、微生物生態学者であったセオドア・ローズベリーは「アンフィバイオーシス」という言葉を作り出した。それは二つの生命体が、状況に応じて共生的にも寄生的にもなる関係を築くことを指す[1]。あるとき、ある生き物が私たちによいことをなす。たとえば、外来の侵入者と戦い、追い払うといったことである。しかし次の日には、それが不利益をもたらす。あるいはその両方が同時に起こるかもしれない。前に触れた緑色連鎖球菌はその一例である。アンフィバイオーシスは周囲に溢れている。それは、職場での人間関係や結婚にもあてはまるかもしれない。アンフィバイオーシスは生物学の中心に位置し、そこでは自然選択の普遍性が多くの微妙な相互作用をもたらす。

アンフィバイオーシスは「片利共生」より正確な言葉である。片利共生（commensalism）は、夕食を食べに来た客を指す言葉として用いられていた。客のために食事を余分に用意することは難しくない。しかし客が台所の維持に貢献することはない。最近まで、ヒト常在菌は多かれ少なかれそのような存在だと思われていた。しかし今では、人体と常在菌の複雑な関係は、ローズベリーのアンフィバイオーシスという概念によってよりよく説明されることとなった。ピロリ菌は、私の知る限りこうした関係の最もよい例のひとつであり、生物学的相互作用を探索するに有用である。そのピロリ菌は、ヒト常在菌の広大な世界の理解を助けてくれる。

Ｈ・ピロリは曲がった形状の細菌である。基本的には、ヒトの胃からだけ発見される。何十億個ものＨ・ピロリが胃壁の厚い粘液層のなかに常在している。粘液は、鼻から肛門までの消化管を覆っており、食物の下降を助け消化管壁を消化過程から保護する、ゲル状のものである。消化管のそれぞれの部分で産生された粘液の化学的組成はさまざまで、より重要なことに、それぞれの部分は独自の細菌叢を持っている。胃の粘液はとくに厚く、強い酸性環境にも抵抗性を有する。そこが強い酸性であるのは、食物の嚥下を助け、病原菌を追い払うためである。Ｈ・ピロリはそこに常在している。

Ｈ・ピロリはヒトの進化過程に深く根ざしている。原始的な哺乳類の祖先はひとつの胃を持っていた。それが以降の哺乳類のすべての胃の青写真となった。ネズミ、サル、シマウマ、イルカといった哺乳類は異なる方向に適応放散していったが、それにつれて胃も独自の進化を遂げた。それぞれが特有の酸を分泌し、粘膜層を持ち、細菌叢はそうした特有の環境下で進化した。今日私たちは、哺乳類のヘリコバクターに多くの種が存在することを知っている。ブタに常在しているヘリコバクター・スイス、チーターに常在するヘリコバクター・アチノニクス、イルカのヘリコバクター・セトラム。そしてヒトに常在するヘリコバクター・ピロリである。

遺伝子研究によって、ヒトはＨ・ピロリを少なくとも一〇万年以上保有していることが分かっている。現在可能な方法ではそれ以上前のことを知ることはできないが、ホモサピエンスの祖先が二〇万年前にアフリカで誕生して以来、それを保有していると推測することは合理的である。ピロリ菌とヒトは長い関係であって、一夜限りのものではない。

遺伝子解析の結果、現代のＨ・ピロリは五つの祖先グループから生じたものであることが分かっている。アフリカ由来のものが二種類、ユーラシア由来のものが二種類、東アジアに由来するものがひとつである。H・ピロリをヒトの移動と関連づけて追跡することも可能である。私たちの研究は、約一万一〇〇〇年前に人類がベーリング海峡を渡ったときに、東アジア型H・ピロリも一緒に旧世界から新世界に渡ったことを示している。今日(こんにち)、ヨーロッパ型H・ピロリはラテンアメリカの海岸都市で優勢である。スペイン人の到着以降に起こった人種混血の結果であろう。一方、純粋な東アジア型H・ピロリは高地やジャングル奥深くに暮らす先住民の間で今でも発見される(2)。

最近までピロリ菌は、ほぼすべての子どもの成長早期にその胃に常在し、子ども自身と細菌の双方にとって良好な免疫反応を形成していた。H・ピロリは、一度足場を築くと、そこに驚くほど粘り強く持続感染する。多くの他の細菌、たとえば犬の口腔内細菌やヨーグルト中の細菌、または風邪を引き起こすウイルスなどは、そうした持続感染性を示さない。一時的に私たちの体内に住むだけである。しかし、H・ピロリは蠕動運動(食物や老廃物を腸管のなかで動かす運動)によっていくぶんかは排除されるが、それ以外はそこに留まる戦略を進化させてきた。H・ピロリは遊泳可能だし、数の維持に十分な早さで増殖することも可能である。何万年もの間、ピロリ菌はそうして荒波と戦い、胃中で優位な細菌となった。しかし二〇世紀になって状況は変わってきた。しかしまずは、時間を少し遡ってみることにしよう。

一九世紀初頭の病理学者は、顕微鏡を用いて患者の異常組織を正常組織と比較した。これが病理学の始まりである。違いはすぐに明らかになった。正常組織は規則正しい形と対称性を有し、線と細胞の列はきちんと並んでいる。しかし傷や炎症を起こした関節、腫脹した虫垂など、感染した組織には白血球が浸潤し、それが組織を覆った。あるいは、白血球と病原体との闘いで破壊された組織の残骸を含む膿で覆われた空間の周囲に外輪を作った。

炎症と呼ばれるそうした浸潤は、感染症に罹ったときや関節炎を起こしたときに見られるような、腫脹や発赤、熱をともなう。それは重度の膿瘍のように激しいこともあれば、運動しすぎた翌日の筋肉痛のようにぼんやりしていることもある。

初期の病理学者や臨床医はまた、ほとんどすべての人の胃のなかにコンマのように曲がった、あるいはらせん状の細菌の存在を認めた。そうした細菌は特有な栄養要求性を持ち、細菌学者が確立した培養皿では分離培養できなかった。他の腸内細菌と違って実験室で培養できなかったため、その細菌が同定されることはなく、結果として無視されることになった。

以後、数十年が経つうちに、胃は無菌だと教えられるようになった。もちろん、常在菌が多数存在する腸のすぐ隣の胃が無菌であることには、何か理由がなくてはならなかった。こうして、湾曲した形状の細菌のことなどすっかり忘れて、医師たちは理由をでっち上げた。胃のような高酸性度の環境下ではどのような生物も生きられない、と。胃酸の強さは車のバッテリーの酸性度と同程度なので、そうした環境下で細菌が生存できないという説明は合理的に思えた。当時、私たちの細菌に対する知見は限られたものであった。火山や温泉、花崗岩、深海の噴火口、塩床にさえ生存している細菌がいることを、私たちは知らなかったのである。

医師たちはまた高酸性度の胃がさまざまな障害を引き起こすことを知っていた。障害され炎症を起こし、症状が激しい場合には胃壁は壊れ潰瘍を引き起こした。最初の腸管である十二指腸でも見られる潰瘍は激しい痛みをもたらす。血管を侵食し、ときに致死的な出血をもたらした。あるいは胃壁に穴をあけ、無菌の腹膜と胃内部がつながった。昔、それはほぼ致死的であった。食事と食事の間や夜間、潰瘍を持つ人は絶え間ない、焼け付くような痛みに見舞われた。それは腹部膨満感と吐き気をともなった。

一九一〇年、ドイツの生理学者ドラグティン・シュヴァルツは、潰瘍が起こるには胃酸が必要だということを発見した。胃酸が消失する老年の人では潰瘍は見られなかった。シュヴァルツの格言は「胃酸なくして潰瘍なし」。したがって医師たちは、潰瘍を治療するためには胃の酸性度を下げればよいと考えた。何世代にもわたって患者は、牛乳や制酸剤を飲むこと、胃酸産生能を下げるための外科手術を受けることを勧められた。さらに、ストレスが潰瘍を悪化させるらしいということになった。それが、潰瘍が増悪したり緩解したりする理由だと考えられた。そこで人々はストレスを制御するよう言われた。事実、医学生の頃、私は潰瘍を持つ人は母親との間にトラブルを抱えていると習ったし、胃潰瘍は心身症の例であるとも聞いた。こうした教えは、有名な精神科医によってなされた。彼は潰瘍の治療に心身症的治療を用いていた。しかし、広く普及した数々の療法がそれぞれ深刻な限界を持つというのはよくあることで、消化器系潰瘍疾患（そう呼ばれるようになっていた）の問題は解消されなかった。

一九七九年、オーストラリア西部の都市パースのロビン・ウォレン医師は、胃の粘膜中に常在している細菌に気づいた。当時一般的だった染色法を用いると、コンマ様でS字型の細菌がきれいに見えた。ウォレンはさらに、細菌を保有する人の胃壁に顕微鏡下で炎症の兆候、もしくはウォレンら病理学者が一般的に胃炎と呼ぶ病変が認められることを発見した。胃内部に細菌の存在が初めて報告されて約一〇〇年後、ウォレンは胃が結局無菌ではないことを示した。胃には常在する細菌があり、それはなんらかのかたちで炎症に関係する、と彼は正しくも結論づけた。しかしそれはどんな細菌なのか。なぜそれらは胃酸のなかで生存できるのだろう。

数年の間にウォレンは、自身の発見を若い研修医であるバリー・マーシャルと共有するようになった。

そして彼もまた発見をすることになる。マーシャルは、胃潰瘍の患者がほぼ例外なく胃炎を発症していることを文献から学んでいた。細菌が胃炎と関係があるなら、それは潰瘍とも関係あるに違いないと考えた。

二人は、潰瘍のある患者とない患者の生検標本を調べた。潰瘍患者のほぼ全員からＳ字状の細菌と胃炎が見つかった。しかし潰瘍でない患者の多くからも、胃炎と細菌が見つかった。二人は、この不思議な細菌は潰瘍形成に必要かもしれないが、それだけでは十分ではないと結論づけた。それはちょうど胃酸と同じだった。

私を含む医師は、胃炎とは病理的な胃の炎症であると教えられてきた。しかし後知恵で言えば、胃炎が真に病理的所見か単に細菌に対する正常範囲の反応かは分からないということになる。この区別に関しては、後で触れることにする。学術的なことにも踏み込んでいくが、それだけでなく、これはヒトとピロリ菌との関係を理解する上で中心的な事象である。

一九八二年四月、それに先立つ数年前からカンピロバクター属を糞便から分離するために開発された方法を用いて、ウォレンとマーシャルの二人は、この胃の細菌を世界で初めて培養することに成功した。[3]二人はドイツ、オランダ、そして日本の研究者が約一世紀前に逃した偉業を達成した。第１章で述べたように、その細菌は当初ＧＣＬＯ（胃カンピロバクター様細菌）と呼ばれ、次いで、カンピロバクター・ピロリジス、さらにカンピロバクター・ピロリと呼ばれた。数年後、さらなる研究の結果、細菌はカンピロバクター属ではなく、それ以前には知られていないカンピロバクター属の親戚であることが判明した。そこで新たにつけられた名前が「ヘリコバクター・ピロリ」である。一九八三年の、ウォレンとマーシャルによる『ランセット』誌への論文発表に続く数カ月で、他の研究者たちも胃のなかに常在するこの「新しい」細菌と、細菌と胃炎の関係について報告し始めた。

マーシャルは、この細菌が潰瘍形成にある種の役割を演じていることを証明したいと思っていた。そこで彼は、一九八四年、自らを実験台とすることにした。いくつかの検査の後、胃にピロリ菌がいないことが証明されたマーシャルは、ピロリ菌を飲んだ。最初は何も起こらなかった。しかし数日後に消化不良が見られた。生検の結果、胃からピロリ菌が見つかった。さらに重要なことは、マーシャルに胃炎が発症したのである。胃は障害され、吐く息が悪臭を放ち始めた。

数日後、二回目の生検は胃炎があらかた消失したことを示した。しかし、菌が残留していることを恐れたマーシャルは、抗生物質を一種類飲むことにした。チニダゾールである。公表された結果によれば、以降、彼がピロリ菌で悩むことはなくなったという[4]。

マーシャルの自己実験はH・ピロリが胃炎を引き起こすことを示した。しかし急激な胃炎は数日しか続かず、後は自然に改善した。彼の病態は、H・ピロリ保菌者に何十年にもわたって現れる通常の慢性胃炎とは異なっていた。さらに言えばマーシャルは、単独ではピロリ菌除去に効果がないことが現在では分かっている抗生物質を飲んでいた。今だから分かることであるが、感染と炎症は自発的に消失したのである。最も重要なことは、マーシャルが潰瘍を発症しなかったということである。

にもかかわらず、この劇的な実験の結果は、ピロリ菌が病原体であるという考え方を一般的なものにした。ピロリ菌が炎症を引き起こした以上、悪者であることは明らかだと人々は考えたのである。人々はこれを、少し普通でないが勇敢なオーストラリア人が細菌を飲み込み、潰瘍を発症し、それによって自らの仮説を証明した実験として記憶した。もちろんそれは正しくないのだが、世界中がこの結果に注目した。

次にマーシャルとウォレンは、ピロリ菌が潰瘍の直接的原因か、たまたまそこに居合わせただけの細菌なのかを調べるために、殺菌効果を有する蒼鉛を含むものと含まないものの二つの治療法で潰瘍患者を治療した。結果は明らかだった。蒼鉛で治療した患者の潰瘍再発率は、そうでない患者に比較して低かった。この結果は他の研究者によっても追試された(5)。

医師は今や、抗生物質を含む殺菌作用のある薬剤で潰瘍を治療できるようになった。潰瘍は治療可能となったのである。何とも革命的だった。「ストレス原因説よ、さようなら」「細菌説よ、こんにちは」である。

H・ピロリの純粋培養、胃炎や潰瘍との関連性の発見、潰瘍治療法の転換、こうした功績に対して、マーシャルとウォレンは二〇〇五年のノーベル生理学・医学賞を受賞した。これによって、H・ピロリはヒトの主要な病原体であり、除去したほうがいいという考え方は強固なものになった。

しかし潰瘍を取り巻く謎の多くは残ったままであった。ピロリ菌の保有率に違いはないにもかかわらず、女性に比較して男性に胃潰瘍が多い理由は何か。ピロリ菌は幼少期からヒトに感染しているにもかかわらず、潰瘍は三〇代に発症し始め、その後二〇年間発症率は高いまま推移し、その後減少するのはなぜか。潰瘍は数日あるいは数週間で治癒するがその後、数週間、数カ月、数年を置いて再発するのはなぜか。ピロリ菌との関係が指摘されて以来、潰瘍の治療や再発の予防は可能になった。しかし私たちは、依然としてこの病気の本態を知らないのである。

一九八三年にブリュッセルで行われたカンピロバクターに関する国際会議で、マーシャルとウォレンは初めての発表を行い、私もそれを聞いた。私は最初、マーシャルの主張について懐疑的だった。彼らが新しい細菌を発見したことは事実だ。しかしそれが潰瘍を引き起こすというマーシャルの主張は、彼が提示した証拠だけでは十分に裏づけられていなかったからである。そこで私は、自分で実験を行うことにした。一九八五年のことである。研究を開始した私たちは、H・ピロリは多様であるが、感染者は菌に対する抗体を保有していることを発見した。

一九八七年、私の長年の共同研究者ギレルモ・ペレス゠ペレスは、抗体を用いたピロリ菌の検査法を開発した[6]。多くの研究者がそうであるように、私たちも自分の状況を知りたいと思った。私たちが最初に発見したことのひとつは、私が陽性であるということだった。白状しなければならないが、私はこの結果に面くらった。多くの感染者と同様、私に症状はなかった。おなかの調子は全く問題ない。ただし、結果が分かったときには胃が少しムカムカしたが。検査法の開発は私たちに多くの可能性を開いた。私たちは世界中から、すべての年齢層の、さまざまな病気を持つ、あるいは持たない人の検体を集め、検査を行い、ピロリ菌感染と病気の関係を調べ始めた。

私は、なぜ感染者の一部しか潰瘍を発症しないのか知りたいと思った。ピロリ菌は多様であるが、こうした多様性のなかで、ある特定の菌株が病気を引き起こすのかどうかは不明だった。たとえば、私たちの大半は大腸菌を保有しているが無症状である。危険なのは、毒素遺伝子を持ついくつかの種類の大腸菌だけである。ピロリ菌にもそのような種類の違いが見られるのだろうか。病気になる人とならない人がいるのは、そのような違いのせいなのだろうか。ピロリ菌に観察された多様性は、臨床的に意味があるのだろうか。

二年後、私たちは目的に適いそうなタンパク質をピロリ菌のなかに見つけた。それは潰瘍患者から分離されるピロリ菌から必ず分離された。一方で潰瘍でない患者から分離される割合は六〇パーセントであった。つまり、それは潰瘍形成には必要に見えるが、それだけでは十分でないというものであった。しかし研究のよい手がかりにはなった。[7] 私たちはこのタンパク質を発現する遺伝子を同定することにした。一九八九年、私たちはピロリ菌から遺伝子コレクションを作成し、それらを大腸菌のなかで発現させた。簡単に言えば、大腸菌をピロリ菌のタンパク質生産工場として使用したということになる。ひとつの大腸菌は、約一六〇〇あるピロリ菌タンパク質のうちひとつか二つのタンパク質を生産した。それに抗体陽性者（またしても私自身）の血液を付加し、どの大腸菌が私の抗体が認識するタンパク質を生産するかを片端から調べた。釣菌という、試料中の菌を釣り上げる作業を始めたのだが、釣り上げた魚は大きかった。私の抗体がまさに最初に認識した大腸菌が、私たちが潰瘍と関連があると見ていたタンパク質と同じ遺伝子コードを持っていたのである。私たちはそれを、細胞毒関連遺伝子Ａ（CagＡ）と名づけた。[8]

後に私たちは、ピロリ菌がいかに賢明な細菌かを学ぶことになる。これら強毒株のピロリ菌は、CagＡといったタンパク質を産生するだけでなく、それを細菌の細胞から宿主の細胞に注入していた。つまり、ピロリ菌はCagＡを産生し、それをヒトの胃壁細胞に恒常的に接種していたのである。これが炎症の原因だった。当時は、それは少なくともよいことではないと私は考えていた。

第二の発見は、すべてのピロリ菌があるタンパク質を保有しており、それが一定量存在する場合、胃上皮細胞に穴を開けるということだった。あるものは大きな穴を開け、あるものは小さな穴を開けた。私たちが見つけ、細胞空胞化毒素Ａ（VacＡ）と名づけたタンパク質がそれを引き起こしていた。[9]

ピロリ菌が潰瘍や胃炎の発生にある役割を演じている、というマーシャルとウォレンの研究について検討した後で、私にはひとつの疑問が浮かんだ。ピロリ菌が胃がんと関係しているか否かである。がんは、ヒトの胃にとって大きな災難である。一九〇〇年当時のアメリカでは、がんによる死亡の最多が胃がんだった。今でも世界的に見れば、肺がんに続いて第二位である。

一九八七年、私たちは米国国立がん研究所に、ピロリ菌と胃がんの関連を調べる共同研究を提案した。が、提案は却下された。二年後、ハワイのホノルルに本拠地を置く「日本・ハワイがん研究」の主任研究者であるエイブラハム・ノムラから連絡があった。[10] 彼はハワイに住む日系アメリカ人の疾病リスクに関する先駆的な仕事をしていた。彼はピロリ菌と胃がんの関連について研究するために、私たちが開発した血液検査法を利用したいと連絡をしてきたのである。私はその提案に飛びついた。

一九〇〇年から一九一九年に生まれた七四〇〇人の日系アメリカ人男性が、一九六五年から六八年に「ホノルル心臓疾患研究」に参加していた。男性たちは、第二次世界大戦中にアメリカ軍兵士として第四四二連隊で抜群の功績を上げた退役軍人だった。少年時代にジェームズ・ミッチェナーの『ハワイ』を読んで以降、彼らは私のヒーローであった。アメリカ西海岸の日系人が強制的に収容所に送られる一方で、ハワイの日系アメリカ人兵は祖国アメリカのために〔ヨーロッパ戦線で〕四肢と命を危険にさらし、ときに失った。上院議員だった故ダニエル・イノウエもその一人である。

一九八九年時点で、彼ら退役軍人のうち約六〇〇〇人の検体が凍結保存されていた。その間に一三七人が胃がんを発症し、うち一〇九人を研究対象とすることが叶った。私たちは彼らの検体について、胃がんを発症しなかった一〇九名を対照群としてピロリ菌の血中抗体価を比較した。この研究の利点は、平均で、がんを発症する一二年前に血液が採取されたということだった。因果関係を考えるときにこれは重要である。

私たちは二つの単純な質問を設定した。一九六〇年代にピロリ菌に感染していたのは誰か。後に胃がんを発症した人とピロリ菌の間に関連はあるのか。

結果は劇的だった。一九六〇年代にピロリ菌保菌者であった人がその後の二〇年間に胃がんを発症する率は、非保菌者の六倍に達した。私はこの結果を最新の研究成果として、マーシャルが八年前に胃潰瘍について発表したのと同じ学会で発表した。カリフォルニアとイギリスで行われた研究も同じ結果を示した。後に、CagA陽性ピロリ菌に感染した人の胃がん発症率はさらに二倍高くなることが分かった。[11]

ピロリ菌が単なる同行者でないことは明らかだった。ピロリ菌保有は胃がん発症に先立っていた。一九九四年、そうした知見に基づいて、世界保健機関（WHO）〔正確には国際がん研究機関というWHOの外部機関〕はピロリ菌を、胃がんとの関係において、ヒトに発がん性を認めると認定した。つまり肺がんと喫煙と同様の関係で、因果関係は明らかということだった。

潰瘍から胃がんまで、世界中の医師がピロリ菌悪者説を信じ始めたのも当然だった。[12] 消化管に症状を持つ患者にはピロリ菌の検査が行われ、保菌者には抗生物質による治療が行われた。症状を改善すること、胃がんを予防することが目的とされた。しかし潰瘍を除けば、除菌が確実に症状の改善をもたらすという臨床試験の結果は出なかった。それでも、ピロリ菌の除菌治療は続けられた。

一方私は、長く見過ごされてきた胃炎とピロリ菌の関連を、なぜ、ウォレンが見つけることができたのか、その疑問についてくり返し考えていた。そこで最後に思い出したのが、一九世紀の病理学者が大半の人の胃にこの「曲がった菌」を発見したと習ったことだった。一九七〇年代のウォレンの働いていたオーストラリアの地域では、その割合は大人で約五割に低下していた。他の先進国の病理学者も同様の所見を得ていた。ピロリ菌保有や、ピロリ菌に関連した胃炎の発症は、すべての人ではなく、一部の人にしか起こっていなかったのである。

しかし、アフリカやアジア、ラテンアメリカでの研究は、ほとんどすべての人がピロリ菌を保有していることを示していた。それはまるで、先進国に暮らす私たちが二〇世紀の「胃」を持つ一方で、彼らが一九世紀の「胃」を持っているかのようであった。

私は、ウォレンらがピロリ菌と胃炎の関連を発見できたのは、ピロリ菌の陽性率が低下し、その感染が普遍的でなくなったが故であると考えてみた。この古代からの細菌は絶滅に追いやられようとしている。[13] ピロリ菌が若者の間で少なくなっていることに気づいた研究者もいた。しかし彼らはそれを進歩と考えた。もちろんある程度はそうだった。

私たちの研究は次のようなことも示した。二〇世紀初頭にアメリカで生まれた人の多くはピロリ菌の保菌者であった。しかし一九九五年以降に生まれた人で言えば、その割合は六パーセント以下となる。同じ傾向はドイツや北欧でも見られた。事実、ピロリ菌は世界中のどこでも減少を続けていた。先進国ではその速度が速いだけで、開発途上国でもやはり減っていた。この違いには、地理的要因ではなく社会経済的状況が影響しているようだった。貧しい人々はピロリ菌を保持する傾向にあり、豊かな人々はそうでない。これは世界的な傾向であった。ピロリ菌を持たないことは、豊かであることと同様によいことと見なされているかのようでさえあった。

しかし、なぜピロリ菌は消えつつあるのだろうか。私たちの祖先とともにこれほど長く暮らしてきた細菌が、なぜ今、世界中から消えようとしているのか。答えは「現代」の二文字にあるのかもしれない。ピロリ菌のように永続性のある植民者は、二つの生物学的問題に直面する。いかにして新しい宿主に移るかということと、それまでいかに生き延びるか、ということである。

感染が最大の隘路である。ピロリ菌の宿主はヒトに限られる。私たちは他の動物や食物、土壌からピロリ菌に感染することはない。それがサルモネラ菌のような細菌とピロリ菌が異なる点である。ピロリ菌はヒトの胃に感染し、ヒトの胃から胃へ伝播していく。そのためには消化管を逆上るか下るしかない。

ピロリ菌は、胃から口腔へゲップや逆流によって容易に逆上り、歯垢中に立ち止まる。母親が食物を噛み、それを赤児に与えるのは世界中で見られる習慣である。その際、ピロリ菌が母親から子どもへ手渡される。嘔吐するときもピロリ菌は消化管を逆流し、数フィート先まで飛ばされ、周辺の環境を汚染する——考えるだけで元気が出そうだ。

下りはより容易である。消化管は基本的に内容物を肛門から糞便として排出するという機能を持つ。ピロリ菌も例外ではなく、菌自体も菌体遺伝子も糞便から検出される。通常糞便中のピロリ菌の量は少ないが、大量増殖の後には増加する。人類が誕生して以来、衛生状態は今よりずっと悪い時代が長かった。そうした時代に、糞便は水や食べ物を常に汚染していた。それによってピロリ菌はヒトからヒトへと感染した。

幼少期の子どもはピロリ菌に感受性が高い。一歳までは感染することは少ないが、それ以降、衛生状態が貧しい国では、毎年二〇から三〇パーセントが感染する。五歳から一〇歳の間に、大半の子どもがピロリ菌の保菌者になる。しばしば、いくつか異なる種類のピロリ菌に感染する。そしてその後、感染頻度は低下していく。

なぜ、感染割合は過去一〇〇年間で低下することになったのだろうか。明らかな理由のひとつに衛生がある。一九世紀後半のアメリカでは、糞便に汚染されていない流域から水を引き、塩素消毒された上水道が整備され始めた。これによって、コレラや腸チフス、肝炎、小児下痢症の予防が進んだ。この公衆衛生の高らかな成功は、二〇世紀前半の健康改善と寿命の延長に大きく貢献した。こうした実践は病原体の流行を予防しただけでなく、ピロリ菌のような古くからの常在菌の伝播の低下ももたらした。安全な水がもたらした利益はあまりに大きく、私たちはそれを否定するべきではない。しかし、もう一方の隠された結果である常在菌の減少についても考えるべき点があるかもしれない。

汚染された水を飲むことによって、子どもは他人からピロリ菌を受け取ることができる。ピロリ菌感染の大半は家庭の近くで起こる。先に述べたように赤ん坊は、母親が咀嚼した食べ物を通してピロリ菌を受け取ることがある。母親からピロリ菌を受け取るすべての経路が分かっているわけではないが、子どもがピロリ菌を持つか否かの最も大きな決定因子は母親が保菌者であるか否かである[14]。

子どもは、常在細菌を兄や姉からも受け取る。ある意味で、兄弟姉妹は母親からの感染の増幅装置でもある。大家族は細菌の重要な貯蔵庫だが、先進国では家族のサイズは小さくなっていっている。五人の子どもを持つ家族では、八〇パーセントの子どもに兄か姉があることになる。子どもが二人の場合、その割合は五〇パーセントになり、一人っ子ではゼロになる。今ほど社会が豊かでなかった昔、子どもたちはひとつのベッドで寝ていた。ときに両親も一緒だった。それが細菌の受け渡しを容易にしていた。とくに幼少期においては。

面白いことに、大人同士が一緒に暮らしてもピロリ菌の伝播はそれほど高くはならない。二つの研究がそれを示唆する。私たちは不妊クリニックを受診したカップルの調査をした。受診した二人は、他のカップルより身体的接触が多いと予想された。しかし一人が保菌者である場合に、もう一人も保菌者である割合には、偶然以外の要素はなかった。同じカップルに関して性感染症の調査も同時に行ったが、梅毒や淋病の原因菌は、カップル間でより共有されていた。ピロリ菌が成人間で感染することは多くないと考えられた。

ピロリ菌が子ども時代に獲得されるものだとすれば、それは成人期まで維持され、次の世代に引き渡されなくてはならない。ヒトとサルの研究から、ピロリ菌が宿主に適応するためにはいくばくかの時間が必要であることも分かってきた。マーシャルの自己摂取の場合のように、うまくいかない場合もあっただろう。

今日私たちの子どもに与えられている抗生物質の用量を考慮すれば、ピロリ菌に関する主要な影響が、喉や耳の痛みを治療することに由来すると想像することは難しくない。一クールの抗生物質の投与によって、患者の二〇から五〇パーセントで細菌が排除される。子どもに同じ抗生物質が投与されれば、子どもは自身のピロリ菌喪失の機会に見舞われることになる。

一定数の子どもが一クールの抗生物質を投与されると、そのたびごとに少しずつ多くの子どものピロリ菌が失われていく、というのが私の考えである。集団全体を通じて傾向は累積的だ。これは、ピロリ菌以外の、私たちが古代から有してきた細菌の喪失に対しても当てはまる。適応は保障されない。長い歴史をとおして胃のなかに保護を得てきたピロリ菌は、この七〇年間における抗生物質からの猛攻には、全く準備ができなかった。

喪失は多世代にわたる。研究は、母親が自らのピロリ菌を喪失すれば、その子どもがピロリ菌を獲得する機会も小さくなることを示す。そしてそうした連環は何世代にもわたって続く。アメリカや西ヨーロッパでは、一九三〇年代のサルファ剤、一九四〇年代のペニシリンや他の薬剤に始まって、私たちはすでに四世代あるいは五世代にわたる抗生物質常用者なのである。若い人々は、二〇歳、とくに女性が母親になる時期が始まる歳頃までに、約一七クールの抗生物質の投与を受けている。そうした事実を示す最近のデータを思い出して欲しい。さらに言えば、兄姉におけるピロリ菌の喪失は、母親のピロリ菌喪失とは異なる感染機会を奪う。清潔な水、小さくなる家族、多くの抗生物質は、ピロリ菌に対する三重の致命的一撃となっている。

ピロリ菌喪失の最後の原因に、ピロリ菌が他のピロリ菌とセックスすることを好むということがある。セックスは彼らの生物としての欠くべからざる一部である。炭疽や結核を引き起こす細菌のように、より個別的な菌もあるが、ピロリ菌にとって自由恋愛は生き方そのものである。以前、平均的な人の胃には、今日(こんにち)の開発途上国で見られるように、いくつかの異なるピロリ菌株が常在していたと思われる。汚染された水がそうした異なるピロリ菌株の存在を担保していた。こうしたピロリ菌株の混合は、逞しいピロリ菌コミュニティーの象徴でもあった。絶えまなく相互に遺伝子交換をすることで、周辺の状況変化に合わせてコミュニティーの構成員バランスをシフトさせる。その結果、胃が提供する資源をうまく利用することができるようになる。それが何年、何十年にもわたって維持されるのである。ピロリ菌が長年にわたって進化させてきた戦略である。細菌同士は競争するのが常である、一方新しい宿主に感染するためには協力もする。しかし近年、感染と維持が困難になるにつれて、常在できる菌種が三種類から二種類、一種類、そしてゼロへと低下してきた。

数世代の間にヒトの胃の常在細菌を取り巻く生態が大きく変化した。私はそのことに気づくと同時に、ピロリ菌が悪者であるという考え方に疑問を抱くようになってきた[15]。ピロリ菌は炎症を引き起こす一方で、私たち人類と長く共存してきた。ピロリ菌が原因で病気になる人、とくに胃がんを発症する人は高齢であることが多い。胃がん発症の平均年齢は七〇代であり、八〇代では発症割合がさらに高くなる。世界全体を見まわしてみれば、ピロリ菌がもたらす対価は、子どもを殺すマラリアやジフテリアほどには高くない。

私は、ピロリ菌が引き起こす炎症も、ある環境下では、宿主であるヒトに利点をもたらしているのではないかと考え始めた。その考え自体は漠然としたもので、どのような利点があるかは分からなかった。古代から存在するこの細菌が消えようとするとき、何らかの結果が生じるかもしれないと思ったのである。しかしこれはピロリ菌を病原体と考えていた多くの同僚にとって、異端であった。そうした人々は、ピロリ菌のもたらすコストに注目し、それを地球上からなくすことが喫緊の課題だと考えていた。彼らは、アンフィバイオーシスということを考えることなく、根絶だけを考えていた。

後に私たちは、ピロリ菌がもたらす利点を見つけることになった。今から考えれば、それは当然にも見えるが、そこに至るまでには何年もの時間を必要とした。その間、多くの同僚は私の考え方に異議をはさんだ。彼らを説得することはできなかった。事実、今でも多くの医師は胃炎を病的状態だと考えている。正常な胃は決して炎症を起こさないと考えているのである。問題の核心は、何が「正常」か、ということである。

胃粘膜にリンパ球やマクロファージが集積している状態を病理医は慢性胃炎という。しかしこれは一方で、常在細菌に対する生理的反応でもある。大腸や口腔に、善玉細菌に対する炎症細胞が見られるように、胃に炎症細胞があってもいいのかもしれない。こうして同じ疑問に至る。ピロリ菌が引き起こす胃炎は善か悪か。病理医がＨ・ピロリを病原体とみなす一方で、生態学者は別の見方を持つ。

ピロリ菌は人類と共存するよう長年にわたって進化してきた。ピロリ菌を保有していることが、子ども時代、あるいは青年期に病気を引き起こすことは稀である。すなわちそこに淘汰圧は働かない。対照的にマラリアは子どもに致死的であり、長期にわたってそれに対する抵抗性を人類は進化させてきた。

ヒトとピロリ菌はお互いに適応してきた。まるで腕を広げて綱渡りをする芸人がバランスをとるように。足を踏み外さなければ、安全に向こう側へ渡れる。[16] 細菌はニッチに住処を見つけ、宿主の細胞に信号を送り、宿主の細胞は細菌に、圧力、温度、化学的刺激といった信号を返す。そこに言葉が発達し、会話が成立することになる。こうした状況のなかで、炎症の消長が起こる。それは結婚生活のようなものかもしれなかった。誰が皿を洗い、犬を散歩させるか。一方の役割の分担が他方の役割を決めることになる。

たとえば、胃の炎症の「やりとり」が免疫反応を決める。おそらく乳幼児期のそうしたやりとりは、免疫の「基調」のようなものを規定する。個人の免疫は神経質で、腕を昆虫が這うことによって引き起こされることもあれば、反応が鈍く、病原体にほとんど反応しないこともある。ひとつですべてに合う「反応」というものは存在しない。しかし一方で私たちは、ある種の「反応」を持つよう長年進化してきた。反応はランダム（無作為）でもない。胃常在細菌の構成変化によって、免疫系の神経質な振る舞いが増えているように見える。

ヒトの胃からピロリ菌がいなくなれば、新しい環境が出現する。それによって、免疫系、ホルモン、胃酸の調整は相手のいないダンスのようになる。長期間の関係が終わるとき、影響は即効的で局所的でなく、長く続くものとなる。

過去一世紀に起こった変化は「胃」を越えた影響を引き起こしている。少なくとも近隣の食道に影響を与えている。ピロリ菌の喪失に関連した新しい病気が増加し始めているのである。

第10章　胸焼け

六〇〇〇万人以上のアメリカ人が最低月に一回の胸焼けを経験している。他の一五〇〇〇万人は毎日そうした症状に苦しんでいる[1]。あなたがそのなかの一人であれば、仲間がたくさんいるということになる。ホワイトハウスにいた頃のビル・クリントンのしゃがれた声を覚えているだろうか。彼は胃酸逆流に苦しんでおり、それが胸焼けを引き起こしていた。ジョージ・W・ブッシュもコーヒーを飲むときや、ペパーミントを食べるときに胃酸逆流に苦しんでいた。アメフトのクオーターバックであったブレット・ファーヴとジョン・エルウェイは、胸焼けの症状を抱えてフットボールを行っていた。野球で言えば、ジム・パーマーやニック・マーケイキスがそうだった。歌手の声が詰まって歌うことに困難を覚えるとき、問題はしばしば食道の不快や異常にあった。では、人体のこの部分は、正確に言うと一体何なのだろう。そして何がこの器官に、それほど多くの人を苦しめさせているのだろうか。

食道は長さ二〇センチほどの管で喉と胃を結んでいる。胃と同様、内部は粘液で覆われている。食物を咀嚼し終わるたびに食道上部にある筋肉が開き、口内のものを嚥下させる。嚥下するとき、それを感じることができる。

別の筋肉が食道底部にあって、胃を開口させる機能を果たしている。その括約筋が開くと食物は胃中に落下する。食道に食物がないとき、その筋肉は閉じている。食物はこのように順番に胃へと進んでいく。それは通常、一方向性である。嚥下は意識下に行われるが、括約筋の開閉は無意識下で行われる。食道が正常に働いており、何も食べていないときには、食道下部にあるこの括約筋は閉じたままとなる。胃酸や胃の内容物が食道に逆流することはない。しかしそれが完全に閉じることができない場合、内容物が逆流することになる。胃酸が食道を上昇し、胸焼けを引き起こす。

逆流はときどき起こる。それ自体、さほど重大な問題というわけではない。治まるのを待つ、もしくは何錠かの制酸剤を飲めば通常症状はよくなる。しかしこうした逆流が慢性になった場合は話が異なる。胃食道逆流症を発症する危険性にさらされる。これを発症すると不快な症状に毎日苦しむことになる。胸焼けに加えて、吐き気や嘔吐、嚥下困難、胸の痛みを経験する。食道は最終的には瘢痕を形成する。胃食道逆流症は今日（こんにち）、先進国において発症頻度が最も急速に高まっている健康問題のひとつである。アメリカでは、一〇〜二〇パーセントの成人が胃食道逆流症に苦しんでいる。

ピロリ菌が食道疾患に関係があるかもしれないと考えたのは、意外なことがきっかけだった。すでに書いたように、一九八七年にギレルモ・ペレス＝ペレスと私は、Ｈ・ピロリに対する血液検査法を開発した。検査の結果、私自身がピロリ菌陽性であることが分かったが、症状はなかった。数年後、Ｈ・ピロリのなかでも潰瘍と強い関連が疑われていた毒性株によって産生されるタンパク質を同定するために、私は私自身の血液を使用した。一九九三年までに、私たちはこのCagＡと呼ばれるタンパク質が胃がんの原因であることを発見した。

私の父親は胃潰瘍に苦しんでいた。母は東ヨーロッパ出身で、そこは胃がんが高率に発症することで知られていた。こうした家族歴は、胃がんのリスクが高いと言えるのだろうか。潰瘍やがんと関連する毒性の強いH・ピロリを保有していたとしても、私は十分に元気だった。しかし自身の研究結果を信じるとすれば、ピロリ菌を除去するための抗生物質を飲むべきだった。そして何が起こるかを観察すべきだった。病気の発症を予防することができるのに、どうしてそれを見過ごすことができるというのだろうか。

同僚が力を貸してくれた。胃腸病理学の研修を終えたばかりのリチャード・ピークに内視鏡検査を依頼した。ピークは鼻から管を入れ、喉、食道そして胃へ下ろしていった。管を下ろし、そして引き上げる過程で、彼は内部を仔細に観察した。そして鉗子を使って胃の生検材料を採取した。

イギリスから来ていた別の同僚ジョン・アサートンが採取した検体を検査し、H・ピロリを培養した。ギレルモ・ペレス゠ペレスは再度、血液中の抗ピロリ菌抗体価を測る検査を行った。その後私は、ピロリ菌に対する一連の抗生物質を飲んだ。そして時間経過とともに、抗体価が減少するかどうかを調べた。

私は、この検査がどれだけ不快なものか分かっていなかった。生検を行った日、リック〔リチャード〕は、私をリラックスさせ、また記憶をいくぶんかぼんやりさせる薬を投与したが、それはある一点について、全く効果がなかった。リックは内視鏡を私の胃に一七回も通し、そのたびに咽頭反射が起きて、私は「ゲーゲー」言った。なぜ、そんなに多くの生検を行ったのか。私たちは研究者である。将来の研究のために多くの材料を採るのは全く自然なことだった。

私には、潰瘍もその他の異常もなかった。想像どおりだったが、よい知らせではあった。アサートンは私の胃から採取した三種の細菌を培養した。そして私は、一〇日間の抗生物質の投与を受けた。

私たちは待ち、そして待った。

驚いたことに、培養基には何も生えてこなかった。ピロリ菌は、培養基中に現れなかったのである。

血液検査はピロリ菌が存在することを示していた。彼らはどこにいたのだろうか。血液中の抗体価が高いにもかかわらず、私は、相対的に少数のピロリ菌しか保有していなかったのかもしれない。あるいは、そうした高い抗体価がピロリ菌を除去しないまでも、抑制していた可能性はあった。牡蠣が砂粒を覆って真珠を作るのに似て。牡蠣は砂粒を除去することはできないが、それをできるだけ自分にとって不愉快でないものにする。翌一年間、毎月血液が採取された。ギレルモはピロリ菌に対する私の抗体価が徐々に低下していくのを確認した。抗生物質による治療が成功している証拠である。私は安心した。ピロリ菌で胃がんになる危険性がゼロに近づいてきたのだから当然である。

ところが奇妙なことが起こるようになった。約六カ月後のこと、食後あるいは夕方に、胸焼けを経験するようになった。以前はこんなことはなかった。抗生物質投与と関係している可能性を考え始めた。学会で何人かの医師から、抗生物質を処方したときに起こる副作用として胸焼けがあるという話を聞いたことがあった。しかし、これまできちんと研究されたことはなかった。

胃食道逆流症は治療されないまま放置されると、別の重大な問題――バレット食道と呼ばれる食道組織の障害――を引き起こす。それは次の段階として、食道腺がんを引き起こす(2)。過去において、大半の食道がんは食道上部か中部に発症した。しかし、一九五〇年にバレット食道が初めて認知されて以降、それは食道下部や胃上部にがんを発症する場合があることが分かってきた(3)。かつて、アメリカで食道がんの約五パーセントしか占めなかったその稀な病気は、今日、非常な勢いで増加を続けている。過去三〇年間で発症率は六倍になった(4)。それはアメリカの新規食道がんの八〇パーセント以上を占めるようになった。

私たちは、他の先進国でも、最近その増加が報告されている。こうした統計を当時は知らなかった。

多くの仮説にもかかわらず、誰もこうした病気の急速な増加の原因が何かを知らなかった。一九三〇年代に知られるようになった胃食道逆流症は、症状が穏和でよく見られる病気であった。一方、一九五〇年代に認知されたバレット食道はもう少し症状が厳しかった。しかし頻度は低かった。そして食道腺がんは一九七〇年代に初めて認知されるようになった。これらの間には明らかに関連があったのである。

その頃私たちは、H・ピロリが胃にどのような障害を起こしているかという研究を行っていた。私の胃内視鏡検査を行ったリック・ピーク医師は、細胞毒関連遺伝子A（CagA）陽性株と陰性株が胃に与える影響を研究していた。ピロリ菌に関して言えば、さまざまな病気との関連性が研究されていたので、私はリックに、胃食道逆流症との関係を見るように提案した。胃食道逆流症の患者がピロリ菌を保有している率が、胃食道逆流症でない患者より高いかどうかを見るために、血液検査が行われた。胃食道逆流症の専門家であるクリーヴランド病院の医師たちと共同研究を行いながら、リックは血液検体を集めて回った。ギレルモは二重盲検で血液検査を行った。二重盲検とは、どれが正常でどれが胃食道逆流症患者の血液か分からない状態で検査を行うことを言う。

ピロリ菌と胃食道逆流症の間に正の相関関係を見つけようとしたのである。にもかかわらず、リックは両者の間に負の相関関係を見つけることになった。ピロリ菌を持たない患者は、胃食道逆流症を発症する割合が二倍も高かった。後の研究で、その割合は八倍に及ぶことが分かった。[5] どうすれば、こうした現象を説明できるのだろうか。

私はリックに、CagAと胃食道逆流症の関係について尋ねてみた。というのもその時点で、CagA陽性株が高病原性細菌株であることが分かっていたからである。リックは私に、CagAと胃食道逆流症の相関は更に高い。しかし相関の方向は「負」であると告げた。つまり、CagAの発現量が少ないほど、胃食道逆流症になりやすいということである。予想していた結果とは反対の結果であった。

当時、私が胃食道逆流症について知っていることは多くなかった。リックに胃食道逆流症が増加しているかどうか尋ねてみた。彼が確かに胃食道逆流症は増加していると言ったとき、私たちのピロリ菌研究は、新しい方向へと向かい始めたのである。

このときの研究結果から、私たちはピロリ菌が胃食道逆流症に防御的に働いているという仮説を立てた。両者に負の相関があることは明らかだった。しかしそれは何を意味するのか。それが問題だった。胃に棲んでいて潰瘍やがんに関係のある細菌が、いったいどうやって食道を守っているのだろうか。それとも逆に、食道に疾患があるとピロリ菌が根絶されるのだろうか。

何年もの間、ドイツのグループは十二指腸潰瘍患者を抗生物質で治療していた。彼らは結果について調査を始めた。治療の三年後に患者の胃と食道が検査された。患者の半分は治療が奏功し、ピロリ菌は排除されていた。残りの半分は治療の甲斐なくピロリ菌感染が持続していた。抗生物質による治療が始まった頃の結果としてはよく見られる結果だった。今日(こんにち)では異なる治療が行われている。ピロリ菌の根絶率は八〇パーセントを超える。

しかしドイツの研究者たちは、右記の二群を比較すると、ピロリ菌が残っている群では一二・九パーセントに胃食道逆流症が見られる一方で、根治に成功した群ではそれが二六パーセントに上ることを発見した。ピロリ菌の根絶が食道の病気の発症率を二倍に引き上げていた。(6) 驚くべき結果であり、ピロリ菌の根絶は胃食道逆流症を引き起こし、食道の状態を悪くするという方向の因果関係に確証を与えたのである。

当地の多くの研究者がこの発表を非難した。それを非難することが何年間にもわたって流行のようにさえなった。しかしその発表は私の注意を引いた。このドイツの研究を率いるヨアヒム・ラベンツは真面目で高潔な研究者であった。

続く数年間、私たちは世界中の同僚とともに追加研究を実施し、ドイツの研究者たちと同じ結果を得た(7)。ピロリ菌と胃食道逆流症の間には逆相関関係が見られたのである。バレット食道、食道腺がんと、ピロリ菌の間にもまた、逆相関関係が見られた。胃潰瘍やがんと関係のある、最も毒性の高いCagA陽性のピロリ菌を持っている人が、食道の疾患に対しては最も抵抗性があるということになった。

これは困惑をもたらした。悪玉のはずのピロリ菌は、どうやって食道を保護しているのだろうか。なぜ、毒性の最も強いCagA陽性ピロリ菌が、食道に対して保護的に振る舞えるのだろうか。

私たちは、胃酸に問題解決の糸口を求めた。胃酸は大半の細菌を殺す。しかし長い進化の過程で、ピロリ菌は胃酸のなかにあっても絶滅を回避する適応を遂げた。その意味では、ピロリ菌は胃酸を好ましいと思っているのかもしれない。胃酸という厳しい環境下に棲むコストはかかるが、胃酸は競争相手を排除してくれる。敵の敵は味方である。

事実、私の研究室で行った研究のひとつはピロリ菌が胃酸の調整を助けているということを示した。ピロリ菌が炎症を引き起こし、炎症が胃のホルモンに影響を与え、それが胃酸産生のスイッチを「オン」にしたり「オフ」にしたりする。生まれて最初の一〇年間、胃酸のバランス調整機能はよい。顕微鏡で見ると、胃酸を産生する内分秘腺は、そよ風に揺れるシダの葉に似ている。しかし年をとるにつれ、慢性の炎症が胃壁を覆い始める。ピロリ菌を持った人では、それがより早く広範囲に起こる。胃酸を産生する内分泌腺は短く平らになり、胃酸の産生が減少する。萎縮性胃炎である。結果として胃潰瘍になる可能性は低くなる。シュヴァルツの「胃酸なくして潰瘍なし」という格言は正しい。

しかし子ども時代にピロリ菌に感染しなかった人、あるいは抗生物質によってピロリ菌を根絶した人は、胃酸の高産生を四〇代になっても続ける。これほど多くの人が胃酸の分泌量が衰えることなく中年に達するというのは、おそらく人類史上初めての出来事ではないだろうか。そうした人々にとって、胃内容物が食道中に逆流することは、酸性度の高い胃酸が食道に障害を与えることを意味する。[8] ピロリ菌感染率が劇的に低下した今日（こんにち）の子どもの多くは、以前とは異なる胃酸調整システムとともに成長する。子どもにおける胃酸逆流は、かつては稀であったが、現在では増えており、多くの子どもが制酸薬の投与を受けている。こうした現象には何らかの関連性があるのだろうか。

私たちは、病原菌として発見されたピロリ菌が両刃の剣であるということを発見した。年をとれば、ピロリ菌は胃がんや胃潰瘍のリスクを上昇させる。一方で、それは胃食道逆流症を抑制し、結果として食道がんの発症を予防する。ピロリ菌保有率が低下すれば、胃がんの割合は低下するだろう。一方、食道腺がんの割合は上昇する。古典的な意味でのアンフィバイオーシスである。

第11章　呼吸困難

古代からの病気である喘息が大きな健康問題になっているということに、多くの人が気づいている。過去七〇年以上にわたって記録された先進国の統計は、喘息の罹患率が二倍、あるいは三倍になっていることを示している。上昇曲線は、それが年金だったらと思わせる。しかし実際には、ときに早期の死に至る病気の増加を示している。

胃食道逆流症と喘息が何らかの関係を有していることを、医師たちは何年も前から知っていた。胃食道逆流症患者の多くは喘鳴や咳など、喘息発作に特徴的な気道の閉塞を経験する。喘息患者が制酸剤投与などの胃食道逆流症の治療を受けると、呼吸状態も改善する。こうした関係にもかかわらず、多くの医師が、胃食道逆流症は喘息のほんの一部にしか関係しないと考えていた。

二つの病気がどのように関係しているかの説明のひとつには純粋に機械的なものがある。胃酸が食道を逆流すると、それが気道にも流れ込み刺激を起こすというものである。しかしその説明は、しばしば喘息に関連して起こる花粉症やアレルギーの説明にはなっていなかった。喘息は、外部の物質に感受性が高いことに起因する一連の病気の、筆頭に挙げられる病気だった。

私たちの研究が、ピロリ菌が胃食道逆流症を予防することを示した後、私はピロリ菌がもしかすると喘息の予防とも関係しているのではないかと思い始めた。つまり喘息の増加は、子ども時代にピロリ菌に感染する機会の減少と関係しているのではないか（それは抗生物質の使用と関連していると思うが）。ピロリ菌の欠如によって引き起こされる無症状の胃食道逆流症が、喘息の流行を引き起こしているのではないだろうか。

それは当時（一九九〇年代半ば）私たちが行っていた研究の結果と一致していたし、理にもかなっていたが、二つの疾患の関係は物議をかもした。ピロリ菌の減少も喘息の増加もどちらも真実だが、二つの間に関連はない。喘息の増加と、家庭内のテレビ台数や道路を走るフォルクス・ワーゲンの台数が無関係なのと同じである、と。

私は、肺疾患の専門家で、私たちの仮説に基づいてともに研究を行ってくれる研究者を探したが、医学界全体がピロリ菌の危険性に焦点を当てている状況のなかでは、うまくいかなかった。仮説を検証するためには一定数の喘息患者が必要だった。臨床医の協力なしで、それを確保することは不可能だった。

二〇〇〇年に、私はテネシー州のヴァンダービルト大学からニューヨーク大学医学部へ教授として転籍した。出身大学へ戻り、学部の発展に寄与できるのは素晴らしい機会だった。しかし、事務的な仕事やプレッシャーにもかかわらず、研究を諦めることを考えてはいなかった。新しい場所で、新しい機会を手に入れた。「ここで喘息を専門にしている人は誰だろう」と私は尋ねた。

全員が、呼吸器専門医で、一九九一年に成人喘息のためのベルヴュー病院を立ち上げたジョーン・リーブマンの名を挙げた。ジョーンは礼儀正しく私の仮説に耳を傾けてくれた。熱心にというわけではなかったが、彼女の知的な強みのひとつは、懐疑心だった。突飛な考えを思いつくのはいい。しかし証拠を示さない限り、彼女は私のアイデアに賛成しようとはしなかった。

ジョーンは、ベルヴュー病院で、研究のための患者を募集することには同意してくれた。喘息を持たない患者の友人や親戚が対照群となった。ジョーンは、研究参加者の肺機能とアレルギーの状況を調べる一連の検査を行った。幸運なことに、彼女は二〇〇二年から研究参加者の血液を冷凍し保存していた。それを使って、私たちはピロリ菌の感染状況を評価することができた。ジョーンの存在は仮説を検証するのに重要だった。彼女はかつても、そして今も、喘息患者の症状を改善することに献身している。

二〇〇四年までに、ジョーンらの研究チームは五〇〇人以上から血液を集めた。私たちは、彼女が収集した血液に番号のみを振り、どれが喘息患者のもので、どれがそうでないか分からない状態で、それを送ってくることに同意した。これによって、解析の際の研究者の主観によるバイアスを防ぐことができる。ギレルモが検査を行い、血液を陽性、陰性、判定不能に分類していった。再検査を通じて、判定不能に判定を与えた。その年遅く、私たちは結果をジョーンの研究チームへ送った。研究チームのなかにはこの結果の解析に必要な統計学的手法に通じた経験豊かな疫学者のマイケル・マーモアもいた。数週間後にジョーンから電話があった。「驚いたことに」と彼女は言った。「ピロリ菌と喘息の間に逆相関を見つけた」と。しかしジョーンは依然として懐疑的であった。胃の細菌が喘息を予防する、その機構が分からないというのである。

私たちは直接会って結果について議論することにした。一週間後、ジョーンとマイク〔マイケル〕、他の研究チームのメンバーが退役軍人病院にある私たちの研究室にやって来た。まずジョーンが研究参加者について報告した。三一八名が喘息患者で二〇八名が健康な対照者であった。その上で、ピロリ菌陽性者群の喘息発症率はそうでない群に比較して三〇パーセントも低いと言った。喘息と関連する他の要因を考慮しても同じ結果であった。

私たちの仮説を支持する最初の結果であった。しかし、結果の解釈は一義的ではなかった。

「CagAはどうだろう?」私は尋ねた。私たちは、ピロリ菌についてのみでなくCagAについても、潰瘍や胃がん、食道疾患の研究で行ったように検査を行っていた。

「解析はまだ」とジョーンが答えた。

CagAは鍵となる指標だった。私はその答えにがっかりした。CagA陽性のピロリ菌は、潰瘍を引き起こすという点では最悪の菌で、一方健康な食道を維持するという点では最良の菌だった。もし喘息発症に対する予測指標があるとすれば、それはCagAのはずだった。

「それについての解析も、後で行うことにしましょう」ジョーンがそう言ったとき、マイクが言った。

「ちょっと待って! それなら分かるはずだから」

そう言ってマイクはコンピューターに向かった。そこにいる全員が黙ってマイクを見つめていた。三〇秒ほどして、マイクが最後のボタンを押した。結果は数秒後に出た。

「オッズ比は〇・六」

ついにやった! と思った。CagA陽性ピロリ菌の喘息発症率は、ピロリ菌陰性群より四割も低い、ということを示していた。素晴らしい結果だった。

胃がんや潰瘍に最も悪影響を及ぼす菌は、胃食道逆流症に加え、今や喘息の予防にも最良の菌となった。逆説のように見えるが、それはCagA陽性ピロリ菌が宿主と最も大きな相互作用を持つ、という事実によって説明できた。この時期までに、私たちはCagA陽性ピロリ菌がどのように宿主と相互作用をしているかを理解していた。[1] ピロリ菌は宿主の胃細胞とある種の物質を交換していた。ピロリ菌には二種類の菌が存在するかのようであった。活発で相互作用的なCagA陽性ピロリ菌と、不活発なCagA陰性ピロリ菌である。CagA陰性ピロリ菌は宿主細胞との相互作用が低い。CagA陽性ピロリ菌はヒトの消化管細胞に近いところに常在し、CagA陰性ピロリ菌は少し離れたところに常在している。したがって驚くことではないが、CagA陽性ピロリ菌は胃壁障害的である一方、宿主に最も利益を与える存在ともなりうる。

次にジョーンは、患者が喘息だと診断されたときの年齢をカルテから調べた。最初に症状が現れたのは、子どものときだったのか、成人してからか。ピロリ菌陽性の患者の初発年齢は二一歳だった。ピロリ菌陰性の患者では一一歳である。大きな違いだ。またこれは、ピロリ菌の欠如は喘息の小児期発症と関連を有しており、最終的に喘息を発症する人々の発症を、ピロリ菌が遅らせている可能性を示唆するものでもあった。数年後カナダのマニトバで、小児を対象とした大規模研究が行われた。研究者たちは、一歳未満児への抗生物質の投与が七歳時点での喘息の発症と有意な関連を有することを発見した。(2) 彼らの研究はピロリ菌との関係を見たものではなかったが、私たちの仮説を支持するものとなった。

ジョーンの研究では、いくつかのアレルゲンに対する抗体についても検査された。それによって、私たちはピロリ菌の存在がアレルギー反応と関連しているか否かを知ることもできた。関連は明らかになった。ピロリ菌の存在はアレルギー反応に抑制的、あるいは予防的に働くのである。

こうした結果は二〇〇五年五月の米国胸部疾患学会の年次総会で報告された。(3) 残念ながら、報告は大きなあくびで迎えられた。私たちの研究は喘息研究の主流ではなかったし、ジョーンの研究チームの呼吸器専門家でさえ、私たちほどには興味を示さなかった。

私は研究を続けた。他の集団を対象にしても同様の結果を得ることができるだろうか。結果が正しければ、再現できるはずだった。私は、第三回全米健康栄養調査（NHANESⅢ）を研究に使うことを考えた。これは、アメリカで無作為に抽出された二万人が参加した研究で、研究参加者は一九八八年から一九九四年の間に健康診断を受けていた。無作為抽出された二万人は、アメリカの全人口を代表するものとされた。

血液検査の結果は、ピロリ菌の有無を含めて使用可能であった。[4] ジョーンの研究チームと数カ月前に打ち合わせを行った病院の小さな部屋に座って、二〇〇六年三月、私はニューヨーク大学に新たに赴任してきた若い疫学者のユー・チェンに、これらのデータを使ってピロリ菌と喘息の間に逆相関関係があるという仮説を検証してはどうだろうかと提案した。ユーはその提案に同意し、第三回全米健康栄養調査から、ピロリ菌と喘息に関する七六〇〇人以上もの記録を取り出した。ジョーンの研究には五〇〇人の参加者がいた。それでも十分大きなものであったが、この研究は参加者の数で言えばその約一五倍に達していた。

二〇〇六年五月五日、ユーから電子メールが来た。第三回全米健康栄養調査のデータを使っていくつかの解析を行ったと書いてあった。それは少し奇妙な結果を示した、と。

彼女が送ってきたいくつかの図表をかばんに詰め込み、私はシカゴ行きの飛行機に飛び乗った。数時間後、静まり返った機内で私はそれを取り出した。結果は明らかだった。彼女の解析は、ピロリ菌と喘息の間に逆相関関係があることを示していた。とくにCagA陽性ピロリ菌において強い逆相関が見られた。陽性者での喘息の割合は、陰性者と比較して約四〇パーセント低い。これはジョーンの研究とほぼ同じ結果であった。

これは第二の独立した二重盲検研究だった。それが最初の研究と同じ結果を示した。偶然では説明できない。他の要素も考慮する必要はあった。また、これらの結果は、ピロリ菌の欠如が喘息に罹患しやすいことを直接示すものではなかった。しかし、飛行機のエンジンが唸る音と隣の人が立てる安らかな寝息を聞きながら、私は私たちの仮説が正しいことを確信した[5]。長い道を汗とともに歩き、ついに登るべき頂上に到達したことを私は知った。とっても興奮する瞬間だった。

ユーの研究は、一五歳以下の子どもでは逆相関関係がすべての症例で見られることを示していた。小児喘息ではピロリ菌の影響は大きなものであったが、成人発症の喘息では、その影響は明らかではなかった。第二次世界大戦以降、喘息の発生率は上昇していた。最も劇的に上昇したのは子どもの喘息である。小児喘息は、どの先進国でも都市であると田舎であるとにかかわらず、子どもたちを襲っていた。とくに貧しい者に罹患率が高かった。多くの仮説のなかで最も信じられていたのは、貧しい家の子どもたちは、喘息発症の重要なきっかけとなるゴキブリや他の昆虫に暴露される割合が高いというものであった。しかしゴキブリが多い家の子どもが全員、喘息を発症するわけではなかった。喘息患者の子どもたちの家にはゴキブリが一匹もいない家も多かった。私にとって疑問だったのは、ゴキブリに暴露された後アレルギーになる人がいるのはなぜか、ではなかった。その答えは分かっていた。問題はむしろ、暴露の後、大方の子どものアレルギー症状が治まる頃になっても、治まらない子がいるのはなぜか、ということだった。

第三回全米健康栄養調査の記録には、花粉症とアレルギー性鼻炎も含まれていた。成人では見られなかったが、子どもでは、ピロリ菌の存在とこうした病気に逆相関関係が見られた。CagA陽性ピロリ菌でその逆相関は強かった。これは、子どもの胃中ピロリ菌が花粉症を予防している可能性を示唆する最初の結果となった。喘息と同様に、花粉症も子どもたちの間で次第に増えていた。同時に、ピロリ菌はその数を減らしつつあった。

第三回全米健康栄養調査は宝の山だった（税金は正しく使われている）。おかげでユー医師は、二四〇〇人以上の人について、ピロリ菌の存在とアレルギー性皮膚炎の関係についても調べることができた。検査された六つのアレルゲンに対する反応は、ピロリ菌の存在と逆相関していた。ブタクサ、ライムギ、アザミ、アルターネリアといった四つについては、統計学的に有意な差が見られた。喘息や花粉症と同様、ピロリ菌に感染している人はアレルゲンに対する皮膚反応も低下していた。念のため断っておきたいのだが、私はピロリ菌と、たとえばアザミの間に直接的な関係があると言っているのではない。そうではなく、ピロリ菌は免疫系、つまりアレルギー反応を抑制する人体の能力に対して、何らかの全体的な影響を与えているように見えたのである。

これらの追加的な発見は、喘息、花粉症、アレルギー性皮膚炎という、異なるがしかし関連のある三つの病気で同様の結果が示されたという点において、非常に重要であった。そのことは、より多くの検体においても確認された。ユーと私が、一九九九年に全米健康栄養調査参加者から集めた検体を約一〇年後に解析した大規模研究でも、同じ結果が示された。結果は一貫していた。科学的研究では、ひとつの研究が事実を証明するに十分であることは稀である。多くの研究結果が一致したとすれば、それは結果をより確からしいものにする(6)。

私が喘息の研究を始めたのは、胃食道逆流症との関係を疑ったからだった。私は、胃から食道への逆流が喘息を引き起こすのは、胃酸や胆汁、その他の毒性物質が食道を上昇し、次いで気管を下り、それらに暴露されることによるという一般的な説明を受け入れていた。しかし、それは花粉症や皮膚アレルギーの発症を説明しない。花粉症や皮膚アレルギーが起こるのは、食道から遠い場所である。一方これらの病気がすべてアレルギー性疾患であることを考えれば、ピロリ菌が免疫系に影響を与えている可能性が疑われるのは当然だった。問題は、胃の常在細菌がヒトの免疫にどのような影響を与えているかということになる。

私が最終的に行き着いた答えは、オーストラリアの病理学者で最初にピロリ菌と胃炎の関係に言及したロビン・ウォレンの初期の観察に遡ることができた。胃炎は、炎症細胞や免疫細胞の胃壁への異常な集積と考えることができる。しかし一体、近代人の胃のようにピロリ菌のいない胃壁に少数の炎症細胞や免疫細胞しかないもの（胃炎なし）と、ピロリ菌が感染している胃壁に多くの炎症細胞や免疫細胞があるもの（胃炎あり）と、どちらが正常なのだろうか。

腸と同じく、胃壁も免疫細胞を含むさまざまな細胞からなる。そうした細胞のなかには、感染症と闘う白血球や免疫を制御する細胞もある。胃にはまた、近傍の細菌を認識し、それに反応する長い突起を有する樹状細胞がある。こうした樹状細胞が細菌あるいはその産物によって活性化されるとき、樹状細胞はリンパ球に警告を発する。リンパ球を含む白血球はヒトの体内の警戒を担当する中心的組織である。

リンパ球はさまざまな方法で生体を防御する。それはまた、情報収集機能も果たす。私たち一人ひとりは、一群の記憶細胞を有している。記憶細胞は、以前の感染時における細菌の細胞壁の構成といった、ある種の出来事に関係する化学的構成要素を記憶する。こうした記憶は、身体が危機に迅速に対処することを助ける。また、そうしたことがくり返されることによって「記憶された危機」への対応が強化される。子どもが連鎖球菌による咽頭感染を起こすたびに、身体はその細菌への深い記憶を獲得する。結果、同じ細菌にふたたび暴露されても症状は出なくなる。免疫ができるのだ。ワクチンやその追加接種は免疫を形成するための記憶を強化する。

口腔から肛門に至る消化管壁には、細菌を感知する樹状細胞や、細菌に反応するリンパ球が存在しているが、それも驚くことではない。こうした細胞は消化管内の通常の細菌にも、歓迎されざる細菌にも反応するが、その反応は常に一様というわけではない。リンパ球は、検出したら直ちに一斉検挙するべき細菌と、慎重に対処すべき細菌を覚えている。

胃壁のリンパ球には、抗体を産生するB細胞と、防御反応を指揮するT細胞の二つの分画がある。上腕筋に、屈曲に働く上腕二頭筋と伸展に働く上腕三頭筋の二つの筋肉があるように、免疫細胞も、促進的に働く細胞と抑制的に働く細胞といった反対の機能を持つ細胞で構成されている。ある種のT細胞は炎症を引き起こす一方で、制御性T細胞（T-reg）と呼ばれる、炎症反応に抑制的に働くT細胞もある。私たちはひとつひとつの小さな出来事を全面戦争に持ち込むことを望まない。それは破壊的すぎる。憲兵隊のように、軍隊内の秩序を維持し制御できる警察力が必要となる。それは制御性T細胞の役割のひとつである。ピロリ菌の存在下に病理学者が胃壁に見る「胃炎」は、部分的にはピロリ菌に反応しているリンパ球の集積である。ピロリ菌が常在する胃壁には、存在しない胃に比較して多数のリンパ球が集積する。[7] それによって炎症の微調整が行われる。

すなわち、病理学者が観察している胃炎は必ずしも悪者というわけではない。これはパラダイムシフトである。私は胃に存在する制御性T細胞が、その抑制的な機能を介して喘息やアレルギー性疾患の発症を抑えていると信じている。病理学者や臨床医は、胃の「炎症」は正常であると認識を改める必要があるかもしれない。それは潰瘍や胃がんを引き起こすが、我々が今認識しつつあるような生物学的利益も備えている。

アン・ミュラー率いるスイスの研究チームは、ピロリ菌が誘導する免疫反応の意味を理解するために重要な実験をマウスで行った。この研究は、ピロリ菌の存在が喘息に予防的に働くことを強く支持するものとなった。ミュラーの研究チームは、肺にエアロゾル化したアレルゲンを噴霧し、マウスに喘息を誘導した。そのマウスにピロリ菌を感染させたところ、アレルゲンに対する反応は低下した。一方、死んだピロリ菌をマウスに投与しても、喘息予防効果は見られなかった。生きたピロリ菌の存在が重要だということになる。さらに、年少期にピロリ菌に感染したマウスでは、成人期に感染したマウスより予防効果が高いことも分かった。こうした結果はヒトの場合と一致する。先に示したように、ヒトの場合もピロリ菌による喘息抑制効果は幼少期に強い。

ミュラーらによって行われた追加実験はさらに、ピロリ菌が胃壁の樹状細胞との相互作用を通して免疫システムをプログラムし、制御性T細胞の産生を引き起こすことを示した。なんと賢明な戦略であろうか。制御性T細胞はピロリ菌を排除する免疫を抑制するのである。それが付帯的利益として、アレルギー反応を抑制する。ミュラーらがマウスで示したように。それは私たちにとって重要な反応であった。(8)

あまり広くは知られていないが、この仮説は進化学的あるいは生理学的に見て合理的である。さらに疫学的、組織学的、実験的研究が、ピロリ菌が誘導する免疫細胞が喘息を予防するという、この仮説に沿う結果を出している。念のために言い添えると、これはピロリ菌がゴキブリやブタクサに関係している、ということではない。そうではなく、幼少期にピロリ菌を保持していると、宿主がゴキブリやブタクサに遭遇したときに、宿主はアレルギーがひどくなる前に免疫反応のスイッチを切ることができる、ということである。こうした作用はピロリ菌に限らないかもしれない。消えてしまった細菌が他にあるかもしれない。ピロリ菌は先導者、群れの先頭の羊、それとも大集団の主要人物か演劇の主役、はたまた一人芝居の役者かもしれないが、私たちはいまだその本体を知らない。こうした古い一座の一員が急速に消えていっている。それが喘息増加の原因となっているのではないだろうか。

ピロリ菌に関する私の考え方は、ピロリ菌は人生の前半には健康にとって利益をもたらす一方、晩年においては健康に対する障壁となる、というものである。しかしこの考え方には、同僚からの支持も少ない。むしろ異端的と見られることが多い。

問題の大方は、ピロリ菌が病原体として発見され、それが悪者であるということに関して巨大な認識体系がすでに構築されていることにあるのかもしれない。またこうした抵抗は「関連が示されても因果関係を示したことにはならない」という科学的原則を的確に反映している面もある。銀行強盗は普通の人より喫煙率が高いかもしれないが、それは喫煙が銀行強盗を引き起こすことを意味するわけではない。そこには逆の因果関係があるかもしれない。銀行強盗は非常にストレスがかかる。したがって神経を鎮めるためにタバコを吸うのかもしれない。

異なる集団に対する複数の研究者による複数の研究にもかかわらず、ピロリ菌の両義的性格の直接的証明は限られている。しかし懐疑の程度は、証拠の性格を考えれば不釣り合いに大きい。たとえば、ピロリ菌が潰瘍を起こすという事実は、じつは今までに実証されたことはない。研究者が示したことは、ピロリ菌が顕著に減少すると、潰瘍の再発も減少したという事実にすぎない。その結果は臨床的には重要だが、そもそも何が潰瘍を引き起こすのかについては何も述べていないのである。

ガソリンを両手にこぼしたとして、そこに誰かがマッチで火をつける。火傷が起こる。治療に関する研究を行うとしよう。右手には抗生物質の軟膏をつけたが、左手にはつけなかった。その結果、右手の治癒が早かった。この結果をどう考えるか。明らかに抗生物質は予後を改善した。こうした治験を多くの人に行うと、治療した手の治癒が平均的に早いという結果が得られ、それが新たな治療法となる。

しかしこの研究は、細菌が火傷を引き起こすということを証明するわけではない。示唆していることは、細菌の除去が治癒に有効だということにすぎない。火傷は、ガソリンとマッチの組み合わせによって引き起こされる。すでに潰瘍を発症した患者のピロリ菌を治療するという研究は、まさにこれと同じである。事実ピロリ菌が潰瘍に先立って感染しているか否かを調べた研究は、私の知る限り、私たちの研究だけである。エイブラハム・ノムラとハワイの日系アメリカ人の集団に対する共同研究によって私たちは、一九六〇年代のピロリ菌感染が、続く二一年間の潰瘍発症の増加と関連していることを示した。[9]ピロリ菌感染が私たちの健康におけるコストだという考え方には反対しない。ヒトの生物学が示す多くの複雑な問題と同様、原因の特定は容易ではない。ピロリ菌は、潰瘍発症の必要条件ではあるが十分条件ではない。一九九八年、私は潰瘍が胃の微小環境の変化が原因で起こると提唱した。ここで言う微小環境とは、ピロリ菌の数であり、ピロリ菌の型であり、型の構成頻度であり、他の微生物の存在やその局在である。[10]一六年後の今でもこの考え方は妥当だと思う。

ウォレンとマーシャルによって行われた初期の研究に続いて、「ヘリコ細菌学者」とでも呼ぶべき一群の集団が出現した。世界中で会合が開かれ、その結果、私たちのパスポートには多くのスタンプが押されることになった。ヨーロッパでは、消化器科医、細菌学者、病理学者、およびその予備軍を集めて、毎年ピロリ菌に関するワークショップが開催された。参加者数は、一九九〇年代半ばには数千人に達することになった。この新たな「動き」と提携することを望む製薬会社からの豊富な支援は、こうした会議に資金と根拠を提供した。

一九九六年および一九九七年に、私が「善いピロリ菌」もいるのではないかという考えを提案したときの反応は、からかいを含んだ寛容から軽蔑まで、さまざまなものであった。あくまでも「善いピロリ菌は死んだピロリ菌だけ」なのである。二〇〇五年のウォレンとマーシャルのノーベル賞受賞の際、ノーベル委員会が挙げた根拠はとても正確で、ピロリ菌と、それが消化器の潰瘍に対して演じる役割の発見に対して、と言っていたのであるが、それも私の主張の助けにはならなかった。ピロリ菌の発見によってもたらされた認識の変革は、潰瘍がストレスとその結果による胃酸過多によって引き起こされるという「教義」を覆した。しかしそれが今度は、ピロリ菌は根絶されるべきという新たな「教義」をもたらすことになった。

ピロリ菌を根絶することによってよいことを行っていると感じている医師、感染を心配する患者、制酸剤（世界で最も売れている薬のひとつ）を含む治療薬を売りたいと思う企業、そうした者の協働によって、この古来の細菌をなくしてしまえという動きは加速された。ある一時点で見れば、潰瘍に悩む患者の数は相対的には多くはない。にもかかわらず、こうした潮流に対する推進力は引き続き加えられた。

しかし私は、ピロリ菌の根絶という生態学的変異が、善きにしろ、悪しきにしろ、多くの変化をもたらすということを、私たちが最終的に理解すると信じている。ピロリ菌研究が私の考え方（すなわち私たちが祖先から引き継いだ多くの細菌の消失を心配するという考え方）をかたちづくった。どれほど多くの微生物が消えてしまったのか、また消えようとしているのか。

研究者仲間はいくつもの「コンセンサス会議」（科学技術や新薬開発などについて一般社会の合意を得るための手法）を開催した。多くは、ピロリ菌根絶を進める製薬会社に支援されたものだった。この「検査し、治療せよ」は、今日なお実践されている。軍事用語で言う「索敵し、破壊せよ」である。人々はピロリ菌感染を恐れ、医師はそれを根絶することを義務と考えた。著名な医学雑誌における私たちの研究結果の公表にもかかわらず、臨床における羅針盤の針が示す方向を動かすことはできなかった。

しかし私たちの考え方が微生物学者や生態学者といった幅広い集団のなかで徐々に反響を得ていったことも事実である。ピロリ菌を病原体地図の上に置く私のチームの仕事によって、私は多くの会議や大学から招聘され、主要な諸学会の会員にも招じ入れられた。論文のなかで私はピロリ菌について「感染」という語を用いるのをやめた。私はそれを「群落形成」と呼ぶことにした。何年にもわたって、大方はつつがなく人体に群落を形成する、他の多くの微生物と同じように。

時間は私に味方する。真実はいつか明らかになる。そのことを私は確信している。ピロリ菌を除菌すべき人が誰で、そのままにしておくべき人が誰か、あるいはピロリ菌をふたたび常在させるべき人は誰か。そうしたより個人的な治療を、将来的には行うことになるだろう。私たちは正しい方向へ進んでいる。しかし一方で今日（こんにち）の医療は、進むべき方向と反対の方向へ進もうといった動機や多くの惰性によって支配されてもいる。とくに、神聖で犯すべからざるものに対するとき、そうした動機は強く働く。

第12章　より高く

私たちは、マヤ文明が建設したコロンブス以前の街チチェン・イッツァへ真っすぐ向かっているように見える道を地図上に見つけ、舗装されていない裏道のような、乾燥して埃っぽいその道をひた走っていた。低木の向こうに家の屋根が見える。道路を除けば、風景のなかに進歩の跡はない。かつてユカタン半島は数百万人の人口をかかえ、何世紀にもわたって文明の中心となった地だ。しかし、今は廃墟となった往時の式典場からそう遠くないこの土地には、低木の森で覆われた単調な風景が広がっていた。

行く手に二人の子どもの姿が見える。追い越しざまにその顔を見た。漆黒で真っ直ぐな髪と幅広くて平坦な顔、マヤの古い石碑や壁画、彫刻などで見る典型的なマヤの子どもの顔だ。一方で、妙な感じがした。二人は八歳と一一歳ぐらいに見えたが、かなり太っている。アーカンサスやオハイオ、あるいは南部ドイツのバイエルンといった地域の道路であれば、肥満した子を見かけても不思議はない。しかし、ユカタン半島でそうした子どもを見かけたことは衝撃だった。

「ここでも……」と、私は傍らのグロリアに言った。グロリアは私が肥満について研究していることを知っていた。だからすぐに、私の言葉の意味を理解した。私は肥満がこんなにも遠くの開発途上国にまで広がっているのに驚いたのである。後に私は、この道で見たことをニューヨーク大学の同僚の一人に話した[1]。彼は同じ光景をガーナで見たと言った。「そこで三〇年以上前に働き始めたとき、子どもの健康問題といえば栄養不良だった。それが今、肥満に変わってしまった」。

なぜ世界中の人々が太り続けているのだろうか。人類史上初めて、過食人口が栄養不良人口を超えた。世界の三人に一人の成人が過剰体重で、一〇人に一人が肥満である。世界保健機関（ＷＨＯ）の推計によれば、二〇一五年までに太った成人の数は二三億人に達するという。中国とヨーロッパとアメリカ合衆国を合わせた人口に匹敵する。子どもも大人も、我々の知る限り世界中のどの地域も、体重は増加傾向にある。ジャンクフードを過剰に摂取し、運動量が少なくなったせいだろうか。

科学者として、また医師として、私はなぜ人々が太るのか知りたいと思った。そして私は、この問いに答えるための有望な手がかりを見つけていた。しかしそのことについて触れる前に、遠回りではあるが私をその発見に導いた別の疑問について述べたい。それは、世界中で人々の身長が高くなっているのはなぜか、という疑問であった。

ヒトの身長は、多くの国で過去一〇〇年間に高くなった。理由を尋ねると、多くの人が「栄養がよくなったから」と答える。それに異議はない。食事の質がよくなったか否かは別にして、確かに、私たちは祖先よりも多くのものを食べている。飢餓の多くは過去のものとなった。その意味では、栄養は改善した。これは重要な事実だ。しかし一方で、私はヒトの身長に対する細菌の役割に興味を抱いていた。

数年前に私は、レオナルド・マタというコスタリカ大学の細菌学者で公衆衛生の専門家が一九六四年から一九七三年にかけて行った研究のことを思い出した。それは栄養不良と感染に関する研究で、グアテマラの田舎、サンタマリア・カウケの子どもたちを対象に行われたものだった[2]。その時期、グアテマラの子どもの死亡率は、出生一〇〇〇に対して九六と高いものだった。今日（こんにち）のアメリカが出生一〇〇〇に対して六であるのと比べると、その高さが分かる。グアテマラの衛生状態は悪く、子どもは長く続く下痢で苦しんでいた。マタとその同僚は、子どもの下痢の回数が多いほど成長が遅れることを発見していた。すなわち、病気が多いほど低身長になるということだ。それは広範なデータと一致していたが、マタの研究がとくに私の関心を引いたのは、彼の発見したものが非常に明快だったからである。

最も成長速度が速い時期は、思春期であると多くの人が信じている。しかしそれは正しくない。最も成長が速いのは生後二年半までである。最終的な成長に関しても、それは決定的な時期にあたる。[3] 経験豊かな小児科医は、二歳のときの身長を二倍すると、その子が大人になったときの身長を予測できることを知っている。アジア系の養子に関する研究は、アメリカに渡ったときの子どもの年齢が三歳以前であれば、その身長はアメリカの子どもの平均に近づくことを示す一方、移住の時期が三歳以降の場合、身長は出身国の平均に近いものとなることを示す。身長に影響を与えるのは幼少期なのである。

身長に影響を与える要因についての他の観察は、ピロリ菌研究からもたらされた。ピロリ菌が発見されてすぐのこと、研究者はピロリ菌と関係するヒトの健康問題すべてについての研究を開始した。たとえば、ピロリ菌を持っている人は小児期の成長が不良かもしれない。ピロリ菌を保有している大人の平均身長は非保有者よりも低い。こうした研究は、ピロリ菌は成長を弱めるという考えに基づいていたが、これは、ピロリ菌がヒトに悪さをするという当時の認識に一致するものだった。この研究はまた、病原体がヒトを低身長にするということを示唆する。病原体が除去できれば、ヒトはより高身長になる。私にも合理的な考え方に思えた。

一九九〇年代までには、ピロリ菌が生後数年間に感染するということが分かってきた。[4] 身長に有意差をもたらす大切な時期である。さらに、ピロリ菌感染は貧困と関係しており、これは貧しい人はより低身長の傾向にあるということと一致していた。しかしピロリ菌だけが低身長をもたらすのか。それはピロリ菌と同じように糞口感染する他の細菌の代理指標なのだろうか。[5] それは誰にも分からなかった。

さらに、ピロリ菌はグレリンとレプチンという胃で産生されるホルモンの制御に影響を与えていることが明らかになってきた。グレリンとレプチンはエネルギーの使用や蓄積に関係する。[6] 私たちは、ピロリ菌を保有している子どもが、保有していない子どもと代謝において異なることを知った。こうしたホルモンが子どもの成長の軌跡を緩やかなものにし、低身長を導く可能性はある。これは支持されやすい仮説であった。しかし私たちの最近のマウスによる研究は別な証拠を提供した。

二〇〇〇年にニューヨーク大学に移ったとき、私は、ヒトが高身長になっている原因を一緒に研究してくれる人を探していた。アルバーティーン・ビアードという医学生が名乗りをあげた。彼はやがて数々の興味深いデータをもたらすことになる。前提として、身長の変化は長期間にわたって追跡可能だということが挙げられた。人類学者は人骨を用いて古い時代のヒトの身長を推測していたし、軍隊は兵士の身長を何世紀にもわたって計測し、記録していた。[7]

アルバーティーンが示したことは、人類の長い歴史において、ヒトの身長は高くなり続けているわけではないということだった。古人骨は、ヒトの身長は高くなることもあれば、低くなることもあることを示していた。場所や時代によって、傾向はさまざまだった。軍の記録からは、一八世紀のジョージ・ワシントン軍の兵士の身長が、一八六〇年代に南北戦争で戦った兵士より高かったことが分かった。なぜ古い時代の兵士が、それより新しい世代の兵士より高身長だったのだろうか。

ヒトの身長が高くなるという傾向は、二〇世紀後半になって顕著になった。二〇世紀初頭にヨーロッパで最も低身長であったオランダ人は、現在では最も身長の高い集団のひとつになった。アムステルダムの街は今、身長の高い若い男女で満ちている。アジアでは、この傾向がより顕著である。私は一九七五年に東京で勉強していたことがある。私の身長は六フィート二インチ（約一八七センチメートル）だった。当時地下鉄に乗ると眼下には黒髪の海が広がっていた。何年か後にふたたび日本を訪れたとき、その海から抜きん出ている頭がちらほらと見られるようになり、その数は年を経るごとに増えていった。四〇年経った今、背の高い若い日本人はさらに増えた。さらに奇妙なこともあった。彼らの髪の毛が、化学的な染料によってではあるが、金髪であったり、赤であったり、紫であったり、青であったりするようになったのである。中国では、高身長化は日本より遅れて起こった。六歳の少年の二〇〇五年における平均身長は、一九七五年の同じ年の少年と比べて、二インチ以上（約六・五センチメートル）も高くなった。少女でも同じような増加（六・二センチメートル）が見られた。これは途方もなく速い変化だ。

栄養がよくなったということを含めて、多くの説明が可能だろう。一方、私たちは細菌が身長に与えた影響を考えている。栄養が重要でないと考えているわけではなく、現代の傾向を説明するにはそれだけでは不十分だと考えているのである。これまでの章で議論したように、一九世紀は最初、産業化によって衛生状態が悪くなった。公衆衛生導入の結果、衛生状態は後半になって改善してくる。一九世紀初頭、都市の上水は善い細菌も悪い細菌も含めて、細菌で満ち満ちていた。糞便汚染の結果だ。一九世紀後半以降、上水は濾過され、塩素で消毒されるようになった。それによって世界中の多くの上水道から病原体が除去され始めた。コレラや下痢症が減少し、人々は健康になった。ワクチンは、子どものジフテリアや百日咳、その他の重要な感染症を制御することに成功した。そして背が高くなった。

しかしこうした身長の変化は、病原細菌とともに、ヒトにとって有用な菌が消失したことによって引き起こされたのかもしれなかった。常在細菌に関する私たちの理解は、まだ初期段階にすぎない。高身長に関係する細菌が存在するとしても、それを見つけることは容易ではない。

常在細菌と身長の関係は、独立戦争の兵士が南北戦争の兵士より、なぜ高身長であったかという疑問に一筋の光を当てる。一八世紀半ばの農場は、八〇年後の密集した都市と比較すれば、相対的に隔離された状況だったはずである。八〇年後の南北戦争当時の都市では、水は汚染されており、さまざまな感染症が存在しただろう。

二〇〇二年、私たちはこうした考えとそれを支持する証拠を「身長の生態学――微生物がヒトの身長に与える影響」と題して『パースペクティヴズ・イン・バイオロジー・アンド・メディシン』誌に発表した。しかしこの記事が注目を引くことはなかった。

にもかかわらず、私たちはその続編を考えていた。「体重の生態学」である。身長と同じ考え方に基づく。しかし結局、その論文は書かずじまいだった。というのも、もっと可能性のありそうな別のアプローチが見えてきたからである。それについて語るには、一九七九年まで遡る必要がある。当時私は、米国疾病予防管理センター（CDC）の腸内細菌分野で、サルモネラ感染症サーベイランスの担当官として働いていた。与えられた仕事は、他の腸管に影響を与える病原細菌とともに、サルモネラを同定し追跡することだった。それはまた第5章で述べたように、汚染されたスイカを食べて私自身がサルモネラに感染した時期でもあった。私の場合とは異なって、人は通常、肉、卵、ミルクといった家畜起源の食物からサルモネラに感染する。

そうした家畜には成長促進のために低用量の抗生物質が与えられている、ということはすでに述べた。しかし当時、抗生物質がなぜ成長促進にそれほど効果的かということに興味を持つ者はいなかった。身長に関する論文を書きながら気づいたことは、アメリカ各地の農場で起きていることは壮大な実験とでも言うべきもので、その結果は身長と体重に対する微生物の役割についての私の考えと一致するということだった。

畜産家が若い家畜に抗生物質を与えることによって成長を促進することが可能なら、私たちの子どもが同様の抗生物質によって成長促進効果を受けることがあっても不思議でない。子どもの感染症治療に使用する抗生物質が同様の効果を持つ可能性があるということである。

家畜に関して言えば、抗生物質の投与は計画的で、低用量を持続的に与えられる。それは効果を発揮し、家畜の体重は増加する。私たちの子どもは、不定期で間欠的にではあるが、より大量の、治療用量の抗生物質を投与される。この違いは大きいかもしれないが、全体で見れば、人生の早期における抗生物質への暴露は、各器官や組織の成長期という重要な時期に細菌叢の動揺をもたらすという点では同じである。抗生物質が子どもたちの体重増加を引き起こしているかもしれないという仮説、そしてそれが肥満流行における「ミッシング・リンク」かもしれないという考えは、合理的な説明に思えた。しかし、その考え方が正しいかどうかを確かめるためには研究をする必要がある。

抗生物質使用が若い家畜の発育に本質的な影響を与えていることは間違いない。農家が抗生物質をニワトリ、ウシ、ブタに、早期に投与すればするほど、家畜の発育過程は変化する。最も重要な所見に、どの抗生物質も家畜の成長を促進するという事実がある。どの抗生物質もすべて効くのである。化学的組成の違いや構造の違い、作用機序の違い、標的細菌の違いにもかかわらず、である。

それは、抗生物質が標的とする特定の細菌あるいは抗生物質の期待していなかった作用としての効果ではなく、抗生物質が一般的に細菌に与える影響が家畜の体重増加に寄与していることを示唆する。抗生物質は細菌叢の構成そのものに、あるいは細菌叢と宿主の関係に影響を与える。抗生物質は、すべてでないとしても多くの点で、成長や代謝の発達に対してその重要な時期に影響を与えているに違いない。

私が最も興味を抱いたことは、家畜への抗生物質投与は、若いうちに与え始めるほど効果がある、ということである。最も単純な説明は、抗生物質が腸内細菌全体の平衡を変えるということであろう。つまり、ある細菌が優勢に転じ、別の細菌が劣勢となる。すでに述べたように、細菌は自らが宿主とする動物とともに進化する。畜産家たちは、細菌が宿主とともに達する平衡への共進化、という環境を人為的に変えているのである。ジョン・ナッシュのモデルが予想するように、平衡が混乱するとき、何かよくないことが起こりうる。[8] 考え方は単純だが、意味するところは深い。

治療用量以下の抗生物質を投与するという行為が動物の発達過程にどのように影響を与えるのか。それを調べるために、私たちはマウスを用いて一連の動物実験を行うことにした。これは私の研究者人生のなかで最も興奮に満ちた仕事となった。

第13章 ……そしてより太く

抗生物質は、なぜ家畜を大きくし、多くの脂肪を蓄積させるのだろうか。私たちの研究の最終目標は、体重を増加させ、体格を大型化させるという、家畜で見られた現象を実験室で再構築することにある。そして、そうしたことが起こる原理を探し出すことにある。この問題に対処するには大きなチームが必要だった。何人かの研究者が主要な役割を担った。消化器内科医のイルスン・チョー。大学院生のローリー・コックス。ローリーの学位研究はマウスを使ったもので、彼女は一四歳のときから父親の経営する会社のために細菌を扱う仕事を始めていた。それは、臨床細菌学の研究所向け製品の会社だった。次に大学院生のヤエル・ノーベル。こうした知的で献身的な人の存在なしに、研究はできなかったに違いない。他にも多くの人がこの研究に参加した。夏休みに実験に参加した高校生や大学生から、独立した研究を行う大学生、それに世界中から集まった研究者である(1)。

二〇〇七年、いくつかの試行錯誤の後に、私たちは一連の実験を開始した。治療用量以下の四種類の異なる抗生物質をマウスの飲料水に加える実験で、それを私たちは「治療用量以下抗生物質投与（STAT）」実験と呼んだ。実験にはメスのマウスだけを用いた。メスはオスに比べて大人しく、実験が容易だったからである。初期の結果は、必ずしも予想どおりではなかった。抗生物質を与えた群と与えなかった群で体重に違いは見られなかった。

イルスンらの研究グループは、マウスに体重増加が見られなかったという報告を受けた。そのとき、専門家の一人が「体組成についてはどうだろう」と発言した。[2] 彼が尋ねていたのは、脂肪と筋肉と骨の割合についてである。私たちの誰も、そのことについては検討していなかった。「二重エックス線吸収法をすればいい」と彼は言った。

二重エックス線吸収法とは、女性の骨量と骨粗しょう症リスクを検討する検査である。それは、どれほどの脂肪が体内に蓄えられているか、どれほどの筋肉が体内にあるかも教えてくれる。

彼の指摘は非常に重要だった。治療用量以下の抗生物質を与えた四群のマウス（STATマウス）は、どれも脂肪量が対照群より約一五パーセント増加していることが分かった。この違いは偶然によって説明できるものではなかった。

私たちは、治療用量以下の抗生物質投与が代謝を変え、体組成に影響を与えるという最初の証拠を得た。治療用量以下抗生物質投与群マウスは、より多くの脂肪を蓄えたが、筋肉量は対照群と同じだった。予想外の発見もあった。抗生物質を始めて三週後の生後七週で、マウスが骨量の増加を加速させた。骨量の増加は、マウスが大きく、高体長になることを意味する。しかし一〇週までには、全マウスの骨量はほぼ同量となった。骨への影響が見られたのは実験初期のみで、しかも抗生物質を投与されたマウスだけだった。後で述べるその後の実験で、私たちは骨への影響を発見したが、その影響のいくつかは生涯続くものであった。くり返しになるが、この現象は特定の抗生物質による効果ではなかった。それがある特定の抗生物質による効果だとすれば、それはその抗生物質の副作用あるいは別の作用の影響だと考えることができる。しかしすべての抗生物質において見られたとなれば話は異なる。この結果は、よりよい栄養と清潔な水に加えて抗生物質投与が、ヒトの身長に影響を与えることを部分的に説明する。

私たちは今、治療用量以下抗生物質投与が初期の発達に影響を与えることを知った。しかし、それがどのようにして起こるかはまだ明らかでない。何が家畜をより太らせ、初期の骨形成に影響を与えるのだろうか。マウスの飲料水に混入させた抗生物質は、どのように発達に影響を与えたのだろうか。私たちは、抗生物質が腸内細菌の構成を変えたのではないかと考え、マウスの糞便を調べることによってこれを研究することにした。糞便は腸内活動の最終産物であり、それぞれのマウスから毎日集めることができる。糞便を調べれば、同じマウスの時間経過による変化を調べることができ、また抗生物質を投与した群と投与しなかった群の比較や食事の違いによる比較が可能となる。

私たちはまた、盲腸と呼ばれる大腸上部領域からの材料を研究することとした。この盲腸内容物は研究にとって重要だった。どのような細菌が腸管に存在し、体内で活性化されているかということを、その内容物によって知ることができたからである。盲腸内容物は外科的に取り出さなければならなかった。したがって、それを採取できるのはマウスが死んだとき、つまり一度だけに限られた。腸内容物は、マウスであれヒトであれ、また大腸中であれ糞便中であれ、消化されなかった食物繊維、水、細菌で構成される。したがってそこにある遺伝子は、ほとんどが細菌由来となる。私たちは16SリボゾームRNAを標的として系統分析を行った。

すべての細菌は16SリボゾームRNAを持っている。タンパク質を作るために必要な遺伝子である。重要な点は、すべての細菌がこの遺伝子を持っているが、正確な遺伝子配列は細菌の種によって異なるということである。大腸菌の16SリボゾームRNAの配列は、連鎖球菌のそれとは異なる。16SリボゾームRNAの系統解析と、それに続くDNA産物の分析によって、私たちは細菌の国勢調査を行うことが可能になった。それはニューヨークやシカゴで行う国勢調査と似ている。それぞれの都市に、教師が何人いて、法律家が何人いる、警察官が何人いて、何人の児童がいるといったことが分かる。この場合で言えば、どのくらいの数のクロストリジウムがいて、バクテロイデスがいて、連鎖球菌がいるかということを、何千種類もの細菌に対して明らかにしていくのである。こうした細菌の国勢調査に基づいて、私たちはいくつかの重要な問題について言及することが可能になった。

第一に、抗生物質の投与は細菌の多様性、あるいは構成を変えるだろうか。別な言葉で言えば、抗生物質投与マウスの常在細菌は、非投与マウスと同程度の多様性を維持できるのだろうかということである。どちらの群にも多数の教師や生徒、警察官といった人々がいると予想できるが、そうした人々は、社会に多く見られる人だからそうなのか、一方で、保険計理人とかピアノ調律師とかいった（稀な職業の）人も同じ割合の存在が期待できるのであろうか。

私たちは治療用量以下の抗生物質の投与が、おそらくそれが低用量であるがゆえに細菌の多様性に明確な影響を与えないことを見出した。同じ数の「職業」が抗生物質投与群でも非投与群でも見られたのである。

細菌の組成に関してはどうだろう。抗生物質投与群での教師や警察官の相対的な割合はどうだろう。誰がそこにいるかは国勢調査で分かる。たとえば、ニューヨークとシカゴにおける教師と警察官の割合は、デリーや北京での割合よりも近いと推定できる。これが、私たちが腸内のマイクロバイオームで見たことである。

興味深いのはそこからだった。糞便か盲腸内容物かにかかわらず、治療用量以下抗生物質の投与は腸内細菌の人口構成を変えた。私たちは通常の治療用量の抗生物質が構成を変えることは予想していたが、非常に低用量の抗生物質の投与が同様の効果をもたらすかどうかに知見はなかった。しかし今、それが同様の効果を発揮することが明らかになったのである。

それは、腸内細菌の機能をも変えるのだろうか。答えは「イエス」。食物の大半は小腸で消化され吸収される。残った食物は大腸に達するが、その大方は消化されにくいものである。ここで細菌が働く。ある種の大腸内細菌が未消化食物を消化し、短鎖脂肪酸に変える。それが大腸で吸収される。短鎖脂肪酸の割合は、私たちが毎日摂取するカロリーの五〜一五パーセントに達する。細菌がこの「未消化の」食物からより効率的にカロリーを抽出すると、宿主はより多くの栄養を得ることができる。その結果宿主が太るのかもしれない。

私たちは盲腸内容物中の短鎖脂肪酸量を計測した。そして、低用量の抗生物質投与マウスでそれらが統計学的に有意に多いことを見出した。それは、抗生物質投与マウスが生後早期から、つまり生体の組織が最も発展する時期から、多くのエネルギーを得ることを意味する。

私たちは次に肝臓に注目した。肝臓は体の主要な代謝工場であり、消化管で吸収された短鎖脂肪酸を含む栄養素を、タンパクやデンプン、砂糖といったエネルギー源、あるいは脂肪に変える。脂肪はエネルギーを蓄積する分子である。私たちは、低用量抗生物質投与マウスの肝臓で発現する遺伝子を非投与群のマウスと比較した。

これは正しい選択だった。抗生物質投与群の肝臓は脂肪を産生し、また、太った動物の末端へそれを届ける遺伝子を多く発現していた。抗生物質投与群はより多くの脂肪を蓄えたが、脂肪の出所があるはずで、それが肝臓というのは腑に落ちた。肝臓は、消化管と脂肪組織の間で働く器官だからである。(3)

次の実験はローリーによって計画、実行された。実験は、マウスの生命のかなり初期に抗生物質を投与したときに何が起こるかをより詳細に調べるものだった。抗生物質として私たちはペニシリンを選んだ。イルスンの実験では、マウスは離乳した生後二四日で抗生物質を投与された。ヒトの赤ん坊で言えば、一二カ月に相当する。ローリーの実験では、妊娠中の母親に抗生物質を投与した。そうすることによって、母親の常在細菌は、膣常在細菌を含めて最初から変化を被った状態となる。こうして新生マウスは生後直後から、変化したマイクロバイオームにさらされる。その後も私たちはマウスに抗生物質を投与し続けた。予想どおり、誕生時から抗生物質に暴露され続けたマウスは、二四日目以降に暴露されたマウスより大きく成長した。このやり方は、私たちの実験の標準的手法となった。

続いてローリーは、マウスが太り始める時期に焦点を当てた実験を行うことにした。マウスは生まれたときから急速に成長するが、それは子どもの頃から余分な脂肪を蓄え始めるからなのだろうか、あるいは脂肪の蓄積にはしばらく時間が必要なのだろうか。実験の結果、オスのマウスでは一六週目に対照群との違いが明らかになった。メスのマウスでは二〇週で脂肪の増加が見られた。二〇週は、マウスにとって中年に相当する。オスもメスも、一度脂肪の蓄積が起こると、それは一生涯続いた。

ローリーはさらに、どの種類の細菌が子どものマウスの体内で優位になっているかを調べた。四週目の対照群マウスでは乳酸桿菌が優位だった。これは母親の膣常在菌である。この結果は予想どおりだった。というのも、これら四週目のマウスはちょうど授乳期を終えたところで、この時期は、マウスもヒトも乳酸桿菌が優位である。

一方、抗生物質を投与した群では、乳酸桿菌の多くが消失しており、他の種類の細菌が優位になっていた。身体組成の変化は一六週後に現れたが、常在細菌の変化は四週で明らかとなった。重要な観察であった。マイクロバイオームの変化は、身体組成の変化に先立って起こる、ということである。

セントルイスのワシントン大学に勤める、長年の友人であり同僚であるジェフ・ゴードンが行った素晴らしい研究が、私たちの研究結果に深い示唆を与えてくれた。ジェフはマイクロバイオームの分野では著名な研究者であり、消化管がどのように発達し機能するかについて長年研究を続けていた。ジェフらは、レプチン産生遺伝子を欠損したマウスの研究を行っていた。レプチンは食欲を制御するホルモンで、エネルギーを蓄えるのか使うのかを、脳が決定するのを助ける。レプチン欠損マウス（ob／obマウス）は顕著な肥満となる。ジェフとジェフの同僚は、レプチン欠損マウスの常在細菌が同じ母親から生まれた非欠損マウスと異なるかどうかを調べた。答えは「イエス」だった。腸管には異なる細菌叢が存在していたのである。

ジェフは次に、細菌群が代謝において異なる役割を演じるか否かを検討した。肥満したレプチン欠損マウスの消化管内容物と、正常マウスの消化管内容物が無菌マウスに移植された。無菌マウスは、細胞の少ない薄い腸管壁を持ち、あまり体重が増加しなかった。しかし無菌マウスを無菌でない状態に戻すと、どうなるだろう。(4) ジェフの発見は世界を驚かせた。肥満マウスの細菌が移植されたマウスの体重は、正常マウスの細菌が移植されたマウスに比較して、脂肪蓄積が速い速度で起こったのである。(5)

考慮すべき点もあった。ジェフの実験マウスは、そもそも肥満にするために遺伝子を欠損したマウスだったということである。それが肥満の原因であり、マイクロバイオームの変化は二次的なものであった。ジェフらは、肥満が細菌やその機能に与える影響を明晰に記述したが、それは肥満の根本的原因に言及したものではなかった。さらに言えば無菌マウスは、免疫と代謝に関する仮説を検証するための見事な実験系を提供するものだったが、完全に人工的なものだという欠点もあった。自然界には無菌マウスや無菌ヒトは存在しない。それでも、私たちは宿主と細菌の相互作用について多くのことを学んだ。

私自身の見方はと言えば、それは、抗生物質が人生の早期に誘発する常在菌の動揺が宿主の代謝に変化を引き起こす主要因ではないか、というものだった。こうした仮説に関してより詳細な結果を得るには、さらに二年の歳月が必要だった。

次に私たちは、治療用量以下の抗生物質と高脂肪食の両者を同時に与えた群で、何が起こるかを検討した。子どもたちの食事は近年、糖分のたくさん入った飲料や、高脂肪の食事など、高カロリーのものへと変わってきており、平均摂取カロリーも一、二世代前と比較して増えている。カロリー過多の食事をとったマウスは太る。抗生物質投与は、そうした傾向を増長するのだろうか。あるいは減少させる、または中立であろうか。

ローリーは、この実験を「高脂肪食＋治療用量以下抗生物質投与（FatSTAT）」実験と呼んだ。結果はまたもや興奮に満ちたものとなった。高脂肪食投与マウスは普通食投与マウスよりも大きくなった。抗生物質を追加投与したマウスは、さらに大きくなった。私たちは、結果的に現代の畜産家の飼育方法を真似したことになった。高脂肪食と抗生物質、両者を投与されたオスのマウスは、約一〇パーセント大きくなった。脂肪と筋肉の両者が増えた。しかし最も驚いた違いは体脂肪量だった。オスのマウスで約二五パーセント増、メスのマウスではなんと倍増したのである。高脂肪食投与のメスのマウスでは約五グラムの脂肪増加が見られた。高脂肪食と抗生物質の同時投与群のメスのマウスでは、約一〇グラムの脂肪増加が見られた。つまり二倍の増加である。マウスの全体重は二〇〜三〇グラムだ。

このように抗生物質には脂肪増加効果がある。高脂肪食にも同様の効果がある。両者を合わせた効果は相加的以上の相乗的効果を発揮した。メスのマウスに対する抗生物質投与は、余分なカロリーを脂肪へと変換させる働きを持つ。一方オスのマウスは、余分なカロリーを筋肉と脂肪の両者を増加させることに使う。こうした性による違いの理由を私たちはいまだに知らない。しかしこうした観察は、高カロリーな食事だけで肥満の蔓延を説明するのは不十分であるという考えと一致している。抗生物質が何らかの関与をしているという点でも同様であった。

私たちは、ローリーの論文審査委員会が提起した別の単純な問題も調べてみることにした。その時点まで、私たちは抗生物質を投与したマウスをずっと飼育し続けていた。数週間の抗生物質投与が、体重の恒常的増加に寄与するに十分かどうかを研究しようと考えたのである。これは、子どもの将来を考える際に重要な研究となる。体重増加が長期間の抗生物質投与後にだけ起こるとすれば、子どもたちへの影響は限定的なものになる。一生涯にわたって抗生物質を飲み続ける子どもは、ほとんどいないからである。しかし短期間の抗生物質への暴露が（長期間続く）問題を引き起こすとすれば、これは近年の肥満流行を説明するかもしれない。子どもは、耳や呼吸器感染のために、とくに生後早期に抗生物質の投与を受けることが多い。

二〇一一年三月ローリーは、「継続的治療用量以下抗生物質投与（ＤｕｒａＳＴＡＴ）」実験を開始した。ローリーはマウスを四群に分けた。抗生物質投与のない対照群。治療用量以下の抗生物質を四週間だけ与えた後に停止した群。八週間与えた後に停止した群。そして抗生物質を実験期間中与え続けた群。すべてのマウスに高脂肪食が与えられた。ローリーは比較を容易にするために、メスのマウスを実験に用いた。

実験の期間をとおして抗生物質を与え続けられたマウスは予想どおり、抗生物質非投与の対照群に比較して体重増加が見られた。しかし、四週間あるいは八週間の投与後に中止した群の体重は、二八週間抗生物質を与えられ続けた群と同じであった。ペニシリンを投与されたマウスでは、投与されないマウスに比べて、全体で一〇～一五パーセントの体重増加と三〇～六〇パーセントの脂肪増加が見られた。別な言葉で言えば、生後早期における治療用量以下の抗生物質投与は、その影響が一生涯続くに十分であることを意味する。マウスの発達過程が変化するのである。しかし、「継続的治療用量以下抗生物質投与（ＤｕｒａＳＴＡＴ）」の結果は、「高脂肪食＋治療用量以下抗生物質投与（FatＳＴＡＴ）」の結果と全く同じではなかった。実験条件が異なっていたので、結果を直接的に比較することはできない。意味のある比較はそれぞれの実験系のなかで行わなければならなかった。科学では重要なことである。異なった実験系のマウスを比較する際には、注意を要する。実験条件は、しばしば想定範囲外で変化する。だとしても傾向は分かるかもしれない。生後早期からの治療用量以下の抗生物質投与はマウスの発達と成長に永続的な変化をもたらす可能性がある。

私たちは次いで、マイクロバイオームそれ自身を研究することにした。ローリーは小さな糞便の塊を一日に一回、すべてのマウスから熱心に集めた。数千もの小さなプラスティックの試験管が白い箱に収められた。ひとつの試験管には一塊の便が入っていた。それが、ひとつの箱に一〇〇本。一万八〇〇〇個の糞の塊は、約一ポンドの重さになった。同じ重さの金塊よりも価値あるものだった。それがヒトの「肥満の秘密」を握っていたからである。

ローリーは糞便中のＤＮＡ構成を確定するために、数百検体の遺伝子の塩基配列を決定した。そして、糞便中の細菌構成を再構築した。

最初彼女は、ペニシリンが投与された、生後三週間でかつ離乳したばかりのマウスの検体を、ペニシリン非投与で同時期のマウスの検体と比較した。両群マウスの細菌叢の構成はいくぶんかの重複はあったが、明らかに違うものであった。結果は私たちの予想どおりで、抗生物質は消化管細菌の構成に影響を与えていたのである。

次に私たちは、実験開始から八週で得られた糞を研究した。三群のマウスが存在していた。①抗生物質非投与群、②抗生物質の継続投与群、そして③抗生物質を四週間投与後に中止した群である。予想したとおり②と、対照群である①③との細菌叢構成上の差は、三週目より開いていた。しかし①と③という対照群同士の間ではほとんど差が見られなかった。抗生物質は何らかの働きをしていたのであるが、これは四週間の抗生物質投与が細菌叢に与える効果が一時的だということを示してもいた。しかし、そうしたマウスも②と同様に太ったことを忘れてはならない。生後早期における抗生物質への暴露は、それが短期間であっても常在菌に動揺を引き起こし、その影響は生涯に及びうる。ただし影響が永続したとしても、常在菌の動揺が永続する必要はない。

これは鍵になる発見だった。子どもたちに何が起こっているかを、これが示しているのではないか。マウスの細菌叢を生後早期の重要な時期に攪乱することは、発達過程に変化をもたらすに十分である。この実験は、抗生物質が発達過程を変える潜在的能力を持っていることを示した。もちろん、発達は多次元の要因によって起こる。それは代謝であったり、免疫であったり、あるいは精神作用であったりする。赤ん坊は、寝ていたり、夢を見ていたりする間に成長するが、一方で彼らの発達は細菌との関係でかたちづくられているのである。この大切な時期には、一時的なマイクロバイオームの攪乱でさえ大きな違いを生み出しうる。[6]

私たちは科学者である。詳細を学び、機能を発見しながら、物語をさらに広げる必要がある。表面的には単純に見える疑問に答える必要がある。それはどのように働くのか。抗生物質への暴露の何がそれほど重要なのか。それは抗生物質の影響か、あるいは細菌への影響以外のペニシリンに特有の人体への作用か、といった問題である。ジェフ・ゴードンによって行われた研究を含む先行研究と同様、私たちもマウス間の細菌移植実験によって、こうした疑問に答えようとした。

私たちの初期の疑問とは、体重増加は抗生物質の直接的な影響によるものなのか、それとも抗生物質が常在細菌叢に与えた影響によるものなのか、というものだった。私たちは、それは後者だと推測した。しかし推測は推測でしかない。推測を証明するために、私たちは「治療用量以下抗生物質投与（ＳＴＡＴ）」マウスの、あるいは対照群マウスの細菌叢を中立的な環境に移植し、その移植されたマウスに何らかの違いが観察されるかどうかを調べることにした。ジェフが行ったように、私たちは無菌マウスで影響を評価する方法を選んだ。

まず、無菌のメスマウスを一五匹購入した。二〇一一年八月後半、マウスは三つのプラスティックに入って到着した。ひとつの包みに五匹ずつ、離乳したばかりの生後三週のマウスだった。マウスはプラスティックのなかで最低七二時間は生存できると、出荷先の会社は告げた。私たちが実験を開始するに十分な時間だった。私たちは、それを「治療用量以下抗生物質投与群の腸内細菌移植（ＴｒａｎｓＳＴＡＴ）」マウスと呼ぶことにした。治療用量以下抗生物質投与によって変化した一連の細菌叢を無菌マウスに移植したからである。

一方ローリーは、「継続的治療用量以下抗生物質投与（ＤｕｒａＳＴＡＴ）」マウスから六匹の生後一八週マウスを選んだ。三匹は対照群からで、三匹は継続的抗生物質投与群から選んだ。それぞれのマウスから盲腸内容物が収集され、グループ別に貯蔵された。細菌学における豊富な経験を活かして、ローリーは細菌の生存能力を最大限に維持するために、細菌の酸素への暴露を最小限にするよう特別な措置を施した。細菌の一部は酸素に対して非常に敏感だったので、酸素への短い暴露でさえ致死的となった。それから彼女は盲腸内容物をそれぞれ無菌マウスの胃に移植した。七匹が抗生物質非投与群マウスの腸内容物を移植され、八匹は抗生物質投与群マウスからの内容物が移植された。盲腸内容物を胃へ移植などと聞くと、私もそうだが読者も食欲不振を引き起こすだろう。しかしマウスは本来糞食性である。彼らは定期的に自身の糞や、あるいはケージを同じくするマウスの糞を食べる。

こうして、無菌マウスはもはや無菌ではなくなり、「普通の」マウスになった。私たちはこうしたマウスを五週間追跡した。糞便を採取し、二重エックス線吸収法を含む計測をそれぞれのマウスに対して四回行った。移植されたマウスは、どのマウスにも抗生物質は投与されなかった。生育条件はすべて同じで、違うのは移植された細菌だけだった。

まだ成長期にあったため、すべてのマウスで予想どおり体重増加が見られた。しかし、抗生物質投与マウスの細菌を与えられたマウスの体重と脂肪の増加は、より大きかった。効果は小さいものではなかった。抗生物質投与マウスの細菌を移植されたマウスの体重は、対照群に比較して一〇パーセントの増加が見られた。脂肪は四〇パーセント増加していた。

この実験でローリーは、抗生物質投与が誘発する発達過程の変化が、細菌の変化のみによって達成されることを証明したのである。

治療用量以下の抗生物質を投与したマウスは、家畜に何が起こっているかを教えてくれた。一方私たちの主な関心はヒトの子どもにあった。子どもたちが抗生物質を投与される場合でも、それがずっと続くことはない。通常五〜一〇日程度の短期間であることが多い。期間は、耳感染とか気管支炎、咽頭炎といった感染の種類や、医師の判断によって決まることが多い。

私は、短期間だがくり返される抗生物質の投与が体重や脂肪の増加に影響を与えるかどうかを見たいと思った。そこで新しい実験系を考案した。私たちは、それを「抗生物質パルス療法（PAT）」と呼んだ。マウスは低用量の抗生物質投与の代わりに、ヒトの子どもが抗生物質治療を受けるのと同じように、数日間を一サイクルとした投与を複数回、治療用量で投与された。

パルス療法に用いられる抗生物質として、アメリカの子どもに処方される抗生物質の八〇パーセントを占めるアモキシシリンとタイロシンが選ばれた[7]。マウスは四群に分けられた。①抗生物質を投与されない（対照）群。②三サイクルのアモキシシリンを投与される群。③三サイクルのタイロシンを投与される群。④タイロシン—アモキシシリン—タイロシンの順番で三サイクルの抗生物質を投与される群（二種類の抗生物質による相乗効果があるかも知れないと考えた）である。

抗生物質を乳児マウスにできる限り早く投与するために、ヤエルは、出産一〇日後に母親マウスの飲み水に抗生物質を加えた。もちろん、対照群では加えなかった。抗生物質が血中に流れ、母乳を通して子マウスに抗生物質が与えられ、常在菌に影響を与えると考えたのである。予想は正しかった。

最初の抗生物質パルス療法は、マウス誕生後一〇〜一四日目に行われた。離乳後の二八日目と、三七日目に、それぞれ三日間にわたってマウスの飲料水に抗生物質が加えられた。四一日目には、抗生物質によって生じる違いを強化するために、すべてのマウスに高脂肪食が与えられることになった。実験に使われたマウスはすべてメスだった。

二八日目までに、抗生物質パルス療法マウスは対照群に比較して有意に早い成長を示した。続く一五〇日間、私たちは、脂肪、骨、筋肉の計測を行った。一五〇日は、マウスが中年から初老に入るに必要な日数だった。抗生物質パルス療法マウスでは対照群と比較して筋肉量の増加が認められた。しかし脂肪量には大きな違いは見られなかった。アモキシシリンを投与されたマウスは、実験期間を通じて骨量と骨塩量の増加を示した。抗生物質の投与は生後かなり早くから始められたので、おそらくこの傾向は一生涯続くだろう。アモキシシリンは小児期に最もよく処方される抗生物質である。これが近年のヒトの高身長化に最も寄与したのかもしれない、と推測することはできるだろう。[8]

ヤエルは三〇〇〇以上の糞をマウスから集めた。すべての検体について、それぞれどのマウスから、いつ採取し、そのマウスにはどのような治療が行われたかということを把握していた。ワシントン大学の同僚たちの助けを借りて、私たちは糞便の遺伝子解析を行った。[9] 治療が動物の腸内細菌の多様性にどのような影響を与えるか知りたいと思ったのである。

母親の糞便中には平均で八〇〇種類の細菌が存在していた。初回の抗生物質パルス療法後、対照群の子マウスは母親と同様の結果を示した。しかし、アモキシシリン投与群の子マウスの糞便中の細菌の種類は約七〇〇種類であり、タイロシン投与群とタイロシン＋アモキシシリン投与群では、たった二〇〇種類に減少していた。別な言葉で言えば、一サイクルの抗生物質の投与で、糞便中の細菌の約三分の二が消失することがあるということになる。同様の効果はアモキシシリンでも見ることができたが、その効果はタイロシンや多剤混合抗生物質の効果よりも緩やかだった。

三サイクルの抗生物質投与終了後に、私たちは細菌の種類の多様性が元の状態に戻るかどうかを観察した。アモキシシリン投与群では大抵そうなった。アモキシシリンは、相対的に穏やかな薬剤である。しかしタイロシン投与マウスでは、最後の抗生物質投与から数カ月経っても多様性は回復しなかった。タイロシンは、母から子に手渡された細菌の組成を恒久的に抑制すると言えるかもしれない。[10]

私たちはまた、いわゆる「細菌多様性の均質性」を計測した。これが高いということは、多くの種類の細菌がほぼ同等の割合で存在することを意味する。それが低いということは、ひとつあるいは数種類の細菌が非常に優位になっている状態を指す。均質性が高いということは、ヒトの社会で言えば、多くの異なる職業人が存在する、平時の状態と言えるかもしれない、一方、兵士の数が増える戦時というのは、均質性が低い状態と言える。戦争は、社会の職業構成を著明に変える。タイロシン治療は、細菌に戦時と同様の低い均質性を与えるものとなった。抗生物質パルス療法はマウスが発達する生後の早い段階で、細菌叢の構成に恒久的な変化をもたらしたのである。

これまで見てきたように私たちの行った実験は、生後早期における治療用量以下の抗生物質投与や抗生物質パルス療法が、常在細菌を通じてマウスの発達を変えるということを示した。しかしマウスはヒトではない。私たちは、肥満と子どもの抗生物質使用を結びつけて考えている人がいないかと思った。現在進行中の大型プロジェクトをはじめ、小児肥満に関する多くの研究があるにもかかわらず、それは出生時体重やテレビを見る時間、運動量、毎日の食事の詳細に関するものであり、私たちが知る限り、抗生物質と肥満を関連づけて考えている者は他にはいなかった[11]。

その頃だった。同僚である医師のレオ・トラサンデとヤン・ブルスタインは、イギリスで行われたエイヴォン親子長期研究（ALSPAC）の存在を知った[12]。これは一九九一年に始まった調査で、一万四五〇〇〇人以上のエイヴォン・ヘルス・ディストリクトの妊婦が研究に参加した。出生時に研究に参加することになった彼女たちの子どもは、続く一五年間追跡調査された。私たちはとくに、過剰体重や肥満の子どもに関心を持った。

幸運なことに、定期的に母親によって記入される質問紙に興味深い質問があった。子どもが投与された薬に関する質問のなかに「この質問紙に先立って、お子さんに抗生物質を飲ませたことがありますか?」という質問があった。この調査は、子どもが六カ月、一五カ月、二四カ月の時点で行われていた。約三分の一の子どもが、生後六カ月以内に抗生物質の投与を受けていた。二歳までには四分の三の子どもが抗生物質治療を受けた経験を有した。こうした抗生物質の投与は何らかの違いを引き起こしただろうか。計算は複雑だった。レオのような優秀な統計学者でさえ、解析には時間がかかった。レオは抗生物質の影響を検討するために、出生時の体重、母親の体重、母乳か人工乳か、授乳期間はどのくらいかなどの因子の影響を調整する必要があった。

結論は以下のようなものだった。生後六カ月以内に抗生物質を投与された子どもは、より肥満傾向にあった。想定内の結果であった。生後早期に抗生物質を投与されればされるほど、家畜への抗生物質の影響は強い。ローリーもマウスの実験で、生後早期における投与はより影響が大きいことを示していた。ヒトの赤ん坊の成長にとってどの時期が最も重要かと言えば、それは最初の数カ月だということになる。農場と同じように、マウスの実験、あるいはヒトの子どもの疫学的研究でも、生後早期の抗生物質への暴露は身体を大きくする、あるいはより多くの脂肪を蓄積することを示した。私たちはさらにマウスでさまざまな実験をしたが、結果は常に同じ方向を示した。

最初の疫学研究の後、ヤンとレオはエイヴォン親子長期研究を使って出産法を調べた。同様の統計学的解析法を用いて、二人は帝王切開と肥満の間に関連が存在することを見つけた。これは、二〇一一年から二〇一三年に公表された、アメリカ、カナダ、ブラジルそしてイギリスの小児肥満に関する一連の研究の一部をなすことになった。これらすべての研究には意図や結果に違いがあり、たとえば私たちは母親がすでに肥満の場合、あらゆる影響が現れることを確認した。しかし、調査対象となったすべての人々の間で、帝王切開には悪い結果との関連が見られたが、リスク要因は複合的で、帝王切開の他にもある可能性があった。[13] それまで、帝王切開と小児肥満の関係を研究した者はいなかった。妊婦が帝王切開に同意するインフォームド・コンセントには、「帝王切開のリスクのひとつとして、子どもが将来肥満になる、あるいはセリアック病、喘息、アレルギーを起こすリスクがある」という一文が加えられる日が来るかもしれない。

右記に私は、肥満以外の疾病についても挙げたが、それは帝王切開とこうした現代特有の疾病とを結びつける説得的な研究が存在するからである。[14] 医学的介入がどのように子どもの発達過程に影響を与え、そうした病気を引き起こすか知ったなら、そうした病気を防ぎ、治療する方法を見つけることができるかもしれない。しかしまず、そうした問題のさらに詳細を見ていくことにしよう。

第14章　現代の疫病を再考する

一九七四年、一三歳だったキャシーは夏のキャンプに行くために健康診断を受けた。私は彼女の家族をよく知っていた。キャシーはエネルギーに満ちた少女だった。彼女に何か起きていると考える者は誰一人いなかった。医師は母親に、キャシーの尿に糖が出ていると電話で告げた。

「糖尿病です」と医師は言った。

「症状は穏やかですが、注意深い観察が必要です」

キャシーの祖父は四〇代で糖尿病を発症し、五〇代初めで亡くなった。それでも、医師のこの知らせはショックだった。

当初、キャシーは幸運だった。糖尿病と診断された子どもの多くは重篤な症状を示す。急激に体重が減り、ベッドは汗で濡れ、恒常的な喉の渇きを訴え消耗していく。しかし、キャシーにはそうした症状は見られなかった。運動が得意で健康的な少女。淡い金髪にメガネをかけた褐色の目。キャシーはいたって健康に見えた。最初の一年間は食事制限によって糖尿病をコントロールできた。しかし一〇代後半になるキャシーはそうした制限に憤慨し、反抗するようになった。放課後、友達とアイスクリームを食べるなど、しだいに糖尿病専門看護師らの指導を無視するようになった。

一年後、キャシーの血糖値は危険な水準にまで上昇し、毎日インシュリン注射を受けなければならなくなった。この事態はキャシーをさらに憤慨させた。食べたいものを食べることができないのは不公平だと思ったのである。不公平な人生を生きなければならないことに彼女は怒りを覚えた。病気を厳密にコントロールしようという説得は無視された。しばらくしてキャシーは、一日二回のインシュリン注射を必要とするようになった。インシュリン注射のために血糖値が必要以上に低くなることが何度もあった。そのたびに、彼女は入院した。

緩解と増悪をくり返しながらもキャシーは、最大限の勇気や意志の強さを発揮した。寛大な心で人生を目一杯生きた。大学を卒業し、ソーシャルワーカーになり、結婚し、二五歳のときに一児の母となった。糖尿病は彼女の妊娠を難しいものにした。ポンプでインシュリン投与を受けた。が、それはあまりうまくいかなかった。彼女は二度とインシュリン・ポンプを使うことはなかった。出産後、彼女の血糖値は一時期安定した。しかし、徐々に血糖値はコントロールすることが難しくなっていった。キャシーはときおり禁じられた食べ物を過食した。運動をしない彼女のインシュリン量はいつも不安定だった。

やがて糖尿病は障害を引き起こした。脚は感覚を失い、手の腱は拘縮し、指はネジ曲がった。三五歳のとき、九歳になった娘が糖尿病を発症した。インシュリン注射が開始された。医師は遺伝的傾向が原因だと言った。キャシーはその言葉に罪悪感を覚えた。

それでもキャシーは懸命に生きた。四〇代も半ばに入る頃の彼女はじつに自分らしく生きていた。離婚し、再婚し、養子を取り、病気にしばられるのではなく、自分のペースで生きていた。ところがその頃には彼女の腎臓が機能を果たさなくなり始めていた。腎移植のリストに名前が載せられた。四六歳で心臓発作が起き、糖尿のコントロールはより難しくなっていった。低血糖発作がたびたび起こるようになり、痩せていった。二〇〇一年、キャシーは意識不明になり、昏睡に陥った。一週間後に亡くなった。五〇歳の誕生日を迎える少し前のことであった。

I型糖尿病（若年性糖尿病）は自己免疫疾患である。抗原と呼ばれる外来タンパク質を認識する免疫細胞（T細胞）が自己のタンパク質に対して反応する。この若年型糖尿病では、免疫細胞が膵臓を攻撃し、インシュリンを作る膵島細胞を破壊する。病気はどの年齢でも起こる。しかし最も多い発症年齢は乳児から三〇代後半にかけてである。対照的に、成人に発症するII型糖尿病はインシュリンへの抵抗性によって起こる。細胞がインシュリンに適切に反応することに失敗するのである。これは肥満に関係し、人生のより後半に起こる。

インシュリンは血糖に関して鍵となるホルモンである。血液中を循環する主な糖はグルコースと呼ばれるもので、これが体中の細胞のなかに入り栄養を与えるのを可能にしているのがインシュリンである。膵島細胞が破壊されたとき、キャシーのインシュリン生産体制は崩壊した。インシュリンを生産できなくなって、彼女の細胞は飢餓に陥った。血中には糖が満ち溢れていたにもかかわらず、彼女の細胞は糖を利用することができなかったのである。腎臓は過剰な糖を吸収できず尿中には糖が溢れた。それが脱水を引き起こした。キャシーは、吸収することができなかったカロリーを尿から排出していたのである。

一度インシュリン注射を受け始めると、彼女の血糖は正常範囲に収まるようになった。しかし危険は隠されただけだった。投与されるインシュリン量が多すぎた場合、血糖値は危険な水準にまで低下した。こうなると震えが起こり、汗をかき、意識を失うことになる。血糖値が高いままだと、長期間にわたり彼女の心臓、血管、神経、皮膚、腎臓が障害される。

私はこの物語を、糖尿病が恐ろしい病気だということを伝えるために書いているのではない。それは確かに恐ろしい病気ではあるが、むしろ私は、糖尿病が急激に拡大していることに警告を発したいのである。I型糖尿病の発症は先進国においてこの二〇年で倍増した。発症年齢は若年化した。キャシーが診断された頃、発症の平均年齢は九歳だった。それは平均九歳で、患者の膵臓のインシュリン生産細胞が完全に障害されることを意味する。つまり障害はそれ以前から始まっていたことになる。今、I型糖尿病の平均発症年齢は約六歳だ。なかには二歳、三歳で発症する子もいる。そうした子どもは、膵島細胞が二歳の誕生日を迎える前に消失していることになる。[1]

このような糖尿病の増加の原因については多くの仮説がある。いくつかの遺伝子が、子どもたちにこの病気を引き起こすことが知られている。そうした遺伝子が祖父からキャシーへと、両親を飛び越えて伝えられた可能性はある。しかし最近の研究は、I型糖尿病を引き起こす環境因子に注目したものとなっている。それらのなかには昔ながらの「衛生仮説」や、ウイルス、ビタミンD欠乏症、牛乳によって生じる抗体などが含まれる。

文献を渉猟するうちに、糖尿病のリスクに対して他にも指標があることが分かった。若年性糖尿病は帝王切開によって生まれた子ども、背の高い男の子、生後最初の一年間に体重が大きく増えた子どもに多く発症する。[2] こうした観察は、生後直後の常在細菌の動揺が病気発症に寄与しているのではないかということを疑わせた。

二〇一一年三月、ヒト・マイクロバイオーム計画の会議で、若年性糖尿病基金のプログラム・オフィサー、ジェシカ・ダンに会った。彼女から私はニューヨークの本部で講演するよう招待された。彼女は、私が以前に抗生物質と肥満の関係に関する私たちの研究について話すのを聞いて、関心を持ったようだった。

私は幸運だった。私はそのときすでに、ニューヨーク大学の医学生で、膵臓の炎症がマイクロバイオームに与える影響に興味を持つアレクサンドラ・リヴァノスと一緒に仕事を始めていたからである。私は彼女に、研究の焦点を一般的な膵臓からⅠ型糖尿病の膵臓へ変えてはどうかと提案した。それは大きな変更ではなかった。私たちは依然として膵臓の障害について研究していたからである。しかし、私たちが探していたものとの関連と、それへのアプローチという点では大きな変化だった。

七月までにアリー〔アレクサンドラ〕は、ヒトのⅠ型糖尿病に似た糖尿病を発症するマウス（NODマウス）に対して、生後早期における抗生物質投与の影響について研究を始めていた。私たちは仮説を持っていた。これまでの研究によって、さまざまな治療が糖尿病の発症を遅らせることが分かっていた。それでは、糖尿病の発症を加速させる要因はあるのだろうか。[3] 私たちの仮説は、抗生物質が病気の発症年齢や重症度を高めるのではないかというものだった。

その間、私の方は糖尿病基金への研究資金の申請書に、治療用量以下の抗生物質を投与したマウスと、治療用量の抗生物質の数次にわたる投与（抗生物質パルス療法）がマウスに与える影響について研究をしたいと書いた。幸い申請は認められたが、金額は申請額の半額だった。財源に限りがあるので、基金は抗生物質パルス療法ではなく治療用量以下抗生物質投与に絞って研究してはどうかと言ってきた。これまでの研究を見る限り、その方が将来性がありそうだから、ということだった。幸い私には、いくらか別の研究資金があった。私たちは両方の実験を行うことにした。[4]

研究は、本書を執筆している今この瞬間にも進んでいる。ただしアリーは、予備研究の結果をすでに何度か学術的な場で発表している。彼女の研究は、パルス療法が病気の発症を早めることを示した。しかし現時点においては、その影響はオスのマウスに限られている。糖尿病発症以前でさえ、抗生物質に暴露されたマウスの膵島細胞は炎症によって大きく毀損されていた。アリーはまた、腸管免疫細胞が抗生物質によって変化していることを見つけた。これもまた、糖尿病発症以前に、である。これは、腸管における通常でない相互作用が膵臓の破壊に先立つことを示す証拠となった。最近アリーは、パルス療法がマウスの糖尿病発症前に、さらにはある種の細菌が防御的に働く前に、マウスの常在細菌の構成を変えることを示した。興味深いことに、パルス療法によるそうした効果は、治療用量以下の抗生物質投与の効果より強かった。両方の実験を行うという私たちの決断は正しかったのである。

若年性糖尿病もまた、抗生物質への早期暴露が原因となりうる、もしくは少なくとも発症を加速させる病気と言えた。ヒトとマウスは違うが、こうした発見は、免疫システムが発達段階にある生後早期のマイクロバイオータの攪乱がもたらすリスクについての私たちの考えと一致していた。私たちは今、これまで述べてきた病気について、そのメカニズムをより深く理解するための研究の最中にある。そのために、マサチューセッツ州、フロリダ州、ノースキャロライナ州そしてスウェーデンの研究者と共同研究を行っている。これまでに少なくともオスのマウスでは、生後早期の抗生物質への暴露が、発症数を増やすという意味でも、発症年齢を引き下げるという意味でも、糖尿病リスクを悪化させているという証拠を得ている。

私の娘ジェニアは一九八三年に生まれた。当時の多くの子どもがそうであったように、彼女も何度も耳感染を引き起こした。当時、小児科医は耳感染を治療するために、耳管にチューブを残置することを勧めた。しかし私は、医師としてその考えに賛成できなかった。鼓膜に生涯にわたる瘢痕を残すからである。医師は私の意見を尊重してくれた。ジェニアは耳管にチューブを残置する代わりに、六、七歳になるまで数日から一週間に及ぶ抗生物質治療を受けることになった。抗生物質の大半はアモキシシリンだった。甘いピンク色の液体だ。彼女の例は、当時としては特別なものではなかった。

ジェニアは成長するにつれ、軽い喘息と、マンゴーの皮を含むいくつかの食物にアレルギーを示すようになった。しかし喘息は軽かったのでやり過ごすことができたし、マンゴーも口にしなければいいので、ほとんど問題のない日常生活を送っていた。

ジェニアは、私の亡くなった母なら「偉大な人道主義者」と呼ぶような少女に成長した。一〇代の彼女はラテンアメリカへ行き、働き、学び、恵まれない人々を助けたが、その過程で多くの旅をし、多くのことを経験した。どこをどう旅し、何を食べ、何を飲んだかを考えれば当然のことだが、彼女は数多くの下痢を経験した。それは、旅行者や医師が「旅行者下痢」あるいは「モンテスマの復讐」〔メキシコの旅行者が経験する下痢。アステカ最後の皇帝の名〕と呼ぶものであった。下痢はときに数週間続いた。ジェニアは、とくに不快な腸管感染症で原虫によって引き起こされるジアルディアも数回経験した。それにはメトロニダゾールと呼ばれる抗生物質が有効だった。メトロニダゾールは腸管感染の治療にしばしば使われており、ジアルディアだけではなく消化管常在細菌に広く効果を発揮した。ジェニアは二〇〇八年から二〇〇九年にかけて、メトロニダゾールによる治療を四回受けた。しかし彼女の腹痛は、よくならなかったばかりか悪化した。

二〇〇九年、エクアドルで働きメトロニダゾールの別の投与を受けた後、ジェニアは重症の腹痛を発症した。持続的な下痢に襲われた。症状は何カ月にもわたって続いた。血液検査は彼女が貧血であり、ある種のビタミン吸収が阻害されていることを示した。ジェニアはボストンに帰ってきて、法律を勉強することになっていた。ある夜、ジェニアの症状はひどく悪化し、マサチューセッツ総合病院の救急室へ運ばれた。医師たちは急性の虫垂炎を疑った。幸運なことに、彼らが手術の決断を下す前にジェニアの症状は改善した。

私は取り乱した。世界のあちこちには、私の知る腹部疾患の専門家がいた。なかでも優れた何人かの医師に連絡をとった。しかし彼らも私も、娘の病気の原因を見つけ出すことはできなかった。ジェニアはセリアック病の血液検査を受けた。セリアック病とは腸の不調で、下痢や腹痛などの症状を示す。しかし、検査は異常なしだった。

セリアック病（名前の由来は「腸管内の中空」を意味するギリシャ語）になると、患者は小麦に含まれる主要なタンパクであるグルテンにアレルギーを示す。グルテンは小麦だけではなく、大麦やライにも含まれる。少量のグルテンでも、免疫反応が引き起こされ、健康な小腸細胞が障害される。別な言葉で言えば、免疫はグルテンを食物ではなく、致死的な外来者として認識するのである、症状は、腹痛、下痢、腹部膨満、倦怠感。何カ月にもわたってグルテンを避けたとしても、グルテンにふたたび暴露するや、症状は再発する。

セリアック病の発症率は一九五〇年以降、四倍以上になった。過去一〇年間で急増した[5]。

二〇〇九年にジェニアは上部消化管内視鏡検査を受け、セリアック病診断のための生検を受けた。検査結果は異常なしだった。ジェニアの症状は一年以上も続いた。それは悲惨なものであった。

友人の一人が、食物アレルギーではないかと示唆した。二〇一〇年五月、ジェニアは、私の同僚でアレルギーの専門家であるバーナード・〝ラーディ〟・フェイゲンバームの診察を受けた。検査は陰性だったが、医師はセリアック病を疑った。彼は、古典的症状を有する患者の検査結果が正常を示す場合があることを知っていた。それには合点がいった。というのも私自身、患者が教科書どおりの症状を示さないケースがあることを知っていたからだ。自身の経験から、教科書——私が書いたり編集したりしたものを含む——は、最も重要な症状や所見、あるいは最も一般的な症状を記載しているものであって、病気の症状はさまざまで、その多様性を理解することがよい医師の条件だった。「料理本医療」が危険な所以である。ガイドラインにばかり従うことは、考えることをやめ、調べることをやめ、解析することをやめることだから。

ラーディは、ジェニアに無グルテン食を始めるように指示した。そして症状が改善するか観察することにした。症状は改善した。何カ月にもわたる腹痛から、彼女は初めて解放された。セリアック病患者は重大な問題に直面している。グルテンはいたるところにある。ある晩、鋭い痛みがジェニアを襲った。彼女はレストランで食べた醬油を思い出した。醬油がグルテンを含むことをジェニアが知った瞬間であった。

グルテンを避けて一カ月、ジェニアの具合はよくなった。ある日、彼女は高速道路をボストンへ向かった。途中ファストフードの店に立ち寄り、フライドポテトを注文した。一時間後、腹痛がジェニアを襲った。虫垂炎が破裂したのではないかと思われるほどの痛みだった。フライドポテトにもグルテンが含まれていたのである。

この事件以来、ジェニアは自分が食べるものを綿密に調べ、完全に無グルテン食を通している。私は科学者として、ジェニアがセリアック病だとは証明できない。しかし、彼女の症状は確かにセリアック病と一致しており、最近の血液検査では、彼女のグルテンに対する抗体価が上昇していることが初めて示された。私は子どもの頃に彼女が受けたアモキシシリンの治療を思い出した。そしてジアルディアに対するメトロニダゾールの投与を。ジェニアは生後早期に常在細菌が攪乱され、それが喘息やマンゴー・アレルギーを引き起こしたのではないだろうか。その後のメトロニダゾールが最後の一撃となったのかもしれない。それが腸内のある種の細菌を根絶した。その細菌が、アレルゲンに対して反応するジェニアの免疫細胞を抑制する働きをしていたのではないだろうか。

しばらく前のこと、セリアック病を研究している同僚が、スウェーデンで集めたデータの解析を依頼してきたことがあった。カール・マリルドとジョナス・ルドビグソンの二人の医師は、セリアック病と診断された、あるいはセリアック病と似た症状（おそらくジェニアの場合と同じ）を示す数千人の診療記録を持っていた。二人は全国的な医薬品使用記録にもアクセスすることができた。

主な発見は以下のとおりだ。近年セリアック病を発症した人は、発症しなかった人に比較して、発症に先立つ数カ月間に抗生物質を処方されている割合が四〇パーセント高かった[6]。これは、確実にセリアック病だと診断された人にも、おそらくセリアック病だと考えられる人にもあてはまった。また、男女とも全年齢において、また調査されたすべての抗生物質について、その結果は一致した。抗生物質の投与回数が多いほど、セリアック病発症リスクは高くなった。この傾向は重要な所見だった。単に一例の傾向ではなく、多くの例で同じ傾向が認められたからだ。私の関心を最も引いたのは、ジェニアにくり返し投与され、腸内細菌に大きな影響を与える抗生物質メトロニダゾールが、セリアック病発症と最も高い関連を有していたことであった。メトロニダゾールを処方された人は、投与されなかった人に比較してセリアック病発症の危険性が二倍も高かった。

正確を期すと、この研究は抗生物質の処方とセリアック病の関連を示すにすぎない。私たちは、抗生物質を処方された人がそれを飲んだかどうかを知らない。しかし彼らが後にセリアック病を発症したかどうかにかかわらず、一般的には飲んだと推測しても構わないと思う。さらに言えば私たちは、因果関係の向きについても証明することができない。ひとつの可能性は、抗生物質への暴露がセリアック病の発症を促したという直接的な因果関係である。もうひとつの可能性は反対の因果関係、つまりセリアック病をすでに持っている人がいて、彼らがどのような病気を持っているかを知らずに、医師が何らかの症状の治療のために抗生物質を投与した可能性である。この時点では、どちらが正しいか判別することはできない。しかし抗生物質がセリアック病の発症を促すという仮説は、私たちの研究、あるいはジェニアの症例と一致した。

私はセリアック病に関する別の解析に参加するように求められた。解析は、コロンビア大学のベン・ルボール率いる専門家たちによって行われていた[7]。彼らの疑問は、ピロリ菌感染とセリアック病の間に何らかの関係があるか、というものであった。セリアック病の割合は増えた。ピロリ菌は消えていっている。これはピロリ菌の防御的作用を示唆するものだろうか。ピロリ菌は、セリアック病発症以前の生後早期に感染する。私たちはまた、ピロリ菌が免疫を抑制することを知っている。ピロリ菌は、制御性T細胞を介してアレルギー反応を抑制する。制御性T細胞は免疫反応を抑えたり、そのスイッチを切ったりする細胞である。ということは、ピロリ菌根絶は、この現代の疫病にも寄与しているのだろうか。

その答えを見つけるために、コロンビア大学の研究チームはテキサスにある巨大な国立のレファレンス・ラボラトリーの病理学者らと共働し、上部消化管内視鏡検査を受けた一三万六〇〇〇人以上について調査を行った。基本的解析の一部として、病理学者はまず胃検体内におけるピロリ菌の存在を調べた。次いでピロリ菌の影響として特徴的な十二指腸の炎症を調べた。セリアック病の兆候は十二指腸で内視鏡的に同定できる。すなわちベンと彼の同僚は、セリアック病を、胃におけるピロリ菌の存在に結びつける方法があることに気づいたことになる。ピロリ菌感染者はセリアック病に罹患しやすいのだろうか。

あるいは、罹患しにくいのだろうか。あるいは、関係は中立なのだろうか。

この研究の大部分はアメリカで行われたが、アメリカでのピロリ菌の感染率はそもそも非常に低い。なかでも、セリアック病の兆候を持つ人のピロリ菌感染率はさらに低く、兆候を持たない人の八・八パーセントに対してたった四・四パーセントにすぎなかった。研究対象の患者の数は膨大だったが、私たちは検体が送られてきた三七州すべてで同様の関係が見られるかを調べ、実際にそうであることを確認した。逆相関関係が、男性、女性、すべての年齢層で見られた。こうした一貫性は、生物学的重要性を示唆するものである。

セリアック病が、アレルギー反応を抑制する細菌の消失に反比例して増加していることは十分ありうることだった。ピロリ菌や腸内細菌（メトロニダゾールや他の抗生物質に感受性がある）は、セリアック病に対して防御的に働いていたのかもしれない。ピロリ菌に感染している人もセリアック病を発症することはある。単に頻度が低いだけである。さらに言えば、帝王切開によって生まれた人もセリアック病の発症リスクが増大する。[8] こうした知識をもとに、私たちはいつか防御的細菌を個別に見つけ出すことができるかもしれない。また、防御的細菌をセリアック病の予防や治療のために体内に戻すことが可能になるかもしれない。

細菌の多様性喪失によって起こる考慮すべき別の状況は、慢性で虚脱性の腸疾患、いわゆる炎症性腸疾患である。炎症性腸疾患には大きく二つの疾患がある。潰瘍性大腸炎とクローン病である。それらの症状は部分的に重なっているが、病理学的には異なる所見を持つ。

潰瘍性大腸炎はもっぱら大腸に影響を与える。病変の大半は消化管最表層に限られる。重症の下痢、体重減少、直腸からの出血がしばしば起こり、貧血に至る。致死的であることもある。さらに問題を悪くしているのは、病気が長期間にわたるとがん発症のリスクが高まるということである。親しい友人の一人は、潰瘍性大腸炎で一〇年前まで苦しんでいた。一〇年前に彼は大腸切除手術を受けた。それは正しい選択だった。彼の病気はすでに制御不能になっていた。潰瘍性大腸炎に三〇年以上も付き合っていたため、大腸がんのリスクは大きなものになっていた。友人は今、人工肛門を持っている。それは彼に新しいジョークのネタを与えた。理想的とは言えなかったが、もはや病気の発作に悩まされることはなくなった。今では彼は、私よりも早く山を歩くことができる。

クローン病の病変は消化管全体に及ぶ。炎症の斑点が現れ、瘢痕が形成される。繊維化が起こり、それが腸閉塞をもたらす。潰瘍性大腸炎が以前から認識されていた病気であるのに対して、クローン病は一九三二年になって初めて、ニューヨークの内科医であったブリル・クローンによって記録された。クローン病は二〇世紀になって現れた病気なのだろうか。それは以前からあったが見過ごされてきた病気なのだろうか。何がクローン病を引き起こすのか。答えは分からない。私たちはクローン病の発生率が近年、先進国で、あるいは産業化が進んだ発展途上国で増加していることを知っている。

炎症性腸疾患に腸内細菌が関与していることは明らかである。ほぼすべてのモデルマウスで、細菌の存在が大腸炎の発症に必要だということが分かっている。病気は増悪したり寛解したりする。抗生物質が、そうした危機に対応する。しかし、細菌が根源的原因なのか、二次的原因なのかは分からない。一方で、細菌が病気の発症に関与していることは明らかだ。より重要な問いは、なぜ炎症性腸疾患の発症率が増加しているのかということである。

二〇一一年、デンマークの研究者は五七万七六二七人のデンマーク生まれの子どもの医療記録を調べた。双子ではなく単生児で、一九九五年から二〇〇三年の間に生まれた子どもを対象として、若年で炎症性腸疾患を発症するリスクが評価された[9]。子どもたちは平均で六年間追跡調査された。つまり三〇〇万件以上の記録が集まったことになる。これほど大規模な研究によって初めて、稀な症例を調べることができる。

追跡期間中に、一一七人の子どもが炎症性腸疾患を発症した。彼らがこの病気のために診療所や救急外来、病院といった医療機関を受診したのは、平均で三歳と五カ月のときだった。炎症性腸疾患の発症時期としては早い。通常、発症のピークはもう少し遅い。それ以降の年齢になると数が増加する。研究者は、炎症性腸疾患を発症した子どもが病気になる以前に、どのようなものに対して暴露経験があるか調べ、そこにある相互関係を調べた。健康な子どもと比較すると、若年性の炎症性腸疾患を発症した子どもは、抗生物質を投与された割合が八四パーセント高かった。それ以上に、抗生物質を投与された子どもは、投与されなかった子どもに比較して、クローン病の発症リスクが三倍も高くなっていた。抗生物質へ暴露されるほど、クローン病発症リスクは高くなった。研究者は、抗生物質の一クールの投与がクローン病発症リスクを一八パーセント上げると計算した。七回あるいはそれ以上の抗生物質の投与は、クローン病発生リスクを七倍も上昇させる。

恐ろしいほどの数字である。この結果は、たとえば、生後一年以内に抗生物質投与を受けた子どもの喘息発症リスクは二倍になるというカナダで行われた研究など、他の研究結果とも一致していた[10]。しかし、抗生物質の投与を受けることは子どもの炎症性腸疾患や喘息の発症リスクを上げるかもしれない、という警告を医師から受けたことがあるだろうか。「一度もない」だろう。最近のマイクロバイオームに関する会議で、参加者の内科医の一人が、すべての抗生物質に対して黒枠警告（医薬品添付文書で最も注意を喚起するための副作用情報）が必要なのではないか、と発言した。紙片に太字で警告を印刷して、処方された薬に同封するのである。

本書ではこれまでに喘息に関する研究について述べてきた。喘息と関係する他の疾患には、花粉症や湿疹、アトピー性皮膚炎などがある。花粉症は環境中のアレルゲンに対する高感受性が原因である。環境中アレルゲンとは、花粉やネコの毛、バラ科の果物（りんご、いちご、ももなど）などである。アレルギー性鼻炎は鼻水や副鼻腔の症状を示す。湿疹は、赤く乾いた皮膚に斑点として現れ、ウロコ状皮膚を呈する。子どもでは、主に頭や顔、胸に症状が出るが、身体全体に現れることもある。

花粉症や湿疹の発病割合は近年、劇的に上昇している。それは喘息の上昇と一致している。多くの子どもは湿疹から発症し、最終的に喘息に至る。「喘息への行進」と呼ばれる現象である。あるいは、そうした三つの症状が同時に現れる。アメリカだけでも何百万人もの子どもが、こうした現代の疫病に苦しんでいる。これまでに述べてきたように多くの証拠が、こうした病気の増加にピロリ菌の欠如が関与していることを示唆している。もちろん、消えつつある他の細菌の関与もあるかもしれない。

他の病気もまた増加しているように見える。ピーナッツ・アレルギーはかつて非常に稀な病気であった。しかし今は五〇人に一人の子どもがピーナッツ・アレルギーに苦しんでいる。(11) 一九九七年から二〇〇八年にかけて、ピーナッツ・アレルギーと診断された子どもの割合は三倍にも増加した。大半は穏やかな症状だ。また過剰診断もあるだろう。しかし、アレルギーはときに死に至る。食物中のピーナッツの痕跡さえ、重症発作を誘発することがある。だから今日、食品生産会社がラベルに「この商品はピーナッツが存在する工場で生産されました」と表示している。あるいは「この商品はナッツ・フリーです」と。このピーナッツ・アレルギーは、世界中で多くの子どもの生活を変えた。こうしたアレルギーは、どこから来たのか。まさかペットの有無には関係ないだろう。

最近、可能性のある原因について考え始めた。すべての種類の抗生物質が家畜に成長促進効果を発揮するということを思い出して欲しい。ペニシリンであれ、テトラサイクリンであれ、マクロライドであれ、投与されると家畜は体格が大きくなっていく。これは、すべての抗生物質が、多かれ少なかれ常在細菌に有害な影響を与えていると考えられる。しかし、すべての抗生物質が同じようには製造されていないとしたらどうだろう。実際、同じでなければならない理由はない。主要な抗生物質の抗菌範囲は、標的とする細菌によって異なる。私たちが行ったマウスの実験では、タイロシン（マクロライド系抗生物質）の効果がペニシリンよりも常に強い効果を発揮するという結果を得た。そこで私たちは、マクロライドとペニシリンを研究に用いることにした。ペニシリンはベータラクタム系抗生物質で、最初に発見された抗生物質でもある。この二つの抗生物質を合計すると、現在子どもに処方されている抗生物質の八〇パーセントに相当する。

過去、子どもに選択されるマクロライド系の抗生物質はエリスロマイシンであった。しかしアモキシシリンと比較して、重要な病原体に対する効果が低かった。さらに、嘔吐や胃不快感といった副作用を持っていた。一九九一年にアメリカで、クラリスロマイシンとアジスロマイシンという二つの新しいマクロライド系の抗生物質が認可された。どちらもエリスロマイシンより優れていた。アジスロマイシンは効果が長期間持続性で、数錠の錠剤が一週間もの効果を発揮する。製薬会社はその価値を理解しており、商標名ジスロマックを数錠セットにしたジーパックを製造した。これは一回で処方でき、全治療期間をカバーできる。簡便かつ効果的で、名前が覚えやすいという利点もあった。

認可の前年の一九九〇年、ジーパックの使用は実質的にはゼロだった。二〇一〇年までに、それは約六〇〇〇万パックにまで増加した[12]。アジスロマイシンは今、アメリカで最もよく売れている抗生物質で、アモキシシリンのピンクの液体に取って代わった。毎年五人に一人のアメリカ人が一クールのアジスロマイシンの投与を受けている。

二〇一〇年、一〇〇〇万クール以上のアジスロマイシンが一八歳以下の子どもに処方された。そのうち二〇〇万クール以上が、二歳以下の子どもに対してだった[13]。

二五年前には発明さえされていなかった薬が、医学界に確かな足場を得た。現代の疫病の多くは、この間に悪化したように思われる。こうした疫病に対して、この新しいマクロライド系抗生物質はどのような役割を演じたのだろか。推測にすぎないが、マウスの実験結果がそれを示唆する。米国疾病予防管理センター（CDC）作成によるアメリカの抗生物質使用地図も、マクロライドを指し示す。マクロライド系抗生物質の使用は肥満率の高い州で高い傾向にある[14]。

それから自閉症――。その発症割合は上昇し続けており、両親の心に大きな負担をもたらしている。自閉症は、一九四三年にレオ・カナーによって最初に記録された。その時点ではとても稀な病気であった。しかし今日（こんにち）、八八人に一人の子どもが、自閉症あるいは自閉症傾向にあると診断されている[15]。もちろん、過剰診断があることは間違いない。しかし増加をそれだけで説明するのは十分でない。診断基準の違いは考慮されなければならないが、病気は一九六六年から今日までに四倍に増加した。

自閉症は、知能障害をともなわない高機能自閉症の子どもから、知能が重度に障害された子どもまで幅広い。基本的に、自閉症患者の脳は、そうでない人と先天的に違う。複雑な相互作用、とくにニュアンスや非言語的な合図を介した他人とのコミュニケーション能力が障害されている。幼い子どもは、社会的文脈を理解するためにそうした能力を必要とするが、こうした能力は、子どもたちが思春期に達し成人になるにつれてより重要になっていく。

他の現代の疫病と同様に、食物や水、空気中の毒物や化学物質、妊娠中の殺虫剤への暴露から父親の性格まで、多くの仮説が自閉症増加を説明しようとしている。しかし今までのところ、原因は分かっていない。これほど多くの仮説があるということは、それだけ謎が深いということでもある。

私の仮説は、腸内細菌が脳の初期発達に関与しているというものである。

ヒトの腸管は通常、一億個以上の神経細胞を含んでいる。これは脳細胞の数に匹敵する。腸管神経細胞は、おおむね脳とは独立して働く。腸管神経細胞は、二つの筋層に挟まれて存在するマイスナー神経叢とアウエルバッハ神経叢の二つの神経叢からなる。筋層は腸内容物を混ぜ、下部消化管へ送る。二つの神経叢からの信号は直接脳へ送られるが、これらの神経細胞も、腸内で何が起こっているかを感知することができる。最も単純な例で言えば、満腹であるかどうかである。腸管壁に末端を持つ神経細胞の豊かなネットワークは、迷走神経を通して脳に直接信号を送る。最近の研究（齧歯類をモデルに用いたもの）は、腸から脳へ送られる信号が認識の発達や気分に影響を与えることを示している。[16]

腸管神経系を構成する神経細胞は腸管細菌と恒常的な接触を持っており、そこには膨大な量の交叉応答がある。前述のような脳腸管相互作用の最も興味深い側面に、腸が神経伝達物質であるセロトニン産生細胞を有しているということがある。セロトニンは神経伝達物質のなかでも、学習や気分、睡眠の制御にかかわっている。セロトニンは脳で作られ、脳で作用していると考えられていた。しかし腸の神経内分泌細胞は、体内セロトニンの八〇パーセントを産生しているのである。腸内細菌は、直接的あるいは炎症細胞を通して間接的に、こうした神経内分泌細胞と会話する。活発な会話である。さらに腸管細菌の多くは、脳が正常に機能するための物質も産生している。これらのなかにはガングリオシドという小さな炭水化物様分子があり、神経細胞の皮膜に使われている。

ここで、子どもが抗生物質を投与されるときに何が起こっているか考えてみよう。ガングリオシド産生に関係する細菌の構成やセロトニン産生に関係する細菌の構成が動揺すると、そうした動揺は脳に伝達され、脳自身も動揺する。細菌と腸管壁と脳は相互に会話をしている。それが間違った言葉で話されたとすればどうか。成人では、大きな違いはないかもしれない。しかし脳が急速に発達している新生児や小さな子どもでは、話は自ずと異なる。もちろん、どちらが原因でどちらが結果かは分からない。しかしこれまでに行われたいくつかの研究は、血中セロトニンのレベルが自閉症の子どもでは異常値を示すことを明らかにしている。[17]

私たちは、代謝や免疫の発達過程に抗生物質が影響を与えることを知った。肥満や喘息、I型糖尿病の例を見ても分かる。抗生物質が同様に、脳の複雑な発達過程に影響を与えていたとしても不思議はない。重要な研究分野であると思う。私たちは、研究室でこの問題に取り組むことにした。

マイクロバイオームと現代の疫病の関係について私が最後に示唆したいことは、今の時点ではまだ仮説にすぎない。それは抗生物質がホルモン、とくにエストロゲンに影響を与えるというものである。これは最初の経口避妊薬が一九五〇年代後半に開発されたときに、初めて記録された。経口避妊薬を飲んでいる女性に抗生物質が投与されると、女性はしばしば生理でない時期に子宮からの出血を経験する。生理が、サイクルの半ばで始まることもあった。彼女らのエストロゲンレベルが低下していることはすぐに分かった。抗生物質はそれにどのように関係したのだろうか。細菌がそれに関与している可能性も否定できない。

男性であれ女性であれ、エストロゲンが体内で産生されると、それは血中に入り、肝臓へ運ばれる。

エストロゲンは肝臓で他の物質と結合する。その多くは糖である。糖が付加されたエストロゲンは、肝臓から胆汁へ放出され、胆汁から腸内へと至る。その過程で使用されなかった過剰なエストロゲンは糞便の一部として排出される。

他方、糖が付加されたエストロゲンは、腸管を通過するときに細菌と出会う。細菌は、容易に結合型エストロゲンを乖離させ、糖を自身の栄養源として取り込む。そして単体のエストロゲンが遊離する。単体となったエストロゲンは腸管で再吸収され、最終的に血中から肝臓に戻される。つまり、エストロゲンの運命は、腸内でエストロゲンを食物として利用する細菌に出会うか否かに依存することになる。細菌の存在が、エストロゲンが体内から排出されるか、あるいは吸収されるかの決定因子となっているのである。

このように、腸管細菌の構成やその代謝能力は、エストロゲンの状況を決定する重要な要因なのである[18]。クラウディア・プロッテル医師と私は、こうしたエストロゲンに影響を与える細菌を「エストロボローム」と呼ぶことにした。重要な問題は、現在のエストロボロームがかつてと同じかどうか、あるいはそれが最近の抗生物質使用の結果として変化しているかどうかということになる。答えはまだ分からない。しかし、初潮は早くなっている。若い女性の乳房は以前より顕著に大きくなっている。より多くの女性が妊娠に関する問題を抱えている。乳がんの割合は上昇を続けている。こうした問題には、複数の要因が関与しているに違いない。しかし、エストロゲン代謝の変化あるいはエストロゲンのサブセットの割合の変化（エストロゲンには少なくとも一五のサブセットがある）は重要な役割を演じうる。

乳がんに関しては、二〇年前、研究者はヒトの二つの遺伝子において変異が起きていることを発見した。BRCA1とBRCA2である。二つの遺伝子の変異は、乳がん発症のリスクを著明に上昇させた。

変異遺伝子を持つ女性は、持たない女性に比べて乳がん発症リスクが五〇パーセントも増加する。一方、一九四〇年以降に生まれたＢＲＣＡに変異を有する女性は、一九四〇年以前に生まれた、同様の変異を有する女性より、より早い年齢で乳がんを発症する傾向があった。環境中の何かがそれに関連している可能性がある。[19] この問題におけるエストロボロームの役割はまだ推論にしかすぎないが、私たちの研究室はそれに注目し始めている。

私の中心的考えをくり返しておくと、それは、常在菌が繁栄するにしたがい、ヒトはそれら細菌とともに、代謝、免疫、認識を含む集積回路を発達させる、というものだ。ところが私たちは、常在菌へのこれまでにないほどの激しい攻撃に直面している。何でもかんでも抗生物質や他の近代的医療実践のせいにしようとしているように聞こえるかもしれないが、私が指摘しているのは二〇世紀後半に劇的に増加した諸疾患についてで、その時期は近代的医療が展開された時期でもあった。確かに、それぞれに個別の原因が存在している可能性はあるし、実際にそうだろう。しかし多くの人々に臨床的な沈黙から明らかな病態への一線を越えさせるような、単一の要因の存在もありうる。それは防御機能の残高が枯渇しているときに蓄えを失い、新たな出費があるたびに残高がマイナスになっていくようなものである。幼少の成長期にマイクロバイオームの構成が変化を被ることがその原因ではないだろうか。私はそう考えている。五年前に予想したように、ある世代の変化は、次の世代にも影響を与える。[20]

悪いことには、私たちは「抗生物質の冬」に向かっているのかもしれない。レイチェル・カーソンの『沈黙の春』からの演繹である。[21] そこで彼女は、鳥たちが殺虫剤によって絶滅しうると予測をした。私たち人類も今、同じ道をたどろうとしているのだろうか。

第15章　抗生物質の冬

ブルックリン育ちで五六歳のペギー・リリスは、さまざまな仕事を経験していた。[1] ときには一度に二つかけもちで。二人の息子を育てながら。最後の数年間は幼稚園の教諭をしていた。卒園後も、懐かしく思い出されるようなタイプの先生である。二〇一〇年三月末、ペギーはちょっとした歯の治療を受けた。四月半ば、彼女は死亡した。

歯科医は一週間分のクリンダマイシンという抗生物質を処方した。歯科治療後の感染を防ぐためのものである。週の後半になってペギーは下痢を発症した。小さな子ども相手の仕事なので、いわゆる「おなかの風邪」をもらってしまったのだと思い、仕事を休んで家で待機することにした。しかし下痢はさらに四日間も続いた。家族はペギーに水分をとるように言い、ペギーは週末の間に医師に連絡した。医師は火曜日に消化器内科を手配したので、受診するようにペギーに言った。しかし火曜日が来たとき、ペギーはベッドから起き上がることさえできなくなっていた。家族が救急車を呼んだ。救急隊員が到着したとき、ペギーはショック状態にあった。

病院で行った大腸内視鏡検査の結果、ペギーは嫌気性菌であるクロストリジウム・ディフィシルに感染していることが分かった。クロストリジウム・ディフィシルは健康人の大腸には少なく、普段であればほとんど悪さをしない。しかし腸内の競合する菌が抗生物質によって一掃されたとき、クロストリジウム・ディフィシルは恐ろしい障害を引き起こすことがある。免疫が障害された大腸では、クロストリジウム・ディフィシルは野火のように広がることがある。一二分毎に倍増し、数時間のうちに腸内を覆う。クロストリジウム・ディフィシルは、自らが大腸上皮細胞に結合することを助ける二、三種類の毒素を産生する。それによってクロストリジウム・ディフィシルは生き延びるが、ヒトの細胞を障害する。毒素が放出されると、大腸はトーストしたパンのように穴だらけになる。

ペギーがどこでこの菌に感染したか、誰にも分からない。彼女自身が細菌を保有していたのかもしれないし、近くの誰かから感染したのかもしれなかった。病院にいる患者は、他の患者や医療従事者から感染することが多い。しかし、ペギーが入院したことはない。大腸が健康であれば、クロストリジウム・ディフィシルの増殖は、腸の正常な細菌によって阻止される。

ペギーが投与された抗生物質は、正常な細菌の多くを一掃した。クロストリジウム・ディフィシルは増殖し、彼女の腸管壁は脆弱になった。糞便内容物が腸管壁をとおって滲み出し、元来細菌が存在しない領域に漏れ出した。敗血症が高熱を引き起こした。皮肉なことに、ペギーは、敗血症を治すためにより多くの抗生物質の投与を受けた。それでもペギーの症状は回復しなかった。医師は、障害された大腸を取り除くために、彼女を手術室へ運んだ。こうした試みにもかかわらず、ペギーは病院で死亡した。病に倒れて一週間、歯科医の治療を受けて二週間足らずのことだった。健康で活発な女性が、どうしてそんなにも早く亡くなることになったのだろうか。

抗生物質が引き起こす下痢については、五〇年以上も前から知られている。一九七〇年代後半に、クロストリジウム・ディフィシルが、その主要な原因だと分かった。入院患者に多くの症例が見られた。

これは納得できる。彼らはしばしば集中的に抗生物質を投与されるからである。さらに言えば、クロストリジウム・ディフィシルは芽胞を形成し、床や壁、あるいは空気中に舞い上げられることによって広がる。こうして患者で溢れた病院は、クロストリジウム・ディフィシルに汚染される。検査によれば、病院では、ひとつの菌株が優勢に広がっていることが多いというが、常時、異なる株が存在していることもある。一回の正しい抗生物質の投与で、多くの患者の感染は制御される。

しかし、一回の抗生物質の投与では、最大で感染者の三分の一が十分に治療できない。再発を起こすのである。治療後にも再発する可能性がある。三〇回にもわたって再発することもある。患者はたいそう衰弱し、死に至ることもある。幸いなことに、再発の問題には新しい解決策が存在する。それについては後で述べる。

なぜ再発がそれほど頻繁に起こるのか。答えは難しくない。ヒトの腸管の生態系が抗生物質によって攪乱されている限り、急速に増殖する細菌が繁栄する機会が生じる。抗生物質を与えること自体が秩序を乱す原因になる。感染者の三分の二に再発が見られないことのほうが驚くべきことかもしれない。

一九九〇年代を通して、院内感染症コントロールの一環として、医療従事者の手洗い、床の拭き掃除、重症下痢患者の隔離が行われ、クロストリジウム・ディフィシルの感染割合は減少した。しかし問題が根絶されたわけではなかった。

過去一〇年間に私たちの病院に入院した患者は、それ以前に入院した患者よりも重症例が多くなった。化学療法の成功率は昔より上がったが、多くの副作用も見られるようになった。患者が受ける手術もより複雑なものが増えたが、回復にかかる時間も長くなった。移植は多くの命を救うが、免疫抑制剤の投与を伴い、そのため患者は感染に対して脆弱になった。結果、入院患者はより多く薬を必要とするようになる。そうした薬のなかには胃酸抑制剤や腸の蠕動運動を抑制するものもあるが、多くの抗生物質もあり、しばしば複数の抗生物質が同時あるいは連続的に投与される。

約二〇〇万人の成人入院患者に対する最近の研究で、五〇種類の最もよく使われる抗生物質が調査された。[2] 入院日数一〇〇〇日毎に七七六日の抗生物質治療が行われていた。この数は、予定された投薬や輸血のために入院している人々を含む。通常、抗生物質を投与されることはない人々である。このような抗生物質の大量使用は、私たちのマイクロバイオームにある種の影響を与えたに違いないし、事実そうだった。

約一〇年前から、クロストリジウム・ディフィシル感染は重症化し、多くの人々が亡くなるようになった。何が起こったのだろうか。分析は、菌株の変化を示していた。毒素遺伝子の上流にあるＤＮＡの小さな断片が欠損していたのである。結果として、それらの菌株は多くの毒素を放出し、大きな障害を与えることになる。

さらに驚いたことには、複数のクロストリジウム・ディフィシル菌がそれぞれ異なる欠損を持っており、そのいずれもがより多くの毒素を産生するようになっていたのである。[3] 生物学者にしてみれば、これは、多量の毒素を産生するという強い選択圧がクロストリジウム・ディフィシルに働いたことを意味する。異なる菌株が、同時期に同様の突然変異を持ったということは、環境に変化があったことを示唆する。こうした強毒素を持つ菌株はヨーロッパや北アメリカで見られる。すなわち、先進国の院内環境に要因が存在することを示唆する。病院は、決して安全な場所とは言えない。

我々が予想しなかったのは、クロストリジウム・ディフィシル感染の広がる速さであり、入院経験のないペギーのような人がこれに感染し、亡くなる場合もあるということであった。動物園から逃走したライオンのように、クロストリジウム・ディフィシル菌は病院という檻を抜け出した。そして今、地域社会に広がっている。さらにはジェット機の乗客のように海を越え、菌は新しい場所へ運ばれる。パスポートは必要ない。アメリカでは毎年、少なくとも二五万人がクロストリジウム・ディフィシル感染のために入院し、一万四〇〇〇人が亡くなっている。

同じことはメチシリン耐性黄色ブドウ球菌（ＭＲＳＡ）でも見られた。メチシリン耐性黄色ブドウ球菌は抗生物質耐性ブドウ球菌で、本書でも述べた二人のフットボール選手を倒した細菌である。二〇年前、メチシリン耐性黄色ブドウ球菌はほとんど病院でしか報告されなかった。たとえば、プロフットボール選手が膝の手術後に感染するようなケースだ。しかし今では、病院に入ったことのない人、たとえば高校生選手なども感染している。より強毒なメチシリン耐性黄色ブドウ球菌株が現れている。クロストリジウム・ディフィシルとメチシリン耐性黄色ブドウ球菌というこの二つの危機は、同じような性質を有し、同じような時期に出現した。そうした事実はヒト常在細菌の生態系が大きな変化を遂げていることを示唆する。

これは恐ろしい物語である。しかし悲しいことに、それは来るべきさらに悪い悪夢の前兆にすぎない。こうした病原体が本来棲むべき場所である病院の外、すなわち地域社会で流行し、海をも越えているということは、私たちの健康に大きな脅威が迫っていることを意味する。こうした流行に対する予防法の開発は、最優先課題となるべきだ。

米国疾病予防管理センター（ＣＤＣ）は二〇一三年九月に歴史的な報告書を発表した。アメリカの薬剤耐性菌の全体像を示す初めての報告書で、それは一八の細菌を、脅威の大きさによって分類していた。[4] そのうち三つの細菌が、「緊急性が高い」とされた。リストの最上位に挙げられたのは、カルバペネム耐性腸内細菌と呼ばれる比較的新しい細菌である。カルバペネム耐性腸内細菌は致死性が高く、感染者に投与された事実上すべての抗生物質に耐性を示す。さらに言えば、カルバペネム耐性腸内細菌は抵抗遺伝子を、他の細菌にセックスを通じて手渡すことができる。カルバペネム耐性腸内細菌はすでに、四四の州の医療施設で検出されている。リストの二位と三位はクロストリジウム・ディフィシルと薬剤耐性淋菌である。メチシリン耐性黄色ブドウ球菌は、「深刻な」に分類された。年間八万件の感染と一万一〇〇〇人の死亡をもたらしている。

疾病予防管理センターのトム・フリーデンは「抗生物質耐性菌があらゆる医療施設で見つかっている」と警告し、「アメリカだけで一年間に二〇〇万人が抗生物質耐性菌に感染し、二万三〇〇〇人が死亡している。これは、細菌が最も強力な抗生物質の裏をかくときに起こることである」と述べた。抗生物質の過剰使用によって我々が「破滅的な未来」に直面しているとした上で、彼はこう続けた。「命にかかわる感染症に罹った患者のために、何カ月も何年も薬棚が空になるようなことが起こっても不思議はない」。

私はロッキー山脈の高峰に囲まれた広い谷の高台に建つ山小屋を持っている。一年のうち九カ月の間、山頂は雪に覆われる。夏の最盛期でさえ氷が残る。山を緑に染める木々は高度が上がるにつれて少なくなっていく。頂上は森林限界を超え、岩しかない。しかし驚くほど素晴らしい風景が広がる。

最近まで、その森はさまざまな樹齢の木で厚く覆われていた。空にまで達するように伸びたマツの大木を、モミやコロラドトウヒ、ポプラの木立が囲む。そこここの木々の幹から新芽が伸び、折れそうにもろい若木の枝に緑が鮮やかだ。

しかし約一〇年前、その森にパインビートルが侵入した。それは、ずっとそこにいたのかもしれない。厳しい冬の寒さがその拡大を阻止していたのだろう。気候が温暖化するにしたがってビートルは生息域を拡大し、今では森をほぼ食べ尽くし、山肌を荒らしている。九〇パーセントの樹木が立ち枯れた。一度でも山火事が起きれば灰と化す。

このコロラドの風景に起こったことは、私たちの「失われてゆく内なる細菌仮説」に対する隠喩のようにも思われる。パインビートルのように、ヒトの病原体も私たちを取り囲んでいるが、それが増殖し広がるかどうかは周囲の条件による。そうした病原体は、どのくらい容易にヒトからヒトへ伝播するのだろうか。宿主密度はどれほどで、宿主は病原体からの攻撃にどの程度感受性があるのだろうか。社会はどの程度健康か。生態系が変わるとき何が起こるのか。森だけでなく私たちの体内においても、生物多様性が失われるとき何が起こるのか。そうした喪失が生態系の安定の要であるキーストーン種を含むとしたらどうだろう。

クロストリジウム・ディフィシルが抗生物質関連下痢の病原体として同定される前の一九五〇年代初頭、マジョリー・ボンホフとC・フィリップ・ミラーは、常在細菌の果たす役割を見極めるために一連の実験を行った[5]。彼らは常在細菌が病原体に対し防御的に働くと信じており、その仮説をマウスにサルモネラ・エンテリティディスを接種することによって証明しようとした。サルモネラ・エンテリティディスとはサルモネラ菌の一種で、マウスやヒトに病気を起こす。二人が正常なマウスにそのサルモネラ菌を投与したとき、マウスの半数が感染するためには数十万個の菌数を必要とした。しかし、最初に一経口用量の抗生物質（この場合はストレプトマイシン）をマウスに投与し、数日後にサルモネラを投与すると、たった三個の細菌でマウスは感染した。一〇パーセントとか二〇パーセントの違いではない。三万倍もの違いである。

研究は続けられた。効果はストレプトマイシンに限らないことも分かった。ペニシリンを含む他の抗生物質も同じ効果を発揮した。抗生物質の投与が一週間早かったとしても、実験動物は少ない量の細菌で感染した。この実験が行われてから六〇年。その間に多くの研究者がこの発見を確認し、さらに拡張していった。少なくともマウスでは、数ある抗生物質のうちどれに対する暴露であっても、ときに致死的である感染への感受性を増加させる。ヒトでも同じことが言えるのだろうか。

一九八五年、シカゴでサルモネラ感染の大流行が起こった。少なくとも一六万人が病に倒れ、数人が亡くなった。(6) これほど多くの人が単一の地域で感染した原因は何か。二つの原因が考えられた。上水道と牛乳である。シカゴ市は市営の上水道を持っており、それは厳しく管理されていた。感染源としては考えにくかった。その上、患者の何人かはシカゴ市に住んでいないことも分かった。シカゴ市とは異なる上水道網を持つ郊外に暮らしていたのである。

疑いは牛乳に向けられ、注意深い調査によって牛乳が感染源であることが判明した。とくに、とあるスーパーマーケット・チェーンの店舗で購入した牛乳が原因であることが疑われた。数日中に、そのチェーンの牛乳が流行の原因であること、牛乳のすべてがひとつの巨大な製造工場から出荷されたことが分かった。原告団側の専門家として、私はそこを訪れ内部を視察したことがある。一週間で一〇〇万ガロンもの牛乳が製造されていた。

ここでは本書と最も関連のあることだけを挙げるが、保健局は患者五〇人と病気を発症しなかった五〇人を対象群として調査を行い、「病気になる前の一カ月間に抗生物質を飲みましたか?」という単純な質問をくり返した。それで分かったことは、抗生物質を前の月に飲んだことがある人は、飲まなかった人に比較して五・五倍も病気を発症するリスクが高かった、ということである。

ボンホフとミラーが何十年も前にマウスで示したように、抗生物質への暴露によってヒトはサルモネラ感染により感受性が高くなることが示唆されたのである。数章前に私は、治療用量の抗生物質の数次にわたる投与実験（パルス療法）で、生後四〇日目に最後の抗生物質を与えられたマウスについて述べたが、一〇〇日以上経っても、マウスの腸内細菌は攪乱されたままだった。

シカゴの人々が、抗生物質を飲むことが感染、とくにサルモネラ感染に対する感受性を増大させる可能性があるという警告を医師から受けているという状況はなかっただろう。医師や研究者がそうした可能性について警告したことが、かつてあっただろうか。しかし感染に対する感受性の増大は、抗生物質使用の隠れたコストのひとつなのである。

私たちは今、抗生物質がヒト常在菌にどのような長期的影響を与えているのか、という本書の主要な問題意識に取り組むに、格好な位置にある。少し前の時代には、そうした影響の評価は全体の細菌の構成を代表する「指標細菌」に頼らざるをえなかった。指標細菌は、他の細菌の存在を推測するために使われた。たとえば表面水における大腸菌の存在は、広範な糞便汚染の指標となっていた。

二〇〇一年、同僚で友人であるスウェーデンのラース・エングストランドは、ヒトの皮膚や腸に存在する指標細菌に抗生物質がどのように影響を与えるかという研究をしようと提案してきた。(7) 私たちは、培養で容易に増殖できる一般的な腸内細菌に注目した。腸内のエンテロコッカス・フェカリスと、皮膚の表皮ブドウ球菌である。そして、マクロライド系抗生物質（今回はクラリスロマイシン）を投与された人の体内あるいは皮膚で、マクロライド耐性細菌の増加が見られるか否かを検討することにした。クラリスロマイシンは、ピロリ菌除去のために一週間投与として与えられるものだった。

不幸なことに、結果は明確だった。抗生物質投与前には、研究参加者は少数のマクロライド系抗生物質耐性のエンテロコッカス・フェカリスと、表皮ブドウ球菌を保有していた。それは対照群でも同じだった。対照群とは、抗生物質を投与されなかった人たちである。抗生物質を投与された人は治療直後から、マクロライド系抗生物質耐性の指標細菌数が糞便中でも皮膚でも急激に増加していた。しかしそうした変化は対照群では見られなかったのである。

しかし私たちの主要な疑問は、こうした抗生物質耐性細菌の増殖が、追加のマクロライド系抗生物質への暴露のない状況下で、どのくらいの期間続くのだろうかということだった。結果は、目が醒めるようなものだった。抗生物質治療群では、抗生物質耐性のエンテロコッカス・フェカリスが三年以上にもわたって存在していた。抗生物質耐性の表皮ブドウ球菌は四年後にも存在していた。そこで研究は終わった。したがって、その後そうした抗生物質耐性菌がどれほどの期間にわたって存在したかについての情報はない。しかし確かなのは、対照群ではこうしたことは起こらなかったということだ。一週間の抗生物質治療が耐性菌を三年以上にわたって持続させ、しかも抗生物質のそもそもの標的菌から遠く離れた場所で存続させる。この発見は驚くべきものだった。

さらに私たちは、研究当初に存在していた細菌が三年後に同定された細菌と同じか否かを知りたいと思った。あるいは、それらが同じ種の新しい菌株によって置き換わったのかどうかを。解析にはＤＮＡ指紋法を用いた。研究の初期段階では、対照群は一人ひとりが異なるエンテロコッカス株を持っており、それらの菌の大半が三年後にも存在していた。しかし抗生物質治療群では、治療前に存在していた細菌の多くは消え、他の菌株の細菌によって置き換わっていた。三年間の研究期間中、新しい菌株が現れ続けていたのである。別な言葉で言えば、私たちは耐性菌を選択しただけでなく、それ以前に存在した細菌の構成そのものを不安定化させたということになる。私たちは、こうした新しいと思われる菌株の細菌が、それ以前にも少数存在していたのか、あるいは新しく獲得されたのかを知らない。いずれにしても、一週間の抗生物質投与が長期間にわたって、根本的に、意図しなかった影響を指標細菌に与えたということは分かった。

私たちが行った研究では、そうした変化が病気を引き起こしたか否かを判定することはできない。影響があるとしても、多くの人のリスクは通常環境下では大きくはないと思う。しかし何億人もの人に与えられた何十億クール分もの抗生物質の累積的影響について、私たちは何も知らない。広く普及した治療は抵抗性遺伝子の蓄積を増強する。そのなかには、私たちに害をもたらさない親密な細菌から病原体に手渡されるものもある。しかし、マウスで行われたサルモネラの実験、シカゴでの流行、あるいは最近のクロストリジウム・ディフィシルの流行は、抗生物質治療が病原体に対する感受性を増加させることを示す。これは、抗生物質がもたらす別のコストと言える。私たちの内部生態系は、それによって変化を強いられる。

短期間の抗生物質治療でさえ、長期間の影響を常在細菌に与える。本来の姿へ回帰することが可能か否かは分からない。長い間、私たちはそうした状態はやがて回復すると信じていた。しかし本当にそうだろうか。心配はそれだけではない。稀少な常在細菌が消える可能性はないのだろうか。私は今、それを恐れている。

最近の研究によって、ヒトの常在菌は多くの個体数を抱える数種類と、多種多様だがそれぞれの個体数は少ないものに分かれる[8]ことが分かっている。たとえば、腸内には何兆個ものバクテロイデス属菌がいる一方、他の細菌の数は数千個とか、それ以下である。こうした稀少種がどれくらい存在するのかは分からない。しかし、個体数が五〇や六〇であれば、何兆個もの細菌のなかにそれらを見出すことは困難だろう。

こうした状況は『ウォーリーを探せ』に似ている。無数の人が忙しく働いている、あるいは遊んでいるイラストのなかに、ウォーリーが隠れている、あの子ども向けの絵本である。子どもの仕事はウォーリーを見つけること。もしウォーリーが稀な細菌で、それが行方不明になったとしたら、私たちはそうした細菌を意識して探さない限り、その存在に全く気づかないかもしれない。広域の抗生物質が投与されたとすれば——それはしばしば最もよく処方される種類の抗生物質であるが——、その稀な細菌は完全に排除されても不思議はない。肝心なのは、一度そうした細菌がゼロになってしまえば、決して元に戻ることはないということである。ヒトに関して言えば、そうした細菌が絶滅しつつある可能性がある。

そうした少数の細菌は重要ではないかもしれない。だとしたら、なぜ、それが問題なのだろうか。細菌は、生き残りに関して強力な戦略を採用している。どんなに数の少ない細菌、たとえその数が一〇〇個しか存在しない細菌だったとしても、次の週には一〇〇億個あるいはそれ以上に増殖することも可能である。こうした大増殖に対する引き金は、宿主がある食料を初めて口に入れ、その食料に対する消化酵素をその稀少細菌のみが持っていたような場合に引かれうる。その新しい食料が主食になれば、稀少細菌は他を圧倒し、一〇〇万倍単位で増殖するかもしれない。こうした増殖には、よいこともある。それによって消化されて生まれるエネルギーが血中に運ばれ、宿主を助けるからだ。食料欠乏時——きわめて最近までよく見られた状況だったが——には、人々はそれまでに馴染みのない植物や動物を食べる必要があったに違いない。多様な酵素の存在は、私たちが新規の食物を消化し代謝するために有効である。私たちの柔軟なパートナーである常在菌の遺伝子が、こうした酵素を提供してくれる。

二〇万年以上にわたって私たちと暮らしていた稀少な細菌のひとつが絶滅したとすれば、結果はどうなるだろう。ひとつの可能性は全く問題ないというもの。そうした細菌は辺縁の選手であって、厄介払いができたということになる。他の可能性は、稀少細菌が重要な細菌であるというもの。アイゼンをつけた登山靴のようなものかもしれない。氷河を歩くときには欠かせない。しかし、残りの時間には重いばかりだ。あるいは、祖母から受け継いだウェディングドレスのようなもの。美しいが、一世代に一度しか使わない。稀少で価値のある細菌の喪失は、私たちが氷河や結婚式に直面しない限り、何ら影響を及ぼすことはない。

もうひとつの別の可能性。そうした稀少で重要な細菌が、人生のある時期だけに必要だということがあるかもしれない。年をとったときのために屋根裏に置いている籐製の杖のようなものである。その意味では、稀少で重要な細菌の喪失は多様性の喪失を意味する。たとえば、アイオワ州のすべてのトウモロコシ畑がみな、一種類の生産性の高いトウモロコシを植えていたとしよう。一時的にはすべてがうまくいく。しかしその種類に有害な病原体が現れると、トウモロコシはみな枯れる。生物多様性の小さな喪失でさえ、病原体への脆弱性を亢進させうる。これまでの章で、パインビートルやクロストリジウム・ディフィシルの例で示したように。病原体は水平線の彼方にいつも存在している。それが自然というものである。

ひとつの場所で起こった流行が世界全体を危機に陥れる。私たちは、これをインフルエンザの流行で見た。二〇〇九年にメキシコで始まった新型インフルエンザは、数日後にカリフォルニアやテキサスで人を病に倒し、その数日後にはニューヨーク市を襲った。数週間後、インフルエンザはアメリカ全土に広がった。そして世界中へ。何億人もが感染することを考えれば、それが高い致死性を持たないウイルスだったことは幸運だった。にもかかわらず、世界中で数千人もが死亡した。ウイルスの毒性がそれほど強いものでなかったとしても、何十億人が感染すれば死亡する人数も増加する。ウイルスの致死性が高いものであったとすれば――たとえば一九一八年から一九年にかけて流行したスペイン風邪ように――、死亡者数は何百万人にも達する。二〇〇二年の重症急性呼吸器症候群（ＳＡＲＳ）の流行の際も幸運だった。この病気は、おそらくコウモリからヒトに新しく持ち込まれたウイルスによって引き起こされたものだが、幸いなことにヒトからヒトへ広がる効率があまり高くはなかった。いくつかの場所では非常に潰滅的な打撃を与えたが、ヒトの間で効率的に感染する能力を獲得できなかったことから自然に消滅していった。弾が私たちを避けたのである。

病原体に対するヒトの脆弱性が増加したことは、私たちが住む世界が小さくなったことにもよるが、それは古来からの細菌に基づく私たちの防御能の低下と時を同じくして起きている。それら二つの事象は、怒り狂う大火に注ぐ燃料のようなものかもしれない。サルモネラや大腸菌の流行のように局地的に限局されたものであれ、あるいは世界的流行の潜在的可能性を持つものであれ。シナリオの結末を予想することはできない。しかし先行事例はある。一四世紀の黒死病はヨーロッパの人口を激減させた。原因は完全には分かっていない。しかし齧歯類（げっしるい）の密度の変化が原因の一部だったと考えられている。他の主要な要因に人口増加がある。非衛生的な中世の町や都市、それは齧歯類が媒介するペストに格好の土壌を提供した。流行は四年間続いた。最終的に二五〇〇万人が死亡した。ヨーロッパ人口の三分の一に相当するものであった。

最近では、病原ウイルスがチンパンジーからヒト社会にやってきて以来、エイズは世界中で一億人以上の人に影響を与えた。エイズは深刻な病気だが、インフルエンザのようには簡単にヒトからヒトへ感染しない。その意味においては、瞬時に広がる疫病より深刻度が低いと言える。

私の関心は歴史ではなく、未来にある。疫病は、人が集まっていれば避けることのできない生物現象である。世界人口が七〇億人になり、毎年八〇〇〇万人――ドイツの人口に匹敵する――の人口増加が起こっている状況で、問題は何が次の大きな疫病の原因となるか、誰がそれに倒れるか、それはいつ起こるかということになる。公衆衛生学的対策は、そうした影響を最小限にするように努めるだろう。しかし、私たちが圧倒される可能性は残る。一九一八年から一九年にかけて流行したスペイン風邪は、商業航空といった大量輸送手段がない時代に、何千万という人を殺した。地続きの、もしくは互いに行き来が容易な場所に広がる巨大な世界人口。体内生態系の攪乱によって防御能が低下したあまりにも多くの人々。人類はかつてないほど脆弱な状況に置かれている。

気候変動と常在細菌の変化の間にも多くの類似点がある、と思うことがある。喘息、アレルギー反応、肥満、代謝疾患といった現代の疫病は、単に病気であるだけでなく、内部変化が外に現れた結果とも考えられる。常在細菌を取り巻く生態系が変化した子ども、免疫機能が低下した子どもが緩やかな病原体に出会うと、病原体は容易に子どもの膵臓を障害し、若年性糖尿病を起こす。あるいは、子どもがピーナッツやグルテンに遭遇したときに、そうした障害が起こるかもしれない。ピーナッツやグルテンは、ヒトの食料としては相対的に最近になって加えられたものである。常在細菌や免疫系の変化は、それら（ナッツやグルテン）を子どもにとって危険なものに変える。次第に悪化する台風と同様に。しかしそれは、私たちの常在菌の減少というもっと大きな不均衡の指標でもあるのだ。

潜在的に高い致死性変異を持った細菌が、今も世界のどこかで、いくつかの動物のなかで生きている可能性はある。流行するために必要な新しい遺伝子を獲得しているかもしれない。私たちが暮らすところからそう遠くない場所で、高密度で飼育されている家畜にすでに入り込んでいるかもしれない。中間宿主に飛び乗っているかもしれない。新しい宿主は私たちということになるかもしれない。嵐はすぐそこにある。

幸運なことに私たちは、そのような嵐に関してはまだ勝算がある。二〇〇〇万個もの遺伝子を持つ常在細菌が、病気に対する抵抗性を与えてくれる。彼らはゲリラ兵士で、私たちが彼らを保護する限り、彼らは私たちの領土を守るために働く。しかし最近の研究は、人々が常在細菌の一五から四〇パーセントと、それが持つ遺伝子の多様性を失っていることを示している(9)。

これは大きな危機だ。その喪失は疫病をもたらす病原体に対して、打つ手がなくなることを意味する。集団生物学的仮説は、常在細菌が破壊された人が、より病気に対して脆弱であることを示している。他の条件が同じとすれば、喘息の人、肥満の人、その他の現代の疫病を持つ人は最もリスクの高い人ということになる。ヒトの歴史あるいは有史以前の状況は、こうした疫病によってもたらされた痘痕（あばた）跡のような瘢痕をいくつも残している。当時の世界は、今と違って分断されていた。遺伝子研究は、私たちが小さな創始者集団に由来することを示す。私たちの祖先は、惨劇の生き残りかもしれない。惨劇は、気候変動が原因だった可能性が高い。しかし気候変動が今日（こんにち）のように議論されていれば、地球温暖化の影響は回避可能になるかもしれない。

私たちはこれまでのやり方を変えない限り、「抗生物質の冬」に直面するだろう。大きな悪夢である。私たちが隔離によって守られることはもはやない。私たちは今、ひとつの大きな村に、何十億人もの人と一緒に暮らしている。そのうちの無数の人々が、壊れた防御機構とともに暮らしている。疫病がやってくれば、それは速く、そして密に広がる可能性がある。川が氾濫し自然の堤防を越えても、避難場所もないような事態だ。こうした危機は、私たちの放蕩な抗生物質使用が増大させてきた。そのことはいずれ振り返ってみれば了解されるだろう。糖尿病や肥満といった問題も心配だが、私が警告を鳴らす最大の理由は、この抗生物質の冬への恐怖なのである。

「抗生物質前の時代」あるいは「抗生物質の時代」がある。私たちが注意深くなければ、私たちはすぐに「抗生物質後の時代」を迎えるだろう。これは今、疾病予防管理センターの重要なテーマのひとつとなっている。私はその心配を共有しているが考え方は少し異なる。私が心配しているのは、抗生物質が効かなくなるということだけではない。それだけではなく、内なる生態系崩壊のために、無数の人々が病気に罹患しやすくなる。そのことを心配しているのである。この二つの出来事は、関連しながら進んでいる。小さくなった世界では、内部生態系の破壊が今や遅しと、その破綻を待っている。その危機は日々増大しているのである。

第16章　解決策

昨年の夏、親戚の一人が電話をかけてきた。足にできた発疹について訊きたいという。彼女は電子メールで写真を送ってきた。黒い点を中心に持つ五センチほどの直径の赤い丘疹。外周は蛍光ペンでなぞったようで、台風の目にも似ていた。季節は夏で、彼女はずっとコネチカット州に住んでいた。ある病気の名前が浮かんだ。ライム病――。

私は彼女にすぐに抗生物質を飲むよう薦めた。[1] 彼女は発疹が消えるまで抗生物質を飲み続け、発疹が消えても、処方された分がなくなるまでさらに数日飲み続けた。

抗生物質で感染は治癒した。抗生物質は確かに効き、私たち二人は有効な抗生物質があることを幸せに感じた。私は、アイスクリームに反対する以上に、抗生物質に反対しているわけではない。目的にかなっている限りにおいてはどちらも素晴らしい。しかしその素晴らしさがときに度を越すことがある。抗生物質の過剰投与や、帝王切開に対する過剰な信頼は、緊急に解決を要する問題である。

解決は、個人的なものから集団的なものまでさまざまである。個人的なものとは、私たちの態度や指向であり、私たちが行う意思決定である。集団的なものとは、政策や優先順位となる。個人的な対策と集団的な対策の間の違いは曖昧なことも多い。抗生物質の場合はとくにそうである。

私たちは、強力な抗生物質に対する「貪欲さ」、すなわち、それを使いたいという気持ちを抑える必要がある。これは最も単純で最も効果的な一歩である。それは、時計の針を戻すことにはならないが、細菌の多様性の喪失を緩やかにする対策となる。

抗生物質の扱いについては、私たち一人ひとりが責任ある行動をすることができる。たとえば、一週間続く咳のためにアモキシシリンを投与されるとき、医師に数日間待ってみると告げることや、鼻風邪の子どもに対する処方箋を受け取る前に、もう一日様子をみることによって。心配を和らげるためだけに、早く治してくれと医師をせっつくのを控えることもそうだ。両親からの圧力がなければ、医師は抗生物質使用に関してもっとよい判断ができる。

歯科医には、利益が潜在的なリスクを上回ると思われるときだけ、抗生物質を処方して欲しいと言うこともできる。よい医療（そして、よい歯科医療）とは第一に「害をなさない」ことである。抗生物質の「害」は適切に特定されていないため、精査の対象外となっている。多くの歯科的疾患は、外科的介入や口腔衛生を守ることで対処ができる。

消毒薬の使いすぎもやめたほうがいい。消毒薬の主要構成物のトリクロサンは抗生物質ではないが、殺菌作用を有する。(2) 昔ながらの石鹼と水で何が悪いのだろうか。私は病院で患者を診るとき、あるいはインフルエンザの季節だけ消毒薬を使っている。皮膚の細菌の大半は何年も私と一緒に暮らしている。私はそうした細菌を知っている。そうした細菌も私を知っている。私が他人から細菌をもらうことがあるかもしれない。たとえば地下鉄のつり革などから。つり革を触った手を口に入れたりはしないが、消毒薬を使うこともない。私とともに暮らす善い細菌が除去されることが心配なのだ。それは、悪い細菌と戦ってくれる。

子どもが病気になったとき何をすべきか。私は、抗生物質の使用を常に「待て」と言っているわけではない。子どもはときに非常に具合が悪くなることがあり、その際はすぐに検査が必要だ。そのようなとき子どもは、むずかっていたり、高熱を発していたり、呼吸に喘いでいたりする。元気がなく、光や音に正常に反応しない、お腹が膨れているといった症状もあるかもしれない。重症な下痢や発疹があるかもしれない。こうした状況は真の緊急事態である。

こうした状況に出会ったら、発症に至るまでの日々の出来事を思い出し、医師に告げる必要がある。血液検査やレントゲン検査をはじめとする検査の後、すぐに抗生物質を投与することになるかもしれない。後遺症を避け、子どもの命を救うために必要な処置である。そうした治療を常在細菌に対する心配から遅らせることは致命的な間違いである。重症な細菌感染はいつ訪れるともしれないのである。

そこで医師は難問に直面する。抗生物質は重要である。しかしそれにしても、あまりに多く処方されすぎている。二〇一〇年の一年間で、四一〇〇万クール以上もの抗生物質がアメリカの子どもに処方された。(3) 大半の子どもは抗生物質を必要としないにもかかわらず、である。

小児科医も他の医師も、抗生物質を処方する前に再考する訓練を受ける必要がある。状況を注意深く判断し、危険な感染か、あるいは穏やかなものかを判断しなければならない。

判断は簡単ではない。何年もの経験が必要となる。忙しい医師にとっては、鼻水を垂らし、喉が痛いと言い、あるいは内耳感染で診療室に入ってくる患者全員に抗生物質の処方箋を書くことの方が簡単だ。子どもを注意深く診察し、両親と話し、なぜ抗生物質が必要でないかを説明し、疑問に答え、危険な兆候を説明し、最後に「何かあれば、電話をください」と言うことは、抗生物質をすぐに処方するよりも、もっと時間と熟練を要することなのである。

訓練と同時に、小児科医にはよい報酬も必要である。矛盾するかもしれないが、子どもを最初に診る医師――毎日、何万人もの子どもの診察をする第一線の医師――は、アメリカ中のすべての医師のなかで最も給与の低い医師なのである。こうした制度はどこかおかしい。レントゲン診断をする医師や一五分の手術をする医師が、そうした重大な決断をする小児科医の何倍もの報酬を得ている。

小児科医は、十分な診察を行うためにも十分な支払いをされるべきだし、両親と病気について話す時間をとるための報酬も払われるべきである。近年の制度は、こうした種類の医療を過小評価してきた。上気道感染で受診した子どもの七〇パーセントが抗生物質を手に診察室を出て行くというのは、だから驚くに当たらない。

多くの情報を得た両親や、志のある医師や看護師は、こうした行為あるいは習慣を変えたいと考えている。しかし制度自体がその変化に抵抗している。無意識下の偏見はいたるところにある。人々は、決まりきった診察を行う時間を二〇分、一五分、一〇分に縮めることが出費の節約になると考えている。しかし実際は、医師が診察し考える時間を減らすことで、過剰な検査や不必要な治療による費用を背負い込んでいるのである。

医師や患者は、地域的な習慣が抗生物質の処方割合を上昇させていることにも気づくべきである。アメリカ南部の州では、西部の州より五〇パーセントも多く抗生物質が投与されている[4]。こうした地域で、細菌感染の発生割合が五〇パーセントも違うとは思えない。帝王切開や会陰切開の割合の違いは、医学的実践のあり方が複数あることを反映しているのである。

医療行為に対する態度を変えるためにはどうすればいいか、ということを同僚たちと話すと、みんな悲観的になる。それにはものすごく長い時間がかかるだろう。習慣は染みこんでいる、という話になる。人々は細菌を恐れており、医師は説得力を持ちたいと思うと同時に、訴訟の対象となることを恐れている。役人は、政治的議論に及ぶ意思決定や、自分の職業人生を台無しにするような決定をすることを恐れている。医療制度は保険や政府からの支出によって維持されている。制度そのものは医療行為を行うためにあるのであって、行わないためにあるのではない。さらに製薬会社は、少しの新規投資、もしくは全く新規投資なしで巨額の利益を得られる現状に満足している。

しかし私は、悲観的な人たちが考えるより早く変化は訪れると思っている。私たちは転換点にいる。前章で記したように、米国疾病予防管理センター（CDC）の所長は抗生物質耐性に焦点を当てた発表を行った。雑誌には、抗生物質耐性菌による恐ろしい感染の症例が多く紹介されている。多くの人が「細菌恐怖症」が有する重大な欠点を認識し始めている。「真のコスト」と「限られた利益」が認識されるにつれ、単純な行為もより思慮深く行われるようになるだろう。

政府にも、抗生物質使用を管理下に置くためにできることは多くある。フランス政府はすぐれた政策を行っている。二〇〇一年時点でフランスは、ヨーロッパの国々で抗生物質使用が最も多い国であった。(5)フランス政府は公衆衛生関連機関に行動をとることを求めた。二〇〇二年、「フランス国民健康保険」は抗生物質の効果を長期に維持するための国家計画を開始し、抗生物質耐性菌の拡大防止を目指した。

もちろん、耐性菌の割合を減らすためには使用量そのものを減らす必要がある。入院中の患者は多くの抗生物質投与を受けているが、一方で抗生物質使用の八〇パーセント以上は病院外の一般社会に住む人々に対して処方されている。そこが介入の場所となった。主要な対象疾患は、ウイルス性の呼吸器感染の子どもに投与される抗生物質の削減ということになった。フランスの役人たちは、そうした感染が最も多く起こる冬季に焦点を当てた。

「抗生物質は自動的に処方されるべきでない」と名づけられたキャンペーンは、患者と医療関係者、両者の「心の持ちよう」を変えることを目指した。フランスには、薬剤処方について中央集積的データベースが存在する。保健省の役人は、膨大なデータを閲覧し、検討することができた。二〇〇二年から二〇〇六年の間に、四億五三〇〇万クールの抗生物質が処方されていた。月に一〇〇〇万クール。人口が六〇〇〇万人の国でその使用頻度は多すぎた。

二〇〇六年から二〇〇七年の終わりまでに、処方の割合は二六パーセント減少した。この減少はフランス全土で見られ、すべての種類の抗生物質に及んでいた。また減少は、子どもだけでなく全年齢層に及んでいた。三歳以下の子どもでとくに顕著であった。三歳以下の子どもの一年間の抗生物質処方の回数は、一人あたり二・五回から一・六回にまで減少した。三六パーセントの減少である。

フランスの公衆衛生関係者は、さらにプログラムを進めた。アルプス山脈近くの地方で、「抗生物質は必要なときだけ」という試験的キャンペーンが行われた。それは「抗生物質は自動的に処方されるべきでない」というキャンペーンから理論的に導かれる次の段階であった[6]。アメリカが同様のプログラムを行ったとしたら、アメリカは自らの抗生物質への耽溺を減らすことができるに違いない。子どもの抗生物質使用はすでにピークを打ち、二〇パーセントほど減少した。抗生物質耐性菌を減らそうとする意図の下に始まったプログラムが使用減少に貢献した。プログラムは、第一線で働く医師や他の医療関係者の教育を含んでいる。なぜ抗生物質の条件反射的使用を避ける必要があるか、という教育である。スウェーデンは医療先進国である。外来患者の抗生物質処方割合は、一〇〇〇外来患者に対して三八八だ[7]。アメリカの八三三と比較すると低い。スウェーデンの抗生物質処方割合がアメリカの半分であるということは、健康を過剰な危機にさらすことなく、抗生物質の使用を低減できるということを示している。

抗生物質の過剰使用を削減するために、政府ができることがもうひとつある。肉、牛乳、チーズ、卵といった製品を生み出す家畜への抗生物質投与を止めることである。食べ物や水に残る残留抗生物質は、完全に防ぐことができる。工程を決めなければならない。完全な禁止へ至る、段階的な規制を伴う一連の工程を。

消費者にとって、それは肉や卵、牛乳、魚の価格上昇を意味する。ただし上昇の幅は、それほど大きなものではないだろう。私たちはすでに、食物中の抗生物質の値段、抗生物質の使用自体が抗生物質の有効性を減少させているというコスト、そしてアレルギーや自己免疫疾患、あるいは代謝の病気が広がっているというコストを払っている。スーパーマーケットで支払うか、あるいは将来的に、保険料や税金として、あるいは損なわれた健康として病院で支払うか、という問題である。

二〇一三年後半、米国食品医薬品局は、成長促進を目的とした抗生物質の家畜への投与を禁止する最初の対策を講ずると発表した。これは、抗生物質耐性菌が家畜からヒトに持ち込まれることへの危惧に基づいている。しかし間接的利益として、私たちの食べ物や飲み水に含まれる残留抗生物質量を減らすことを可能にする。正しい方向への重要な第一歩である。一方で私たちは、食品医薬品局がこうした規制を行うことから逃げないよう、あるいは産業界が逃れられないように圧力をかけ続けなければならない。そうした圧力なしには、生産者は家畜の「病気を治す」という名目のもとに、同量の抗生物質の使用を続けることができるからである。

話は抗生物質にとどまらない。食品メーカーには、検出可能レベルの抗虫薬や殺虫剤、ホルモンを含む食品の販売が許可されている。ところが興味深いことに、テストステロンやエストロゲンのようなホルモンには規定の制限というものがない。それは世界保健機関の次のような規制に基づいている。「正しい農業実践における成長促進剤としてのこれらの物質の使用の結果生じる残留薬物が、ヒトの健康に危害を及ぼす可能性は低い」。これはいったい、適切な基準なのだろうか。

抗生物質を開発する方法を見直す必要もある。イメージとしては、一世紀前に戻る必要があると思う。パウル・エールリヒ——初期の微生物病原説の開拓者の一人——が、何百もの混合物の実験を通して、ヒ素誘導体から梅毒に対する魔法の弾丸であるサルバルサンを発見した時代である。それは梅毒に対してだけ有効だった。他のものには全く効かない。皮膚に傷ができると、多くの細菌に暴露されることになる。しかし感染症を起こすのは、通常、ひとつの優勢な細菌である。治療がその細菌に絞り込まれていれば、患者は回復する。

ところが製薬会社は、七〇年以上にもわたってあらゆる種類の細菌を殺す広域抗生物質の開発を目指してきた。この方法には多数の利点があった。患者の問題が肺炎であっても、尿路感染症であっても、もしくは感染傷であったとしても、医師は広域の抗生物質を用いて直ちに治療を開始することができた。ひとつの抗生物質で足りなければ、第二あるいは第三の抗生物質が追加される。それは大半の症例で有効だった。しかし抗生物質が広域になればなるほど、多く使われれば使われるほど、副次的な抗生物質の影響は常在細菌に及ぶことになる。

狭域の抗生物質には二つの問題がある。第一に、そうした抗生物質が非常に少ないということ。私たちはそれを作り出し、効果を検証しなくてはならない。肺炎球菌に特異的に効く抗生物質が欲しいなら、肺炎球菌中の標的部分を同定しなくてはならない。標的部分は、他の細菌が保有しない、あるいは保有していたとしても稀な部位でなくてはならない。同じことは黄色ブドウ球菌についても言える。

第二に、ヒトに感染症を起こす三〇あるいは四〇種類の細菌ひとつずつに特異的な抗生物質が開発されたとしても、それぞれの症例にどの抗生物質が有効かは分からない。患者は「肺炎球菌に感染しています」と書いた看板を下げて診察室に入ってくるわけではない。現在の診断法は時間がかかる。数日、ときにはそれ以上の日数を必要とする。医師は迅速な診断を必要としている。迅速診断は、血液や痰、呼気、あるいは尿から特定細菌が発する化学信号を探すことで可能になる。そうした情報を用いれば、医師は処方集に従って最良の狭域抗生物質を選択できる。

狭域抗生物質を開発することが相対的に単純だというのは、よい知らせかもしれない。一度にひとつの微生物を標的として、化学物質やバクテリオファージ〔細菌に感染するウイルス〕を使った実験を行えばよい。一兆個にまで増殖するバクテリオファージは、抗生物質と同じ働きをする。何十億年もの間、細菌と戦ったり、共生してきたりした。私は現在、ファージに類似の薬品を開発する製薬会社の顧問を務めている。それが新しい種類の狭域の薬剤となる可能性があると信じているからである。

さらに、一〇年以上にも及ぶ遺伝子解析の結果を利用することもできる。主要なヒト病原菌の遺伝子配列はすでに解読されている。どの遺伝子がどの細菌中に存在するか、それらが作る産物の構造は何かが明らかになっている。それは、埋もれた宝を見つけ出す地図のようなものである。肺炎球菌に特異的な遺伝子を探すことができれば、特定の酵素の阻害薬を見つけることができるかもしれない。個別にデザインされた抗生物質の生産さえ可能になるかもしれない。

悪い知らせは、新しい薬は高価なものになるだろうということである。狭域抗生物質が相対的に少人数に、一回あたり五日から一〇日間投与される状況で製薬会社が初期投資を回収するためには、薬代は数千ドルにも及ぶ可能性がある。現在の広域抗生物質が数十ドルであることを考えれば高価である。現代の経済モデルでは、これは現実的とは言えない。製薬会社は、何百万人もの人が何年にもわたって毎日飲むような薬――たとえば高血圧や糖尿病、心臓病などに対する薬、その予防薬、あるいはがん患者に対する極めて高価な薬――を開発したいと考えている。[8]

診断の面から言えば、重要な進捗が最近あった。ウイルス感染と細菌感染を区別できる診断法が、開発されつつあるのである。[9] さらに、新しい種類の診断法が市場にもたらされようとしている。これは患者の免疫反応を、どの細菌が病気を引き起こしているかの指標として使おうというものである。[10] これらはまだ初期の段階であるが、将来的な普及への道は開かれている。問題は「お金」ということになる。

しかし、こうした診断法や狭域抗生物質へのニーズを無視することは、逆に高くつくことになるかもしれない。生後早期の抗生物質への暴露が、一定の割合で肥満や若年性糖尿病、喘息、その他の失調を引き起こすとすれば、生涯にわたる費用はいくらになるか。失われる余命の年数や苦しみについては、言うまでもない。

予防のために今支払うか。治療として後で支払うか。私が提案する薬や診断法は、公共の利益になり、将来にわたってほぼすべての人のためになると思う。道路建設と似ているところがあるかもしれない。たとえばロサンゼルスとフェニックスの間の高速道路である。誰一人として、一人では高速道路を建設することはできない。しかし税金を集めることによって建設が可能になり、高速道路によって、その周辺に暮らす人の生活が改善される。残りの人にとっては、その高速道路を使うときに便利になる。診断法や薬品開発も同様である。私たちは密接に結びついた世界に住んでいる。私は今、中国での抗生物質使用がアメリカの使用を超えるという事実に驚いている[11]。

帝王切開は過剰実践が危惧されている医療のひとつである。個人的あるいは制度的にその実践を変えることによって、私たちは利益を受けることができる。子どもを持つ年齢の女性であれば、選択的な帝王切開には注意深くあった方がよい。それが子どもにとって最もよいことか、絶対に必要なことか、医師に尋ねるとよい。医師が赤ん坊やあなた自身の生命を守るために緊急帝王切開が必要だと言えば、ためらってはいけない。

最近、私は出産を間近に迎える娘を持つ友人と話す機会があった。彼女は私の考えを知っていた。会話の最後に、「忘れないように。帝王切開はバッだ」と私は言った。

「どうしても必要なときだけ」と彼女も言った。

そして「帝王切開だった場合には、膣内ガーゼ法を使うことも」と。

膣内ガーゼ法とは、私の妻のグロリアがプエルトリコで学んだ方法だった。考え方は単純で、帝王切開で生まれた子どもは母親の膣細菌への暴露機会がないので、それを人工的に行うというものである。母親あるいは医療介助者がガーゼを膣内に入れ、細菌で満ちた分泌物を優しく子どもの皮膚や口に塗るのである。経膣出産と全く同じというわけにはいかないが、細菌学的には正しい方向の選択となる。

個人的には、グロリアの方法あるいはそのバリエーションが、数年以内に標準的な医療手技になるのではないかと思っている。それが完全であるとか、新しい医療問題を生まないとは言わない。母親から病原菌に感染する子どももいるかもしれない。しかし感染はいずれにしても起こる事象なのである。もちろん、塗布というやり方がそれらを引き起こすという懸念はある。病原体に対して母親のスクリーニングを行う必要があるだろう。帝王切開で出産した子どもに母親の常在菌の塗布を始めるとすれば、長期間の観察も必要となる。将来的に、母親のどの細菌が重要かを理解し、そうした細菌だけを子どもに与えることができる日が来るかもしれない。一方で私はそれを疑ってもいる。個人的には、細菌の大半が、その多様性や構成という点で重要だろうと思っているからである。

一方、医療従事者も徐々にではあるが変化の必要性を認識し始めている。医師が帝王切開について学べば学ぶほど、帝王切開を勧めることに疑いを持つようになるだろう。収集されたデータを見れば、病院や保険会社は、もはや高い帝王切開率を許容しなくなるに違いない。子どもの親が、選択的な帝王切開による問題――肥満や若年性糖尿病、自閉症など――で、医師や病院を訴える日が来るかもしれない。現在、訴えられる恐怖というのは、何かを「しない」ことで訴えられる恐怖である。レントゲン写真を撮らなかった、抗生物質を投与しなかった、帝王切開をしなかった、と言って訴えられる。しかし将来的には、不必要で正当化できない行為を行ったことで訴えられる恐怖が生まれるだろう。恐れは、最も有効な平衡装置である。

失われつつある細菌について講演するために各地を回っていると、プロバイオティクス〔人体によい影響を与える微生物。または、それらを含む食品など〕についての意見を求められることがある。宣伝されているような効果が本当にあるのか。いつ、どのような状況で摂取したらよいのか――と。

数年前、健康な六〇代の同僚が、下腹部痛のために体を二つ折りに曲げて目を覚ましたことがあった。発熱しており、もしかすると手術が必要かもしれないと彼女は思ったという。しかし、血液検査とレントゲン写真の結果、診断は憩室炎であった。腸管下部の炎症である。憩室炎は比較的よく見られる病気で、とくに高齢者に多い。原因は分かっていない。[12] しばらくの間入院が必要となるが、通常は絶食と抗生物質で症状は改善する。

なぜ抗生物質なのか。それが効くからである。これまでの説明は、腸全体の細菌叢を抑制することによって、特定はできないけれどもある種の悪い細菌が抑制され、それで炎症が治まるとされていた。おそらく正しい。しかし詳細は依然謎なのである。

彼女の場合、激しい痛みが五回、別々にやってきた。彼女は何か恐ろしいことが起こっているのではないかと思った。五回目の発作後、彼女は消化器内科を受診した。医師は彼女にプロバイオティクスを勧めた。彼女は毎日それを飲んだ。以降二年間、発作は起こっていない。

偶然の一致だろうか。そうかもしれないし、そうでないかもしれない。その話を私にしてくれたとき、プロバイオティクスが効いたことを私は嬉しいと思った。彼女の腸内細菌のある種の平衡が変わったのだろう。しかし、その機序について説明することはできない。私たちはヒト腸内の状態を直接観察することはできないのである。

こうした成功物語にもかかわらず、一般的に言って私は、プロバイオティクスをめぐる主張には懐疑的である。薬局の棚や健康食品の棚に置かれているプロバイオティクスの効果が検証されたことはほとんどない。アメリカのような自由の国では、プロバイオティクスの宣伝は言論の自由の範疇に入る。表示には、あらゆる種類の意味のない健康増進に関する主張が書かれている。しかし厳しい審査が行われたことはない。厳しい審査というのは、内容物が実際に効果的か否かの審査である。

プロバイオティクスの定義は広い。店で売られている種々さまざまな菌も同様である。ひとつの菌で構成されている場合もあれば、いくつかの菌が混合されている場合もある。液体、粉末、軟膏のかたちで売られているものもある。同じ菌が異なるラベルの下、異なる効用を謳って売られていることもある。

菌のいくつかは、乳や乳製品から分離されたものである。ビフィドバクテリウム属菌のようなヒトの赤ん坊に起源を持つものもある。成人から分離されたものもある。組み合わせは多種多様だ。開拓時代のアメリカ西部のようだ。完全な無法地帯なのである。

言えることは、大半は安全であるだろうということしかない。食べるようにそれを摂取できるし、健康な人であればリスクは小さい。しかし効果はあるのだろうか。多くの人が絶対効果があると主張し、なかには確かに効くものもあるに違いない。しかし、それがどれかを言うことはできない。

「プレバイオティクス」というものもある。生きた菌とは異なり、プレバイオティクスは物質であり、好ましい菌の成長を助ける。たとえばヒトの母乳は、小さな糖分子――赤ん坊の消化管に存在する特定の細菌によって使われる糖の分子――など、プレバイオティクスに満ち溢れている。母乳を通して、生後早期の腸に群生する初期細菌の成長は助けられる。科学者はこうした、もしくは似たような物質をプレバイオティクスとして使い、腸内細菌を刺激するために役立てている。

「シンバイオティクス」は、プロバイオティクスとプレバイオティクスの混合物である。プロバイオティクスが腸内で長く生きることをプレバイオティクスが助ける。

プロバイオティクス、プレバイオティクス、そしてシンバイオティクスの背後にある理論は、確かに意味がありそうに見える。しかし一方で、その実用のされ方にはプラセボ（偽薬）効果じみたところもある。医師は昔、塩水やビタミンB_{12}の錠剤などを（ビタミンB_{12}の値が正常な人に）投与することがあった。しかし真の薬を投与されたと信じた患者は具合がよくなったと感じる。プラセボは効果があることが知られる。多くの人に効く。とくに腰痛のような症状には。一方、激しい痛みに関しては、あまり効果はないかもしれない。ある種の製剤には、「あなたの症状を改善します」と書かれているかもしれない。

しかし改善の基準はきわめて曖昧で、定義は難しく、評価は困難である。具合がよくなったとは、どのようにすれば評価できるだろう。何と比べればよいのだろうか。

プロバイオティクスを探しに健康食品店に行くこと自体、あなたは自身の具合がよくなったと感じさせる何かを探していることを示唆する。製品を買うこと自体、すでにその製品に助けられる準備ができていることを意味する。こうしてプラセボは効き始める。

二重盲検臨床試験を行われなければ、プロバイオティクスがプラセボ以上の効果を持つかどうかを知ることはできない。対象者は、プロバイオティクスあるいはプラセボのどちらかを与えられ、それは見た目も匂いも味も同じもので、どっちがどっちか分からないようにできている。研究は、両者の健康に関する効果——あるとすれば、だが——を見る。不幸にも、こうした厳しい試験は、ほとんど行われてこなかった。プロバイオティクスによって利益を得る製薬会社は、そうした研究への資金援助を拒否している。

プロバイオティクスは潰瘍性大腸炎やがん、インフルエンザからの回復速度といった、特殊な目的に効果的である、という主張もある。こうした主張は、まさにその性格からして、真偽を試すのがより簡単だ。しかし十分に計画された臨床試験はほとんどなかった。

理由は簡単だ。ある種の病気、たとえば潰瘍性大腸炎は人によってさまざまな経過をたどり、その症状もさまざまだ。そのため比較研究には多くの患者数を必要とする。患者の多様性を整理し、有効性を評価するには一〇〇〇人以上必要だろう。高価な試験になるからである。

プロバイオティクスを否定しようとしているわけではない。将来の病気の予防や治療には重要だと考えている。しかし有効性を評価するためには、詳細な科学的な根拠が必要となる。[13] どの細菌が身体に戻されるべきなのか？　あなたが失った細菌は、おそらく私の細菌とは異なる。抑圧された細菌あるいは絶滅の危機に瀕した細菌がどれか、どうしたら知ることができるのだろう？　抗生物質が細菌を抑制したり根絶したりする以上、将来的には必要な抗生物質を投与する際の標準的な治療として、医師がプロバイオティクスを患者に与える日が来ることもあるだろう。しかしまず、どの細菌が問題なのかを理解する必要がある。

健康だったにもかかわらず、クロストリジウム・ディフィシル感染で亡くなったペギー・リリスの悲劇を覚えているだろうか。こうした悲劇は今なお続いている。一方で、治療に成功する新しい技術も出てきた。

「糞便移植」と呼ばれる方法である。ある人から別の人へ、便を計画的に移植するのだ。手法としては、愉快なものではないかもしれない。しかしすでに命を救ってきた。とくに再発性クロストリジウム・ディフィシル感染には有効である。

この治療を行うために医師は新鮮な便を入手する必要がある。便は、すでに多くの人々を助けたことのある「よい」提供者から、あるいは患者の親戚など健康な人から集められる。医師は食塩水で便の懸濁液を作る。生じた不透明な茶色の液体が、管や経鼻的に十二指腸内視鏡を通して胃に、あるいは逆方向の直腸から浣腸や大腸内視鏡によって投与される。

こうした医療行為は、気持ち悪いイメージを想起させるかもしれない。しかし多くの医師が、すでに何年間にもわたってこれを実践している。二〇一三年、オランダから革新的な研究が発表された。医学誌『ニューイングランド・ジャーナル・オブ・メディシン』に、クロストリジウム・ディフィシル感染再発患者に対して行った無作為臨床試験の結果が報告された[14]。研究参加者は通常の抗生物質治療を受けるか、あるいは便の移植を受けるかで、無作為に二群に分類された。治癒率は抗生物質を受けた群で三一パーセント、便移植を受けた群で九四パーセントであった。違いがあまりにも明らかだったので、それ以上抗生物質投与の治療を続けることが倫理的でないという理由から、試験は中止された。

この十全に計画された臨床試験は、クロストリジウム・ディフィシル感染患者のように腸内生態系が破壊された人に失われた細菌を戻してやることは有効な医療でありうる、という概念を実証した。こうした証拠をもとに研究者たちは今、どの細菌が、あるいはどの一群の細菌が病気の回復に必要であるかについて研究を行っている。多くの異なる便提供者を用いた普遍性に関する研究は、鍵となる細菌は私たち全員に共通であることを示唆する。それは、単一集団の細菌かもしれないし、内部で代替可能なある種の多様性を有する集団かもしれない。後者は、中華料理のレストランで前菜からひとつ、主菜からひとつと、料理を選ぶのに似ている。

オランダの研究および、その研究以前にアレクサンダー・コーラッツとローレンス・ブラントらが行った先駆的な研究がもたらしたもうひとつの利点は、糞便移植とその変型が他の病気の治療にも応用可能である可能性を示唆したことにある。具体的には、腸内生態系の攪乱によって生じる病気で、炎症性腸疾患やセリアック病、過敏性腸症候群などである。将来的には、肥満や免疫失調、それに自閉症の治療にも用いられるかもしれない[15]。腸内細菌の攪乱がこうした病気の根っこにあるとすれば、糞便移植によって腸内細菌を回復することが解決策となるという考え方は正しい。

オランダの研究以降、藁にもすがる思いの人々が、自宅で浣腸によって、それを自分で行い始めた。これまでのところ、誰かがそれによって被害をこうむったという報告はないし、どれだけの人が救われたのかも分からない。二〇一三年、この療法を実践した医師は、安全性確保のために一連の規制に従う必要があると食品医薬品局によって勧告された。規制は合理的である。[16] 医学の歴史は、よいと思われることを熱心かつ情熱的に行うことによって、多くの禍根を残してきた。ジエチルスチルベストロール（DES）やサリドマイドの例がそれを証明している。ある人から別な人に素材を移植することを考えるときには、これはとりわけ重要なことである。エイズや肝炎は輸血や血液製剤によって起こった。純粋なプロバイオティクスの培養が成功すれば、ヒトからヒトへの移植によって起こる問題は解決できるだろう。

多くの子どもが、おそらく必須の細菌を欠いて成長していることを考えてみよう。そうした細菌を、私たちはどこで取り戻すことができるのだろうか？　発達途上のマウスの細菌が鍵となる原則を教えてくれるかもしれない。[17] 抗生物質に暴露していない地域が世界にはまだ残っているだろうか？　そこに暮らす人々の腸内細菌は、抗生物質によって損なわれていない可能性が高い。そうした細菌は医学的に応用可能かもしれない。抗生物質や消毒薬、近代的生活に暴露されていない人々――アマゾンやニューギニア高地の奥深くに暮らしている人々――の便は移植に有用かもしれない。そうした人々の便は私たちのものとは異なるのだろうか？

グロリアはその答えをベネズエラで見つけた。二〇〇八年、軍のヘリコプターは、限りなく続くオリノコ高地の密林に小さな村を見つけた。その村はどの地図にも載っていなかった。ヘリコプターは、現地の言葉を話す通訳とともに地上へ降りた。通訳は村人に、自分たちは友人で、政府は医療をここに伝えたいと考えていると話した。村人はヘリコプターが飛んでいるところを以前に見たことがある、また他の村の同じ部族の者から「医学」という言葉を聞いたことがある、と言った。しかし村人は自分たち以外の部族の人間を見るのは初めてだと言った。

チームが小さな村を調査したところ、二つの金属製品を見つけた。斧と缶であった。他の先住民との交換で、村人が二つの金属製品を手に入れたこと、その際に「医学」という言葉とその力を知ったことが分かった。彼らは医療を望んでいた。

村人と外界の接触は不可避だった。ベネズエラ政府はよい決断をした。ワクチン接種である。麻疹やインフルエンザは確実に村を襲うだろうし、それは致死的であろう。倫理委員会の承認と多くの支援によって、医療チームはその村をふたたび訪れるための準備をした。グロリアは村人に、研究のために検体を提供して欲しいと依頼した。チームは、医師や医療従事者を伴ってふたたび村を訪ね、ワクチン接種や感染症の治療を行った。口腔や皮膚の擦過検体が、三五人のさまざまな年齢の村人から集められた。うち一二人からは便も採取された。ベネズエラやアマゾナス州の関係者（グロリアとは二〇年以上の協力関係にある）と協力しながら集められた検体は、グロリアの研究室へ送られた。

それはまさに宝物だった。グロリアは今、文字も数学も持たず、現代社会との接触もなかった、石器時代と変わらない生活を送っている人々の常在細菌を手にした。彼らは抗生物質を服用した経験はなかった。その意味では、彼らに常在する細菌は生きた化石である。便は完全に唯一無二で、その価値は計り知れない。

数年後、便からＤＮＡが抽出され、塩基配列が解読された。ニューヨークの私たちの家の食堂で、ある朝、グロリアと共同研究者のロブ・ナイトとホセ・クレメンテは、便の最新の解析結果を検討していた。[18] スペイン人、ニュージーランド人、ベネズエラ人、三人三様のアクセントで、彼らは、一二人のアマゾン先住民の腸内細菌構成を、コロラドの住民のそれと比較していた。図がホセのコンピューターに次々と現れる。

違いは明らかだった。そして逆説的だった。一五七人の北米人は、彼らに特有の細菌を数種類しか保有していなかった。一方、一二人のアマゾン先住民は北米人が保有していない、彼らに特有の細菌を数百種類も保有していた。さらに、ひとつひとつの個数は少ないものの、北米人より細菌の種類がずっと多かった。この非対称性をどのように説明できるだろうか。ひとつの解釈は、先住民が保有している細菌の多くが、抗生物質への暴露や他の医療あるいは近代的生活によって、私たちから消えたということであろう。

そこにはまた、私の二〇年来の仮説を支持する重要な証拠もあった。グラフが描く曲線は美しく、また違いを明らかに映し出していた。二つの集団の違いを見るのに複雑な統計的解析は必要なかった。私たちから消えたこうした古代の細菌が、アマゾンの先住民には無縁だが、私たちの子どもたちが苦しんでいる現代の疫病の治療のために使われる日が来るかもしれない。いつの日か、そうした細菌を赤子に戻すことが行われるようになるかもしれない。

糞便移植と同様、考え方は、失われた細菌を回復するということである。失われた細菌は、遠方の人々からもたらされるかもしれないし、家族からもたらされるのかもしれない。抗生物質にあまり暴露されていない祖母が孫に細菌を贈る。そんな姿が想像できる。

将来の子どもは、新しい種類の検査を受けることになるかもしれない、と思うことがある。生後一カ月の健診で、医師は新生児の尿と便を検査する。便中細菌のゲノムが解析され、個数が数えられる。尿は特定の代謝物に対して検査される。検査所見は以下のように記載される。「新生児の状態はよい。しかしビフィドバクテリウム属菌の補助的投与が必要」。他の新生児にはアロバクラム属菌。別の新生児にはオキサロバクター。医師は、それぞれの新生児に最適な細菌を培養細菌のなかから発注する。

こうした細菌は母親の乳首に塗布され、赤子はそれを母乳と一緒に摂取する。あるいは新生児たちはオキサロバクターとその栄養素であるがヒトには消化できないシュウ酸塩の処方を施される。そうした「シンバイオティックな」方法がとられることになるかもしれない。ニューヨーク市内にある私の研究室では、こうした方法が検討されている。

一九九八年、私は『ブリティッシュ・メディカル・ジャーナル』誌に、いつの日か私たちはピロリ菌を「失われた菌」として子どもたちに戻すために投与することになるかもしれない、と書いた[19]。以降、この考えは深化し、失われた細菌のリストは長くなっている。もちろん、まだ発見の初期段階にすぎない。私たちは依然として、そうした細菌が機能する機構を理解していないのだから。

エピローグ

一九世紀後半から二〇世紀初頭にかけて活躍したカール・ベンツやヘンリー・フォードといった自動車の発明者たちは、人の生活に関して記念碑的貢献を行った。彼らは内燃機関（エンジン）を開発し、それを完成させ、大量生産に成功した。内燃機関は、私たちがドライブすること、荷物を運ぶこと、休日に出かけること、世界を探検することを可能にした。人の存在のあり方は結果として大きく変わった。人はより深く結びつき、また長距離の戦争が可能になった。異なる民族や異なる文化を持つ人々と出会うことになった。

私たちは、この内燃機関が新たな問題を生み出した、あるいはすでに存在していた問題を悪化させたことを知っている。たとえば大気汚染であり、死亡事故であり、交通渋滞である。フォードはこうしたことを予想していたかもしれない。それらは意図しないものであったけれども、予想できるものだった。馬車の時代でさえ、馬車で溢れた街では渋滞が起こったし、馬の糞は喜ばしいものではなかった。その意味では、内燃機関の導入に続いて起こる問題も予想可能なものだったのである。

しかし一〇〇年前、もしも誰かがヘンリー・フォードに、車のエンジンをかけるたびにグリーンランドの氷が少しずつ溶けていくと言ったとしたらどうだったろう。[1] それは理解の範囲を超えたものだったに違いない。フォードは即座にそうした意見を退けたことだろう。同じことを、「あなたが」三〇年前に言われたとしたらどうだろう。おそらくあなたは、それが馬鹿げた考えだと思ったに違いない。車と氷河に何の関係があるのか、と。しかし今私たちは、そうした一見関連のなさそうなものが関連していることを知っている。これは私たちの発明が、地球における巨視的（マクロ）生態系を変化させている一例である。

　私がこれまでに語った物語は、抗生物質や帝王切開のような科学技術が、微小（ミクロ）生態系をどのように変えているかということであった。私たちに常在する細菌が、恐ろしい結果を引き起こしながら変化しているということは、まさに想像の外にあった。地球温暖化がフォードにとってそうだったように。しかし環境保護運動が始まって四〇年経った今、そうした変化を熟考し、問題に取り組む準備ができあがっていると、私は信じている。

　本書が取り上げた諸問題は地球温暖化ほど深刻ではないし、短期間に起こったものである。抗生物質や帝王切開を禁止することを望んでいるわけではない。私は単にそれらをもっと賢明に使うべきであると考えているだけである。副作用に対処すべき方法を考慮すべきだと言っているのである。過去を振り返ってみるときには、真実は常に明らかだ。太陽が地球の周りをまわるとか、地球が平らであるなどと、人々はどうして考えることができたのだろう。すでに確立された定説というものは力強く、圧倒的な力を持って私たちに迫ってくる。

　抗生物質には利益とともに生物学的対価がかかる、という問題が提起された以上、地平線は移り始めた。答えはこうだ。抗生物質は、人間に被害をもたらさない細菌にも影響を与える。現在二分の一から三分の一の出産がそうである帝王切開もそうだ。自然な細菌叢を変化させることは、複雑な結果を生み出すに違いない。

こうした因果関係から逃れることはできない。ヒトとともに古代からある細菌には、そこに存在する理由があり、ヒトの進化にもかかわってきた。それらを変えることは何であれ、潜在的対価をもたらすことになる。私たちは今それらを大幅に変えている。払うべき対価がそこにはある。それを、私たちは今認識し始めたばかりである。

今が大きな変化を起こすときである。変化には時間がかかる。失ったものを取り戻すにはより長い時間がかかる。地球温暖化と同様に、現状が「金縛り」にあう危険性も存在する。しかし私は楽観的でもある。ヒトの微小生態系における変化は、単に過去一世紀、あるいは六〇、七〇年の間に起こったにすぎない。人類誕生からの歴史を考えれば一瞬の出来事である。急速な変化は、急速な離脱を可能にする。

私たちは岐路に立っている。医学を用い、命を救うための行為を行っている。しかし意図しない結果が起こる可能性もある。どのような種類であれ、強力な薬剤の使用には意図しない結果が伴う。驚くことではない。しかし気をつけねばならないのは、本書が語っているのは何か例外的な出来事ではない、ということだ。私たちの子どもを危険に陥れる医療行為が、現代医療制度の中心を担っているのである。

病気を根絶し、病気と闘うことに関して、人類は大きな進歩を遂げた。しかし私たちの努力は今頂点を迎え、発見の果実は、消化できない、毒のある種を残し始めている。そうした副作用に私たち自身が飲み込まれる前に行動しなくてはならない。大きな嵐は目の前にある。

多くの解決法があるかもしれない。いくつかに関しては、相乗的効果が期待できる。たとえば、帝王切開と抗生物質使用の両方を制限し、消えていった細菌を元に戻すというように、複数の対策を同時に行うことによって。私たちの子どもと、子どもたちの子どもの未来のために、私たちは今、それを行うときに来ている。

原　注

第1章　現代の疫病

（1）古代、五歳の誕生日を迎える子どもは半数から三分の二にすぎなかった。（以下を参照のこと。T. Volk/J. Atkinson, "Is child death the crucible of human evolution?" *Journal of Social, Evolutionary and Cultural Psychology 2* [2008] : 247–60）一九世紀においてさえ子どもの死亡率は高かった。一九〇〇年、アメリカのいくつかの市においては新生児の三〇パーセントが一歳の誕生日を迎えることなく死亡した。（以下を参照のこと。R. A. Meckel, *Save the Babies: American Public Health Reform and the Prevention of Infant Mortality, 1850–1929*, Johns Hopkins University Press, 1990）公衆衛生の改善により、一九一五年に出生一〇〇〇に対し一〇〇だった乳児死亡率は、一九九五年に一〇に低下した。（*Morbidity and Mortality Weekly Report* 48 [1999] : 849–58）子どもの死亡率は過去半世紀低下を続けてきた。（G. K. Singh/S. M. Yu, "U.S. childhood mortality, 1950 through 1993: trends and socioeconomic differentials" *American Journal of Public Health* 86 [1996] : 505–12）

（2）身体質量の増加はカロリー摂取が消費より過剰であることに起因するが、肥満の問題は複雑である。全ての食物カロリーが代謝的に等しいか否かについては議論がある。身体的、精神的ストレスと睡眠不足は食物摂取を増加させる。身体活動の欠如は、カロリー支出に対する直接効果以上に肥満に影響を与える。母親の喫煙、妊娠期の環境、ホルモン攪乱因子、高塩分食への嗜好は全て肥満の原因とされている。肥満に影響を与える化学物質もある。（P. B. Baillie-Hamilton, "Chemical toxins: a hypothesis to explain the global obesity epidemic," *Journal of Alternative and Complementary Medicine* 8 [2002] : 185–92）

（3）先進国で若年性糖尿病は一貫して増加している。（V. Harjutsalo et al., "Time trends in the incidence of type 1 diabetes in Finnish children" *Lancet* 371 [2008] : 1777–82）五〇年間に及ぶ持続的増加と近年の加速的な上昇にもかかわらず、公衆衛生活動もあって最近の新規発生率は横ばいとなっている。（Harjutsalo et al., "Incidence of type 1 diabetes in Finland," *Journal of the American Medical Association*, 310 [2013] : 427–28）世界的には、近年の若年性糖尿病の年間の増加率は約三%。（P. Onkamo et al., "Worldwide increase in incidence of Type I diabetes" *Diabetologia* 42 [1999] : 1395–403）

（4）T. Yatsunenko et al., "Human gut microbiome viewed across age and geography," *Nature* 486 (2012) : 222–27. こ

の研究は、アメリカ合衆国、マラウイ、ベネズエラで腸内細菌を比較した。腸内細菌の構成は成人と子どもで大きく異なることが分かったが、子どもが大きくなるにつれそれは成人に近くなる。重要なことは、これが起こるのが三歳頃だということ。腸内細菌の遷移は機能的発達が見られる生後早期に起こる。

(5) この仮説は何年にもわたって発展してきた。これに関連した私の論文は以下。"An endangered species in the stomach," *Scientific American* 292 (February 2005): 38–45; "Who are we? Indigenous microbes and the ecology of human disease," *EMBO Reports* 7 (2006): 956–60. 以下は同僚Falkowとの共著。"What are the consequences of the disappearing microbiota?" *Nature Reviews Microbiology* 7 (2009): 887–94; "Stop killing our beneficial bacteria," *Nature* 476 (2011): 393–94.

(6) カンピロバクター属の細菌が姿を隠す機構は、二〇年近くにわたる一連の実験で明らかとなった。鍵となる論文は以下。Blaser et al., "Susceptibility of *Campylobacter* isolates to the bactericidal activity in human serum," *Journal of Infectious Diseases* 151 (1985): 227–35; Blaser et al., "Pathogenesis of *Campylobacter fetus* infections," *Journal of Clinical Investigation* 81 (1988): 1434–44; J. Dworkin/Blaser, "Generation of *Campylobacter fetus* S-layer protein diversity utilizes a single promoter on an invertible DNA segment," *Molecular Microbiology* 19 (1996): 1241–53; Dworkin/Blaser, "Nested DNA inversion as a paradigm of programmed gene rearrangement," *Proceedings of the National Academy of Sciences* 94 (1997): 985–90; Z. C. Tu et al., "Structure and genotypic plasticity of the *Campylobacter fetus sap* locus," *Molecular Microbiology* 48 (2003): 685–98.

(7) 分類学はしばしば複雑だ。というのも、イエネコは野生ネコのヤマネコ（*Felis silvestris*）としても分類されてきたからである。あるいは*F. silvestris F. catus*とも。

(8) カンピロバクター属菌と、これに対する宿主反応の多様性に関する私たちの過去の研究に基づいて、GCLOについても同様の研究を行うこととした。関連する初期の論文は以下。G. I. Pérez-Pérez/Blaser, "Conservation and diversity of *Campylobacter pyloridis* major antigens," *Infection and Immunity* (1987): 1256–63; Pérez-Pérez/Dworkin/Chodos/Blaser, "*Campylobacter pylori* antibodies in humans," *Annals of Internal Medicine* 109 (1988): 11–17. こうした研究から私たちは血液検査法を開発した。それは現在アメリカで使用されているピロリ菌検査のプロトタイプ（原型）となっている。

(9) 私が『ランセット』誌に発表した論文"Not all *Helicobacter pylori* strains are created equal: should all be eliminated?" *Lancet* 349 [1997]: 1020–22への応答として、デイヴィッド・グレアムは編集者へ向けてこう書いた。「善いピロリ菌は、死んだピロリ菌だけ」。（*Lancet* 350 [1997]:

70-71）

（10）フローラ（Flora）は、ヒトのなかで生きる無数の細菌に対する古い呼称で、「正常細菌叢」と言っていたこともある。しかし細菌は植物ではない。現在では「マイクロバイオータ」と呼ぶ。マイクロバイオータとその宿主との関係を含めたものは「マイクロバイオーム」と呼ばれる。

第2章　微生物の惑星

（1）J. McPhee, *Basin and Range*, book 1 in *Annals of the Former World*(Farrar, Straus & Giroux, 1998)

（2）H. N. Schulz et al., "Dense populations of a giant sulfur bacterium in Namibian shelf sediments," *Science* 284(1999): 493-95. しかしこのような巨大な微生物は顕微鏡的小ささが支配する世界においては普通ではない。

（3）N. Pace, "A molecular view of microbial diversity and the biosphere," *Science* 276(1997): 734-40. Carl Woese や Norman Pace らにとって、細菌は地球上の全生物の起源なのである。

（4）W. B. Whitman et al., "Prokaryotes: The unseen majority," *Proceedings of the National Academy of Sciences* 95(1998): 6578-83; J. S. Lippet al., "Significant contribution of Archaea to extant biomass in marine subsurface sediments," *Nature* 454(2008): 991-94; M. L. Sogin et al., "Microbial diversity in the deep sea and the underexplored 'rare biosphere,'" *Proceedings of the National Academy of Sciences* 103(2006): 12115-20.

（5）T. Suyama et al., "Phylogenetic affiliation of soil bacteria that degrade aliphatic polyesters available commercially as biodegradable plastics," *Applied and Environmental Microbiology* 64(1998): 5008-11; E. R. Zettler et al., "Life in the 'plastisphere' : microbial communities on plastic marine debris," *Environmental Science and Technology* 47(2013): 7137-46.

（6）T. O. Stevens/J. P. McKinley, "Lithoautotrophic microbial ecosystems in deep basalt aquifers," *Science* 270(1995): 450-54.

（7）大腸菌 *E. coli* の正式名 *Escherichia coli* は、一八八五年に健康な人の便中に菌を発見したドイツ人の医師 Theodor Escherich に由来する。消化管の細菌として最も有名な細菌であるが、全腸内細菌の一〇〇〇分の一以下を占めるにすぎない。大半の大腸菌が無害である一方、病気の原因となる種類もある。培養が容易なため、大腸菌は、生物学、生化学、細胞生物学の研究に最もよく使われる細菌となった。大腸菌の五〇〇〇の遺伝子の多くは、ヒトにその類似体が存在する。

（8）S. J. Gould, "Prophet for the Earth: Review of E. O. Wilson's *The Diversity of Life*," *Nature* 361 [1993] : 311-12.

第3章　ヒトのマイクロバイオーム

（1）一九世紀に定義された「共生」とは、ときにその生涯を通して共に生きる二種以上の生物の密接な関係である。その関係には、害を及ぼす関係、中立な関係、扶助的関係があるが、相互扶助的関係を指すこともある。そうした関係を持つ細菌のある種の集団を「共生体」という。

（2）N. Moran, "The evolution of aphid life cycles," *Annual Review of Entomology* 37 (1992): 321–48.

（3）H. Ochman et al., "Evolutionary relationships of wild hominids recapitulated by gut microbial communities," *PLOS Biology* 8 (2010): e1000546.

（4）門は「界」と「綱」の間に位置する分類上の用語。すべての動物を包括する動物界は、昆虫から脊椎動物まで約三五の門よりなる。

（5）これは長く信じられてきた。しかし子宮内でさえ多くの細菌が存在するという知見が示され始めている。（L. J. Funkhouser/S. Bordenstein, "Mom knows best: the universality of maternal microbial transmission," *PLOS Biology* 11 [2013]: e1001631）しかし依然として議論は残る。数年以内には決着するだろう。

（6）第1章の注（4）を参照のこと。

（7）私たちは二〇〇四年に分子生物学の手法を用いて最初の皮膚常在菌研究を開始した。個人差がある一方、左右では高い類似性が見られた。（Z. Gao et al., "Molecular analysis of human forearm superficial skin bacterial biota," *Proceedings of the National Academy of Sciences* 104 [2007]: 2927–32）より詳細な解析法を用いて、他の研究者がこの結果を発展させ、左右の手のより微妙な違いを確認した。例えばコンピューターのキーボードの細菌によって、どのキーボードが誰のものかを当てることができる。（N. Fierer et al., "Forensic identification using skin bacterial communities," *Proceedings of the National Academy of Sciences* 107 [2010]: 6477–81）. また、乾燥、湿潤、脂性といった皮膚の主要なタイプが、それぞれ異なる細菌の構成を有していることも見出された。（E. A. Grice et al., "Topical and temporal diversity of the human skin microbiome," *Science* 324 [2009]: 1190–92）ある一つの真菌が私たちの皮膚の多くで優位にある。（K. Findley et al., "Topographic diversity of fungal and bacterial communities in human skin," *Nature* 498 [2013]: 367–70）

（8）衛生研究所が財政支援するヒト・マイクロバイオーム計画は、ヒト常在細菌の構成の基礎に関して驚異的な成果を上げた。（C. Huttenhower et al., "Structure, function and diversity of the healthy human microbiome," *Nature* 486 [2012]: 207–14）この研究には、研究協力者とほぼ同数の研究者が参加し、国家的努力が払われる「巨大科学」だった。多くの研究者が、このプロジェクトによって男女の身体の一六カ所と、女性の膣の三カ所から採取された検体を用いることができた。そうした研究からは、たとえば口腔内の細菌構成を知ることができる。舌の先、口蓋、頬は、膣に比較してお互いによく似た細菌構成を持つ。

（9）歯肉頸部の細菌の構成は膨大で、密度は大腸に匹敵する。（I. Kroes et al., "Bacterial diversity within the human subgingival crevice," *Proceedings of the National Academy of Sciences* 96 [1999]: 14547–52）歯と歯肉の接点は歯周病が起こりやすい場所である。細菌の構成とその動態への理解によって、歯の喪失の原因となる病気の予防と治療が可能になる、といった希望がある。

（10）N. O. Verhulst et al., "Composition of human skin microbiota affects attractiveness to malaria mosquitoes," *PLOS ONE* 6 (2011): e28991.

（11）Z. Pei et al., "Bacterial biota in the human distal esophagus," *Proceedings of the National Academy of Sciences* 101 (2004): 4250–55. 私たちが論文を発表するまで、食道に細菌が常在していると考える人はいなかった。

（12）コンピューターの助けを借りて植物や動物の家系図を作ることができるように、異なる場所に棲む細菌についても同じことができる。淡水湖に棲む細菌の構成を大洋に棲む細菌の構成と比較することが可能だ。驚くべきことではないが、それは全く異なる。同じ手法によって、ヒトとネズミの大腸に棲む細菌の驚くべき類似性が確認できる。（R. E. Ley et al., "Worlds within worlds: evolution of the vertebrate gut microbiota," *Nature Reviews Microbiology* 6 [2008]: 776–88）門から始まる分類の高位のレベルでは、私たちの相同性は高い。系統樹の階段を下がるにしたがい違いは大きくなり、種のレベルまで来るとヒトとネズミの違いは歴然とする。細菌におけるこうした違いと相似は、ある意味で、共通の先祖からそれぞれの種までで生じている。我々の常在菌までもが「個体発生は系統発生をくり返す」ことを我々に教えている。

（13）W. R. Wikoff et al., "Metabolomics analysis reveals large effects of gut microflora on mammalian blood metabolites," *Proceedings of the National Academy of Sciences* 106 (2009): 3698–703. 研究者は、無菌マウスと普通に飼育したマウスの血中内容物を注意深く調べた。四二〇〇の化学物質のうち、無菌マウスでは一パーセント強の五二の物質しかみつからなかった。つまり、それ以外の四〇〇〇以上の物質が細菌由来ということになる。この実験は、マウスの血中化学物質の大半がそのマイクロバイオータ、もしくはマイクロバイオータと体内細胞との相互作用の結果生み出されたものだということを示している。

（14）H. J. Haiser et al., "Predicting and manipulating cardiac drug inactivation by the human gut bacterium *Eggerthella lenta*," *Science* 341 (2013): 295–98.

（15）サツマイモはタンパクを二パーセントしか含まない。したがって、必要量を摂取するためには、成人は一日に五ポンド〔約二キログラム〕のサツマイモを食べなくてはならない。

（16）J. Ravel et al., "Vaginal microbiome of reproductive age women," *Proceedings of the National Academy of Sciences* 108, suppl. 1 (2011): 4680–87.

(17) J. Faith et al., "The long-term stability of the human gut microbiota," *Science* 341 (2013): DOI: 10.1126/science.1237439. Jeff Gordon の研究室は同じ人々を長年にわたって研究することによって、新陳代謝による入れ替えはあったが、細菌はかなりの程度安定的あることを示した。彼らの研究では、成人の約七〇パーセントの細菌が一年後にも存在していることが示された。

(18) メリーランド大学の Nanette Steinle 医師は、二〇一三年四月二三日の米国栄養学会のポスターセッションで乾燥豆に関する研究を発表した。短期的な体重減少効果は見られたが、マイクロバイオータの構成は長期的に安定していた。(以下を参照。G. Wu et al., "Linking long-term dietary patterns with gut microbial enterotypes," *Science* 334 [2011]: 105–8)

(19) L. A. David et al., "Diet rapidly and reproducibly alters the human gut microbiome," *Nature* (2013): DOI 10.1038/nature12820.

(20) ちょうどヒト・マイクロバイオーム計画がアメリカの「巨大科学」の中心の一つだったように、ヨーロッパではメタヒット・コンソーシアムが立ち上がった。彼らはユニークで、ヒト・マイクロバイオーム計画と補完的な研究を行った。J. Qin たちは、個々人の細菌構成に大きな違いがあることを示した。(J.Qin et al. "A human gut microbial gene catalogue established by metagenomic sequencing," *Nature* 464 [2010]: 59–65) M. Arumugan らは、腸内細菌で分けた場合、ヒトは大きく三つのグループに分かれると仮定した。(M. Arumugan et al. "Enterotypes of the human gut microbiome," *Nature* 473 [2011]: 174–80) それはヒトの血液型に似た分類かもしれない。この分類が時間を経ても成立するのか、個々人のなかで安定的なのか、これからの議論が待たれる。

(21) ヨーロッパにおけるメタヒット・コンソーシアムの最近の研究(E. Le Chatelier et al., "Richness of human gut microbiome correlates with metabolic markers," *Nature* [2013]: 500, 541–46) では、二九二名の対象者の腸内細菌について遺伝子の数と代謝が調べられた。結果は、四分の三の人で遺伝子数が多く、四分の一が少ないことを示し、これらの二グループには代謝において顕著な違いが見られた。遺伝子の多い群では代謝が活発で、少ない群では肥満や糖尿病、動脈硬化、高血圧と関連した所見の集合である代謝症候群の傾向が見られた。この研究では解明されなかった疑問は、腸内細菌遺伝子の数が少ないことと代謝症候群の、どちらが先に起きたかである。一方で、代謝活動を上げる食事療法が腸内細菌の遺伝子数の上昇をもたらしたという論文もある。(A. Cotillard et al., "Dietary intervention impact on gut microbial gene richness," *Nature* 500 [2013]: 585–88)

(22) Qin et al., "A human gut microbial gene" がそれを示す。

(23) 以下を参照のこと。Cho/ Blaser, "The human microbiome: at the interface of health and disease," *Nature*

Reviews Genetics 13(2012): 260–70. そこで私たちは、「偶発的微生物」について深い議論をしている。

（24）第一胃では消化された食物を細菌が発酵させ、そのエネルギーを宿主が消化することを可能にする。反芻胃には、細菌、真菌、原虫、ウイルスといった常在微生物があり、その共生例が見られる。

（25）微生物と私たちの間にある均衡点についての考え方は以下を参照。Blaser /D. Kirschner, "The equilibria that allow bacterial persistence in human hosts," *Nature* 449 (2007): 843–49.

第4章　病原体の出現

（1）脳炎は通常、ウイルスか細菌で引き起こされるが、その他の病原体や、あるいは感染症以外に原因がある場合もある。

（2）D. Quammen, *Spillover: Animal Infections and the Next Human Pandemic* (W. W. Norton & Company, 2012)

（3）流行がどこから始まったかは不明。おそらく何千人もの人が汚染されたスプラウトに暴露された。流行の様相の医学的記述は次の通り。U. Buchholz et al., "German outbreak of *Escherichia coli* O104:H4 associated with sprouts," *New England Journal of Medicine* 365(2011): 1763–70; C. Frank et al., "Epidemic profile of Shiga-toxinproducing *Escherichia coli* O104:H4 outbreak in Germany," *New England Journal of Medicine* 365(2011): 1771–80; Blaser, "Deconstructing a lethal foodborne epidemic," *New England Journal of Medicine* 365(2011): 1835–36.

（4）W. McNeill, *Plagues and Peoples* (Anchor, 1977)〔『疫病と世界史』ウィリアム・H・マクニール著　佐々木昭夫訳（中公文庫 二〇〇七）〕

（5）一九世紀、麻疹が島にやって来たときに起こったことは Peter Panum の古典に詳述されている。"Observations Made During the Epidemic of Measles on the Faroe Islands in the Year 1846"（Bibliothek for Laeger, Copenhagen, 3R., 1 [1847] : 270–344）もう少し新しい記載もある。一九四〇年代に麻疹に感染した乗組員を乗せた船がグリーンランドにやって来たときの記録である。

（6）WHOによる数字。http://www.who.int/mediacentre/factsheets/fs286/en/.　先進国では麻疹は比較的穏やかで、ワクチンが運用される前は普遍的な小児病であった。しかし開発途上国では状況が違っていた。栄養不良、免疫不全、直近の感染などが、麻疹を致死性の病原体にする。毎年一〇万人以上の子どもが、ワクチンで予防できる麻疹で死亡している。しかし問題は、ワクチンの普及に関する政治的、経済的、あるいはそれを末端に届ける物流の障害であった。

（7）Francis Black は、ヒト感染症が島嶼部で流行することを島の生物地理学的特性から考察した最初の研究者の一人であった。（Black, "Measles endemicity in insular populations: critical community size and its evolutionary implica-

tion," *Journal of Theoretical Biology* 11 [1966] : 207–11)
（8）注（5）の文献より。
（9）Blaser, "Passover and plague," *Perspectives in Biology and Medicine* 41(1998): 243–56.
（10）一四世紀だけでなく今世紀においても、ペストは環境が熟せば都市を襲う。アフリカやインドでは近年、都市でのペストが報告されている。G. Butler et al., "Urban plague in Zaire," *Lancet* 343(1994): 536; Boisier et al., "Epidemiologic features of four successive annual outbreaks of bubonic plague in Mahajanga, Madagascar," *Emerging Infectious Diseases* 8(2002): 311–16.
（11）死亡率の測定にはいくつかの手法が用いられた。こうした仕事はSamuel H. PrestonやMichael R. Hainesらに負うところが大きい。"New Estimates of Child Mortality During the Late-Nineteenth Century" *Fatal Years: Child Mortality in Late-Nineteenth Century America*(Princeton University Press, 1991), 49–87.

第5章　驚異の薬

（1）ハワイの共同研究者、メイヨー病院および日本で行ったいくつかの研究で、私たちは、ピロリ菌を保有している人に胃がんが多いことを発見した。(A. Nomura et al., "*Helicobacter pylori* infection and gastric carcinoma among Japanese Americans in Hawaii," *New England Journal of Medicine* 325 [1991] : 1132–36; Talley et al., "Gastric adenocarcinoma and *Helicobacter pylori* infection," *Journal of the National Cancer Institute* 83 [1991] : 1734–39; Blaser et al., "*Helicobacter pylori* infection in Japanese patients with adenocarcinoma of the stomach," *International Journal of Cancer* 55 [1993] : 799–802）David Formanがイギリスで行った研究や、Julie Parsonnetがカリフォルニアで行った研究も同じ結果を示した。胃がんの八〇％以上がピロリ菌に起因する（第9章参照）。
（2）フレミングは唾液中の生来的免疫物質であるライソザイム（リゾチーム）を発見した。それは、細胞壁をつなぐ化学結合を壊すことによって、細菌を効果的に溶かす。先天性免疫の一部の主要な発見だった。私たちはライソザイムのような、すべての細菌に抗細菌効果を有するさまざまな物質を生み出してきた。それらは私たちの身体の水際とも言える口腔粘膜で殺菌効果を発揮した。しかし最も重要なことは、数年後、実験のプレート内に偶然生えたカビが有する溶菌効果を発見したことだった。それを助けたのがライソザイムの発見だったのである。（Fleming, "On a remarkable bacteriolytic element found in tissues and secretions," *Proceedings of the Royal Society, Series B* 93 [1922] : 306–17）
（3）二〇世紀初頭にスペインに暮らしていたグロリアの祖母は、カビの生えたパンを傷口の治療に用いていた。小作農たちに伝わる伝統医学だったが、それがどのよう働くかについて研究されたことはなかった。

（４） Fleming, "On the antibacterial action of cultures of a penicillium, with special reference to their use in isolation of B. influenzae," *British Journal of Experimental Pathology* 10(1929): 226–36.

（５） 一九三二年、プロントジルと呼ばれた赤色染料がマウスを連鎖球菌感染から保護することが、ドーマクによって示された。それは二〇年以上も前に発見されていたのだが、その医学的応用は行われなかった。一九三五年、フランスのグループが、プロントジルが代謝されるとスルホン酸アミドになることを発見した。

（６） 私の治療に用いられたコ・トリモキサゾールは、サルファ剤由来の薬剤であった。しかし合剤として使用された場合、一九三〇年代や四〇年代の初期のものより効果が高かった。

（７） 一九九〇年代に私がコネティカット州グロトンにあるファイザーの工場を訪れたとき、空気はモラッセス（糖蜜）の匂いで満ちていた。西インド諸島を出てテムズ川を上がってくる船には、このモラッセスの匂いが充満していたものだ。アオカビの主要な栄養源としてこれを供し、ペニシリンを作るのだ。

（８） ペニシリンは、抗菌物質としてカビから産生された。サルファ剤は化学物質から生産されたので、厳密には抗生物質ではない。だが、私たちはそうしたものも含めて抗生物質と呼ぶこともある。たとえば商標名シプロで売られているフルオロキノロンもそうだ。

第６章　抗生物質の過剰使用

（１） 一九四五年から四九年にかけての繁栄と抑圧されていた需要についての統計は、ＰＢＳの番組「アメリカの経験」や「アメリカ消費文明の勃興」による。

（２） 上気道の咳の自然経過については以下を参照のこと。S. F. Dowell et al., "Appropriate use of antibiotics for URIs in children, Part II: Cough, pharyngitis and the common cold," *American Family Physician* 58(1998): 1335–42.

（３） 子どもの咽頭の連鎖球菌感染に対する抗生物質治療の目的は複雑である。S. T. Shulman et al. "Clinical practice guideline for the diagnosis and management of Group A streptococcal pharyngitis: 2012. さらに米国感染症学会によるアップデイト版 *Clinical Infectious Diseases* 55 [2012]: e86–102 において、学会のガイドライン委員会は次のような重要な指摘をしている。すなわち、A群連鎖球菌に対する検査は、ウイルス感染が強く疑われる急性咽頭炎や関連症状（咳、鼻水、しゃがれ声、口内炎）には推奨されない。また、三歳以下の子どもがリューマチ熱を発症することは稀なので、それらの子どもにA群連鎖球菌に対する検査を行う必要性は低い。正確な診断には実験室における検査が必要となる。医師は一般に、A群連鎖球菌の可能性を過大評価する傾向にある。A群連鎖球菌に対する検査が陰性であれば、ウイルス感染の可能性が高まる。一方、A群連鎖球菌に対する早期の治療は治癒を早め、他者への伝播の可能性を低めるが、自己限定性のこの病気に対する治療の主要な目的は、急性リューマチ熱とその合併症の予防である。委員会の見解は、A群連鎖球菌の保菌者を見つける努力は通常必要ないし、抗生物質による治療も必要ないというものであった。感染を広げることは極めて稀だし、急性リューマチ熱を発症する危険性もほぼゼロである。

（4）米国小児科学会の抗生物質使用に関する推奨。（以下を参照のこと。S. F. Dowell et al., "Principles of judicious use of antimicrobial agents for pediatric upper respiratory tract infections," *Pediatrics* 101, suppl. 1 [1998]: 163–65）昨年、重要な改訂が加えられた。A. S. Lieberthal et al., "The diagnosis and management of acute otitis media," *Pediatrics* 131(2013): e964–99.

（5）W. S. Tillett et al., "The treatment of lobar pneumonia with penicillin," *Journal of Clinical Investigation* 4(1945): 589–94.

（6）L. Hicks et al., "US outpatient antibiotic prescribing, 2010," *New England Journal of Medicine* 368(2013): 1461–62.

（7）他の先進国での使用状況については以下を参照のこと。M. Sharland, "The use of antibacterials in children," *Journal of Antimicrobial Chemotherapy* 60, suppl. 1(2007): i15–i26.

（8）MRSA感染は、メチシリンが黄色ブドウ球菌感染に使用され始めた直後の一九六〇年代から記録がある。しかし、メチシリンの大半は入院患者に使われており、MRSAは病院内に限られていた。近年はこれが市中に広まっている。今日、深刻な黄色ブドウ球菌感染で救命救急センターに来る人のうち、八〇％がMRSAである。（G. J. Moran et al., "Methicillin-resistant *S. aureus* infections among patients in the emergency department," *New England Journal of Medicine* 355 [2006]: 666–74）MRSAの流行は拡大し、病院と市中の区別はなくなった。一方、優勢なMRSA株には大きく分けて二種類ある。それぞれが、大量の抗生物質による淘汰圧によって生み出され、それぞれのニッチに適応している。

（9）IDSAのウェブサイト http:// www.idsociety.org/Brandon_Noble/.

（10）R. Lannetti, MRSA awareness のウェブサイト http://www.mrsaawareness.com/mrsaawareness/Home.html.

第7章　現代の農夫たち

（1）第2章を参照のこと。

（2）V. D'Costa et al., "Antibiotic resistance is ancient," *Nature* 477(2011): 457–61; Bhullar et al., "Antibiotic resistance is prevalent in an isolated cave microbiome," *PLOS ONE* 7(2012): e34953.

（3）小魚を食べる食物連鎖の上位に位置する大型魚の研究

によって、研究者は大洋の抗生物質汚染を評価できる。近年の研究で採取された六カ所、八種の魚すべてで抗生物質が検出された。（J. K. Blackburn et al., "Evidence of antibiotic resistance in free-swimming, top-level marine predatory fishes," *Journal of Zoo and Wildlife Medicine* 41 [2010]: 7–15）

（4）成長促進因子として抗生物質が使用できるという考え方は、抗生物質が感染症の治療に用いられ始めた一九四〇年代に、すでに提唱されていた。P. R. Moore とのその同僚（"Use of sulfasuxidine, streptothricin, and streptomycin in nutritional studies with the chick," *Journal of Biological Chemistry* 165 [1946]: 437–41）が、最初の提唱者とされる。W. J. Visek（"The mode of growth promotion by antibiotics," *Journal of Animal Sciences* 46 [1978]: 1447–69）は、約三五年前の知見に関する秀逸な概観を記した。今日の知見に照らしても、当時の観察は極めて正確と言える。以下も参照のこと。P. Butaye et al., "Antimicrobial growth promoters used in animal feed: effects of less well-known antibiotics on gram-positive bacteria," *Clinical Microbiology Reviews* 16(2003): 175–88; E. Ozawa, "Studies on growth promotion by antibiotics," *Journal of Antibiotics* 8(1955): 205–14.

（5）M. E. Coates et al., "A comparison of the growth of chicks in the Gustafsson germ-free apparatus and in a conventional environment, with and without dietary supplements of penicillin," *British Journal of Nutrition* 17 (1963): 141–50.

（6）ピュー慈善信託は家畜の抗生物質使用に焦点を当てている。二〇一三年二月、食肉業界の記録的に高い抗生物質使用を報告した。二〇一一年、アメリカで毎年消費される三八〇〇万ポンドの抗生物質のうち約八〇%が、食肉業界で消費された。以下を参照のこと。http://www.pewhealth.org/other-resource/record-high-antibiotic-sales-for-meat-and-poulty-production-85899449119. また、米国食品医薬品局の前長官である David Kessler の以下のコメントも参照のこと。"Antibiotics and the meat we eat," *New York Times* op-ed page (March 27, 2013).

（7）消費者組合は、アメリカの六つの市の小売店で販売されている一九八のポークチョップと豚挽肉を検査した。結果六九%が、下痢症や全身性疾患の原因菌として重要な食物媒介性のエルシニア属菌陽性だった。分離された菌の大半が抗生物質耐性で、三九%は多剤耐性だった（二〇一三年の消費者報告）。

（8）NARMSによる二〇一一年の小売食肉報告。http://www.fda.gov/download/AnimalVeterinary/SafetyHealth/AntimicrobialResistance/NationalAntimicrobialResistanceMonitoringSystem /UCM334834-pdf.

（9）NARMSからの二〇一一年の報告は、環境ワーキンググループの報告書でも大きく取り上げられ分析された。D. Undurraga, "Superbugs invade American supermarkets," http://static.ewg.org/reports/2013/meateaters/ewg_meat_and_antibiotics_report2013.pdf.

(10) M. Casewell et al., "The European ban on growth promoting antibiotics and emerging consequences for human and animal health," *Journal of Antimicrobial Chemotherapy* 52(2003): 159–61. EUにおいて、成長促進抗生剤の使用が最終的に全面禁止されたのは二〇〇六年だった。しかし国によっては、農家は感染症治療と称してそれを迂回していた。治療目的の抗生物質の使用は許可されている。規制者による警戒が必要とされる。

(11) 二〇一三年秋のニワトリのサルモネラ・ハイデルベルグの大きな流行は、最近の一例だった。二〇州以上で数百人が感染し、多くの患者が入院を余儀なくされた。以下を参照のこと。CDC, "Multistate outbreak of multidrug-resistant *Salmonella* heidelberg infections linked to Foster Farms brand chicken," http://www.cdc.gov/salmonella/heidelberg-10-13/index.html.

(12) E. M. Harrison et al., "Whole genome sequencing identifies zoonotic transmission of MRSA isolates with the novel *mecA* homologue *mecC*," *EMBO Molecular Medicine* 5(2013): 509–15.

(13) 一九九〇年一一月の議会への報告書で、米国会計監査院は二〇の抗生物質の乳牛への使用が許可されたことを示した。報告書は、食品医薬品局が一九八八年から一九九〇年にかけて行った、小売店店頭の牛乳の検査結果も示している。すべての例で抗生剤、とくにサルファ剤（ウシへの使用が認められていないサルファメタジンを含む）が検出された。報告率は五から八六パーセントだが、会計監査院は食品医薬品局の検査の有効性に疑問を呈している。以下を参照のこと。GAO RCED 91-26, http://www.gao.gov/products/RCED-91-26; http://www.gao.gov/assets/220/213321.pdf. 二〇一一年に中国で行われた検査では、サルファ剤が四〇%、キノロン系抗生物質が１００%検出された。検出量は高くはなかったが、広く使用が認められた。(R.-W. Han et al., "Survey of tetracyclines, sulfonamides, sulfamethazine, and quinolones in UHT milk in China market," *Journal of Integrative Agriculture* 12[2013]: 1300–305)

(14) C. Xi et al., "Prevalence of antibiotic resistance in drinking water treatment and distribution systems," *Applied and Environmental Microbiology* 75(2009): 5714–8.

第8章　母と子

(1) 鎮静効果を期待してサリドマイドを男性に処方した医師がいた。男性は妊娠しないので安全だった。そうした医師の一人が、祖母の従兄弟で皮膚科医のJacob Sheskinだった。彼はハンセン病患者の治療にあたっていたが、病気が進行した患者へ睡眠剤としてサリドマイドを処方したとき、その皮膚症状が改善することを発見した。彼は臨床試験によって、それを実証した。（Sheskin, "Thalidomide in the treatment of lepra reactions," *Clinical Pharmacology and Therapeutics* 6 [1965]：303-6; Sheskin, "The treatment of lepra reaction in lepromatous leprosy. Fifteen years' experience with thalidomide," *International Journal of Dermatology* 6 [1980]：318-22）Sheskin は臨床医だったため、その機序を示すことはできなかった。しかし後に別の医師がそれを行い、効果の範囲を広げていった。今日、サリドマイドとその誘導体は、多発性骨髄腫などに対する抗がん剤として使用されている。五〇年前に誰かがこれを予想したとしたら、趣味の悪い冗談だと一蹴されたに違いない。

（2）一九四〇年代初頭から六〇年代を通して、DESは妊娠の合併症や流産を減少させるために処方された。しかし五〇年代初め、DESが妊娠の結果を改善することはないという研究が報告され始めた。たとえば、シカゴで行われたランダム・コントロール臨床研究では、妊娠合併症に対する改善効果は認められなかった。（W. J. Dieckmann et al., "Does the administration of diethylstilbestrol during pregnancy have therapeutic value?" *American Journal of Obstetrics and Gynecology* 66 [1953]：1062-81）六〇年代後半に使用が禁止されるまで、数百万人の妊婦と赤子がDESを投与されたことになる。以下を参照のこと。R. J. Apfel and S. M. Fisher, *To Do No Harm: DES and the Dilem-mas of Modern Medicine*（Yale University Press, 1986）

（3）A. L. Herbst et al., "Adenocarcinoma of the vagina: association of maternal stilbestrol therapy with tumor appearance in young women," *New England Journal of Medicine* 284（1971）: 878-81.

（4）R. Hoover et al., "Adverse health outcomes in women exposed in utero to diethylstilbestrol," *New England Journal of Medicine* 365（2011）: 1304-14. ウェブサイトの記載にはこうある。「DES追跡調査は、DESへの暴露と関連した長期的健康被害を調べた。一九九二年以降、国立がん研究所は、アメリカ中の研究機関と協力して、二万一〇〇〇人以上の母、娘、息子を追跡調査した」。

（5）第3章の注（5）で少し触れたように、近年研究者は、多くの動物で母から子への微生物の受け渡しは、子が子宮にいるときから始まっていると指摘している。（Funkhauser and Bordenstein, "Mom knows best"）ヒトに関しては情報が少ない。しかし数年のうちには研究が行われるべきだと考えている。こうした研究によって、妊娠中の抗生物質の使用の重要性がより認識されることになる。

（6）O. Koren et al., "Host remodeling of the gut microbiome and the metabolic changes during pregnancy," *Cell* 150（2012）: 470-80. Ruth Ley 研究室の最初の研究の一部だった。

（7）M. G. Domínguez-Bello et al., "Delivery mode shapes the acquisition and structure of the initial microbiota across multiple body habitats in newborns," *Proceedings of the National Academy of Sciences* 107(2010): 11971–75.

（8）第1章の注（4）を参照のこと。

（9）ストックホルム近くJärna村には、自然に近いかたちで生活を送ろうと考えている人々がいる。抗生物質の使用は最小限にし、赤ん坊はほぼ例外なく母乳で育てられる。帝王切開の割合も四パーセントで、スウェーデン全体の一七%、アメリカの三二%を大きく下回る。以下を参照のこと。J. S. Alm et al., "An anthro-posophic lifestyle and intestinal microflora in infancy," *Pediatric Allergy and Immunology* 13(2002): 402–11.

（10）一九八一年、出産のために来院した一〇〇人の妊婦のうち、先進一九カ国での割合はチェコスロバキアの五%からアメリカの一八%まで。(F. C. Notzon et al., "Comparisons of national Cesarean-section rates," *New England Journal of Medicine* 316 [1987]: 386–89) 最近のアメリカでの割合は二〇〇二年から〇八年までの間に三〇・五%にまで上昇した。(J. Zhang et al., "Contemporary Cesarean delivery practice in the United States," *American Journal of Obstetrics and Gynecology* 203 [2010]: 326.e1–10) CDCによれば、二〇一一年に誕生した赤子ではその割合は三二・八%。過去三〇年で八〇%増加した。

（11）WHO（二〇〇八年）によれば、最も高いのがブラジルの四六%、イランとドミニカ共和国の四二%。低いのはオランダの一三%。ブラジルやイラン、ドミニカ共和国の医療はヨーロッパ諸国より進んでいるのか。他に要因があるのか。

（12）母親がペニシリン・アレルギーでない限り全妊婦が投与される。アレルギーの場合は他の抗生物質が投与される。

（13）"Prevention of Perinatal Group B Streptococcal Disease," Revised Guidelines from CDC, 2010, MMWR, *Recommendations and Reports* 59(RR10): (Nov. 19, 2010): 1–32. 妊娠と抗生物質使用に関する私たちのレビュー記事。W. J. Ledger/Blaser, "Are we using too many antibiotics during pregnancy?" *British Journal of Obstetrics and Gynecology* 120(2013): 1450–52; I. A. Stafford et al., "Efficacy of maternal and neonatal chemoprophylaxis for early-onset group B streptococcal disease," *Obstetrics and Gynecology* 120(2012): 123–29. ある医療センターで行われた研究では、早期発症型の敗血症の全体の発症率は減少しているが、B群連鎖球菌による敗血症は、予防を講じているにもかかわらず過去一三年間不変。積み重なる問題の存在を反映していると言える。

（14）会陰切開の割合は国ごとに大きく異なる。以下を参照のこと。I. D. Graham et al., "Episiotomy rates around the world: an update," *Birth* 32 [2005]: 219–23. 最も古い包括的レビューは以下。G. Carroli/J. Belizan, "Episiotomy for vaginal birth," *Cochrane Database of Systematic Reviews* 3, no. CD000081(2007): DOI: 10.1002/14651858.CD000081; F. Althabe et al., "Episiotomy rates in primiparous women in Latin America: hospital-based descriptive study," *British Medical Journal* 324 (2002): 945–46.

(15) Albert Barnes医師は、二〇世紀初頭に硝酸銀液を作ることに成功した。製品はアージロールと呼ばれ、失明に至る淋菌による眼感染の治療に用いられた。Barnes医師は一九二九年の株式市場暴落の直前に会社を数百万ドルで売却した。アージロールの収益は、フィラデルフィアのバーンズ美術コレクションの財源となった。

(16) 私たちは現在、妊婦にＨＩＶ検査を行っている。それによって、ウイルスの母子感染はほぼ予防できている。

第9章　忘れられた世界

(1) 一九三〇年代の口腔のマイクロバイオータの研究者であるTheodor Roseburyは、常在細菌とヒトの生物学的関係に深い洞察をもたらした。後世に影響を残した彼の仕事は以下。*Microorganisms Indigenous to Man* (McGraw Hill, 1962); *Life on Man* (Seeker and Warburg, 1969). 一九六二年に彼は、amphibiosis（アンフィバイオーシス）という言葉を作った。今日の研究者は現代的な意味を与え新しい言葉pathobionts（日和見）でそれを表現している。概念は同じなので、ローズベリーに敬意を表して、私はアンフィバイオーシスを用いている。

(2) 上部消化管内視鏡検査を受けたベネズエラの患者から、後に私の妻となるMaria Gloria Dominguez Belloとその同僚は検体を採取した。検体は、海岸近くの町の住人と、内陸部アマゾナス州の州都プエルト・アヤクーチョの住人から採取した。プエルト・アヤクーチョの住人から得られたピロリ菌は、今日の中国や日本と遺伝的に近い関係を示した。対照的に沿岸部の町の住人のピロリ菌は、ヨーロッパやアフリカの住民と近い関係にあった。これが示すのは、ベーリング海を渡ってきた先住民の祖先が保有していたピロリ菌は東アジア型で、コロンブスの新大陸再発見とヨーロッパの征服までそのピロリ菌が繁栄したということだ。多数の先住民の殺戮によって、今では沿岸部ではアジア型のピロリ菌はほとんど見られない。しかし内陸奥深くではアジア型のピロリ菌が見られる。その秘密は遺伝子解析によって明らかになった。以下を参照のこと。C. Ghose et al., "East Asian genotypes of *Helicobacter pylori* strains in Amerindians provide evidence for its ancient human carriage," *Proceedings of the National Academy of Sciences* 99 [2002]: 15107–11. 引き続き私たちは、ピロリ菌が過去五万八〇〇〇年の間に世界中にどのように広がったかを理解するため、世界各地の菌を保有するグループと国際共同研究を行った。以下を参照のこと。D. Falush et al., "Traces of human migration in *Helicobacter pylori* populations," *Science* 299 [2003]: 1582–85. 後の研究でグロリアとその同僚は、プエルト・アヤクーチョの住人から採取したピロリ菌の全遺伝子配列の解析を行った。以下を参照のこと。S. P. Mane et al., "Host-interactive genes in Amerindian *Helicobacter pylori* diverge from their old

world homologs and mediate inflammatory responses," *Journal of Bacteriology* 192 [2010]: 3078–92.

（3）カンピロバクターを分離する方法は、イギリス中西部ウスターの臨床細菌学者 Martin Skirrow が開発した。(Skirrow, "Campylobacter enteritis: a new disease," *British Medical Journal* 2 [1977]: 9–11). 私はその論文を、第1章で述べた流産菌の患者を受け持った少し後の一九七七年に読み、医学研究の道へ足を踏み入れた。後に私たちは彼の方法を改良した。(Blaser et al., "Campylobacter enteritis: clinical and epidemiologic features," *Annals of Internal Medicine* 91 [1979]: 179–85)

（4）B. J. Marshall et al., "Attempt to fulfil Koch's postulates for pyloric campylobacter," *Medical Journal of Australia* 142(1985): 436–39.

（5）B. J. Marshall et al., "Prospective double-blind trial of duodenal ulcer relapse after eradication of *Campylobacter pylori*," *Lancet* 2(1988): 1437–42. アイルランドのチームが発表した論文(J. G. Coghlan et al., "*Campylobacter pylori* and recurrence of duodenal ulcers――a 12-month follow-up study," *Lancet* 2 [1987]: 1109–11）は、マーシャルたちの論文の一年前に発表され、五〇〇回も引用されたにもかかわらず忘れ去られ、科学的業績の大半はマーシャルらに帰することになった。アメリカで行われた後の研究（D. Y. Graham et al., "Effect of treatment of *Helicobacter pylori* infection on the long-term recurrence of gastric or duodenal ulcer: a randomized, controlled study," *Annals of Internal Medicine* 116 [1992]: 705–8）とオーストラリアでの研究（E. Hentschel et al., "Effect of ranitidine and amoxicillin plus metronidazole on the eradication of *Helicobacter pylori* and the recurrence of duodenal ulcer," *New England Journal of Medicine* 328 [1993]: 308–12）によって、ピロリ菌を駆除する抗生物質治療が胃潰瘍を劇的に改善し、しばしば治癒に至るという発見が確固たるものとなった。

（6）ギレルモはカンピロバクター・ジェジュニと流産菌の抗原に関する研究で博士の学位を得た。一九八五年までに、私はこの新しいカンピロバクター属の菌は医学的に重要と納得し、私たちはこれに、同様の生化学的、免疫学的方法を応用した。G. I. Pérez-Pérez/Blaser, "Conservation and diversity of *Campylobacter pyloridis* major antigens," *Infection and Immunity* 55 [1987]: 1256–63; G. I. Pérez-Pérez et al., "*Campylobacter pylori* antibodies in humans," *Annals of Internal Medicine* 109 [1988]: 11–17.

（7）私たちは、潰瘍を発症した人と胃炎で終わった人を比較することに大きな興味を持った。七四名の胃炎患者のうち六〇％が CagA 陽性だった。一方、三二名の十二指腸潰瘍の患者は全員が CagA 陽性だった。以下を参照のこと。T. L. Cover et al., "Characterization of and human serologic response to proteins in *Helicobacter pylori* broth culture supernatants with vacuolizing cytotoxin activity," *Infection and Immunity* 58 [1990] : 603–10. 私たちは潰瘍発症のリスクの高い人を見つける血液検査を初めて行った。およそ一年半後、Jean Crabtree 率いるイギリスの研究チームが以下の論文を発表した。"Mucosal IgA recognition of *Helicobacter pylori* 120kDa protein, peptic ulceration, and gastric pathology," *Lancet* 338 [1991] : 332–35. 論文は私たちの研究と同じく、胃炎患者で CagA 陽性は六〇%、潰瘍患者で一〇〇%という結果を示した。この大西洋をはさんだ二つの国の研究チームによって行われた研究結果の一致は、偶然ではないと確信した。

（8）科学の世界ではしばしば起こることだが、イタリアのシエナの会社が同様の戦略に基づいた研究を行った。潰瘍との関連性の発見や遺伝子の同定は私たちが先に行ったが、彼らはより早いスピードで様々な関連を確認していった。私たちは、彼らが同じ遺伝子を同定し、それに別の名前を与えたことを偶然に知った。科学研究における共有の精神に基づいて、私たちはその遺伝子に CagA (cytotoxin-associated gene A) という名前を与えることで合意した。この遺伝子が、高いレベルの細胞毒性 (cytotoxin) を発揮するタンパクをコードしていたからである。これによって、同じ遺伝子が二つの名前を持つといった混乱は回避された。以下を参照のこと。M. Tummuru et al., "Cloning and expression of a high-molecular-mass major antigen of *Helicobacter pylori*: evidence of linkage to cytotoxin production," *Infection and Immunity* 61 [1993] : 1799–809; A. Covacci et al., "Molecular characterization of the 128-kDa immunodominant antigen of *Helicobacter pylori* associated with cytotoxicity and duodenal ulcer," *Proceedings of the National Academy of Sciences* 90 [1993] : 5791–95.

（9）T. L. Cover et al., "Divergence of genetic sequences for the vacuolating cytotoxin among *Helicobacter pylori* strains," *Journal of Biological Chemistry* 269 (1994): 10566–73 ; T. L. Cover/Blaser, "Purification and characterization of the vacuolating toxin from *Helicobacter pylori*," *Journal of Biological Chemistry* 267 (1992): 10570–75. これらは VacA の発見を報告した論文。VacA は毒素として見つかった遺伝子だったが、私たちは、ピロリ菌が宿主細胞に指示をするためのシグナル伝達に関わる分子と考えている。VacA の一つの機能は、自己の生存を可能にするために T 細胞の免疫反応を抑制することにある。（以下を参照のこと。B. Gebert et al., "*Helicobacter pylori* vacuolating cytotoxin inhibits T lymphocyte activation," *Science* 301 [2003] : 1099–1102）免疫反応の低下が十分に起これば、ピロリ菌に対する炎症反応は起こらないことを示唆した。つまり均衡の問題である。随分と以前のことだが、ティムと私は CagA が促進因子で、VacA がブレーキだと考えたことがある。今でもそれはよい考え方だと思う。

（10）一九八九年、私たちは『ニューイングランド・ジャーナル・オブ・メディシン』誌にピロリ菌と胃炎の関係について論文を発表し、私たちの血液検査の有用性を改めて確認した。(C. P. Dooley et al., "Prevalence of *Helicobacter pylori* infection and histologic gastritis in asymptomatic persons," *New England Journal of Medicine* 321 [1989] : 1562–66) この論文を読んだノムラ医師が私にメールをくれた。彼と私は長年にわたって共同研究をしてきたが、実際に会ったのは一〇年以上後のことだった。

(11) 一九九一年に発表された四つの論文は、ピロリ菌と胃がんの因果関係を強く示唆した。J. Parsonnet et al., "*Helicobacter pylori* infection and the risk of gastric carcinoma," *New England Journal of Medicine* 325 (1991): 1127–31 ; A. Nomura et al., "*Helicobacter pylori* infection and gastric carcinoma among Japanese Americans in Hawaii," *New England Journal of Medicine* 325 (1991): 1132–36 ; D. Forman et al., "Association between infection with *Helicobacter pylori* and risk of gastric cancer: evidence from a prospective investigation," *British Medical Journal* 302 (1991): 1302–5 ; N. J. Talley et al., "Gastric adenocarcinoma and *Helicobacter pylori* infection," *Journal of the National Cancer Institute* 83 (1991): 1734–39. 後に私たちは、CagA (+) ピロリ菌は胃がん発症率が二倍に達することを確認した。(M. J. Blaser et al., "Infection with *Helicobacter pylori* strains possessing cagA is associated with an increased risk of developing adenocarcinoma of the stomach," *Cancer Research* 55 [1995] : 2111–15) また、慢性萎縮性胃炎との関係は次の論文が参考となる。E. J. Kuipers et al., "*Helicobacter pylori* and atrophic gastritis: importance of the cagA status," *Journal of the National Cancer Institute* 87 [1995] : 1777–80.

(12) D. Y. Graham, "The only good *Helicobacter pylori* is a dead *Helicobacter pylori*," *Lancet* 350 (1997): 70–71.

(13) D. Falush et al., "Traces of human migration in *Helicobacter pylori* populations," *Science* 299 (2003): 1582–85 ; B. Linz et al., "An African origin for the intimate association between humans and *Helicobacter pylori*," *Nature* 445 (2007): 915–18 ; Y. Moodley et al., "The peopling of the Pacific from a bacterial perspective," *Science* 323 (2009): 527–30 ; S. Breurec et al., "Evolutionary history of *Helicobacter pylori* sequences reflect past human migrations in Southeast Asia," *PLOS ONE* 6 (2011): e22058: 1–10 ; Y. Moodley et al., "Age of the association between *Helicobacter pylori* and man," *PLOS Pathogens* 8 (2012): e1002693: 1–16.

(14) J. Raymond et al., "Genetic and transmission analysis of *Helicobacter pylori* strains within a family," *Emerging Infectious Diseases* 10 (2004): 1816–21.

(15) Blaser, "*Helicobacter pylori* eradication and its implications for the future," *Alimentary Pharmacology*

and Therapeutics 11, suppl. 1(1997): 103-7 ; "Not all *Helicobacter pylori* strains are created equal: should all be eliminated?" 349 *Lancet*(1997): 1020-22; "Helicobacters are indigenous to the human stomach: duodenal ulceration is due to changes in gastric microecology in the modern era," *Gut* 43(1998): 721-27 ; "In a world of black and white, *Helicobacter pylori* is gray," *Annals of Internal Medicine* 130(1999): 695-97.

(16) Blaser/D. Kirschner, "The equilibria that allow bacterial persistence in human hosts," *Nature* 449(2007): 843-49.

第10章　胸焼け

(1) G. M. Eisen et al., "The relationship between gastroesophageal reflux and its complications with Barrett's esophagus," *American Journal of Gastroenterology* 92(1997): 27-31 ; H. B. El-Serag, "Time trends of gastroesophageal reflux disease: a systematic review," *Clinical Gastroenterology and Hepatology* 5(2007): 17-26.

(2) J. Lagergren et al., "Symptomatic gastroesophageal reflux as a risk factor for esophageal adenocarcinoma," *New England Journal of Medicine* 340(1999): 825-31.

(3) 一九五〇年、イギリスの外科医 Norman Barrett が食道の異常組織の所見を初めて報告した。これがバレット食道と呼ばれるようになり、彼はその功績により貴族に列せられた。

(4) 食道の腺がんの新規発症率は過去三〇年間上昇し続けている。(以下を参照のこと。H. Pohl and H. G. Welsh, "The role of overdiagnosis and reclassification in the marked increase of esophageal adenocarcinoma incidence," *Journal of the National Cancer Institute* 97 [2005] : 142-46)

(5) J. Vicari et al., "The seroprevalence of cagA-positive *Helicobacter pylori* strains in the spectrum of gastroesophageal reflux disease," *Gastroenterology* 115 (1998): 50-57 ; M. F. Vaezi et al., "CagA-positive strains of *Helicobacter pylori* may protect against Barrett's esophagus," *American Journal of Gastroenterology* 95 (2000): 2206-11. 他の最新の知見としては以下がある。D. Corley et al., "*Helicobacter pylori* infection and the risk of Barrett's esophagus: a community-based study," *Gut* 57 (2008): 727-33 ; L. A. Anderson et al., "Relationship between *Helicobacter pylori* infection and gastric atrophy and the stages of the esophageal inflammation, metaplasia, adenocarcinoma sequence: results from the FINBAR case-control study," *Gut* 57(2008): 734-39. すべてが逆相関関係を示した。Corley の研究が最も顕著で、CagA（+）ピロリ菌陽性患者のバレット食道の発生率は九二％減少した。

(6) J. Labenz et al., "Curing *Helicobacter pylori* infection

in patients with duodenal ulcer may provoke reflux esophagitis," *Gastroenterology* 112(1997): 1442–47.

(7) W. H. Chow et al., "An inverse relation between cagA+ strains of *Helicobacter pylori* infection and risk of esophageal and gastric cardia adenocarcinoma," *Cancer Research* 58(1998): 588–90 ; R. Peek et al., "The role of *Helicobacter pylori* cagA+ strains and specific host immune responses on the development of premalignant and malignant lesions of the gastric cardia," *International Journal of Cancer* 82(1999): 520–24; R. F. Loffeld et al., "Colonization with cagA-positive *H. pylori* strains inversely associated with reflux esophagitis and Barrett's esophagitis," *Digestion* 62(2000): 95–99 ; F. Kamangar et al., "Opposing risks of gastric cardia and noncardia gastric adenocarcinomas associated with *Helicobacter pylori* seropositivity," *Journal of the National Cancer Institute* 98(2006): 1445–2.

(8) 一九九〇年代後半に学会で発表された二つの研究は示唆的。Eurogast Studyの研究（P. M. Webb et al., "Gastric cancer, cytotoxin-associated gene A-positive *Helicobacter pylori*, and serum pepsinogens: an international study," *Gastroenterology* 116 [1999] : 269–76）では、一三カ国で上部消化管の内視鏡検査を受けた二八五〇人の患者が生検検査を受け、同時に、血中タンパク濃度が測定された。予想されたとおり、ピロリ菌保菌者は非保菌者に比べ、萎縮性変化の指標であるペプシノゲンの有意な上昇が見られた。保菌者のなかでも、CagA（+）株保菌者はさらに有意な上昇が見られた。同時期に行われた別の研究（Y. Yamaji et al. "Inverse background of *Helicobacter pylori* antibody and pepsinogen in reflux esophagitis compared with gastric cancer: analysis of 5732 Japanese subjects," *Gut* 49 [2001] : 335–40）は、日本の胃食道逆流症の患者は、胃組織の変化とタンパク産生のパターンが胃がん患者と逆になることを示した。前がん状態である萎縮性胃炎の兆候が現れると、胃食道逆流症の発症が低下する。数千人の患者が参加したこの二つの研究は、ピロリ菌が胃と食道で相反する役割を果たすことを示唆した。

第11章　呼吸困難

(1) 一九九五年私たちは、ピロリ菌がⅣ型分泌装置を有し、それによってピロリ菌の産物が胃壁に並ぶ細胞へ運ばれることを証明する最初の論文を発表した。しかし、何が運ばれているのかに関する知見は有していなかった（M. Tummuru et al., *Helicobacter pylori picB*, a homologue of the *Bordetella pertussis* toxin secretion protein, is required for induction of IL-8 in gastric epithelial cells," *Molecular Microbiology* 18 [1995] : 867–76）二〇〇〇年までに、いくつかの研究グループがⅣ型分泌装置の存在を証明し、その際移送される物質がCagAであることを示す論文を発表した。（とくに以下を参照のこと。S.

Odenbreit et al., "Translocation of *Helicobacter pylori* CagA into gastric epithelial cells by Type IV secretion," *Science* 287 [2000] : 1497–1500 ; A. Covacci and R. Rappuoli, "Tyrosine-phosphorylated bacterial proteins: Trojan horses for the host cell," *Journal of Experimental Medicine* 191 [2000] : 587–92）

（2）A. L. Kozyrskyj et al., "Increased risk of childhood asthma from antibiotic use in early life," *Chest* 131(2007): 1753–59.

（3）M. E. Fernández-Beros, et al. "Seroprevalence of *Helicobacter pylori* is associated with later age of onset of asthma in urban adults," abstract presented in May 2005 at the American Thoracic Society Annual Meeting in San Diego, CA.

（4）一九九〇年代後半、ギレルモは一万一〇〇〇人以上に検査を行った。それは完全な二重盲検で行われた。結果は見事に再現可能であった。論文（J. E. Everhart et al., "Seroprevalence and ethnic differences in *Helicobacter pylori* infection among adults in the United States," *Journal of Infectious Diseases* 181 [2000] : 1359–63）の発表後、多くの人がＮＨＡＮＥＳⅢのデータにアクセスし解析できるようになった。私たちは以前、そのデータを用いてピロリ菌と肥満の関連を調べた。I. Cho et al., "*Helicobacter pylori* and overweight status in the United States: data from the Third National Health and Nutrition Examination Survey," *American Journal of Epidemiology* 162 [2005] : 79–84）両者に関連は見られなかったが、それはＮＨＡＮＥＳⅢの複雑なデータを扱う訓練になった。

（5）J. Reibman et al., "Asthma is inversely associated with *Helicobacter pylori* status in an urban population," *PLOS ONE* 3(2008): e4060: 1–6 ; Y. Chen/ Blaser, "Inverse associations of *Helicobacter pylori* with asthma and allergies," *Archives of Internal Medicine* 167(2007): 821–27.

（6）Chen/Blaser, "*Helicobacter pylori* colonization is inversely associated with childhood asthma," *Journal of Infectious Diseases* 198(2008): 553–60.

（7）R. Rad et al., "CD25+/Foxp3+ T cells regulate gastric inflammation and *Helicobacter pylori* colonization in vivo," *Gastroenterology* 131(2006): 525–37; K. Robinson et al., "*Helicobacter pylori*-induced peptic ulcer disease is associated with inadequate regulatory T cell responses," *Gut* 57(2008): 1375–85.

（8）I. C. Arnold et al., "*Helicobacter pylori* infection prevents allergic asthma in mouse models through the induction of regulatory T cells," *Journal of Clinical Investigation* 121(2011): 3088–93 ; M. Oertli et al., "DC-derived IL-18 drives Treg differentiation, murine *Helicobacter pylori*——specific immune tolerance, and asthma protection," *Journal of Clinical Investigation* 122 (2012): 1082-96.

(9) A. Nomura et al., "*Helicobacter pylori* infection and the risk for duodenal and gastric ulceration," *Annals of Internal Medicine* 120 (1994): 977–81.

(10) Blaser, "Helicobacters are indigenous to the human stomach: duodenal ulceration is due to changes in gastric microecology in the modern era," *Gut* 43 (1998): 721–27.

第12章　より高く

(1) Lewis Golfrank 医師。ニューヨーク大学ランゴーン医療センターおよびベルヴュー病院の救急医療主任。

(2) L. Mata, *The Children of Santa Maria Cauque: a Prospective Field Study of Health and Growth* (MIT Press, 1978)

(3) A. S. Beard/ Blaser, "The ecology of height: the effect of microbial transmission on human height," *Perspectives in Biology and Medicine* 45 (2002): 475–98.

(4) 今日でさえ私たちは、ピロリ菌が生後早期にどのように感染するか、完全には理解していない。ピロリ菌陰性の母親から生まれた子どもは、ピロリ菌感染リスクが低いということは分かっている。しかしピロリ菌が膣に常在するという報告はない。また、大半の母親がピロリ菌陽性である子どもの集団でさえ、一歳前でのピロリ菌感染は稀である。存在しているが抑制されているのか、後に母親や兄弟姉妹、父親、友達から感染するのか。おそらくそのどれもが関与しているだろうが、詳細は不明である。ペットのイヌからの感染がないことは確かだ。イヌにはヘリコバクター・ピロリではなく別のヘリコバクターが存在している。

(5) 糞口感染とは糞便を介した感染で、食物、水、手などが媒介物となりうる。ポリオ、A型肝炎、チフスなどがこの経路で感染する。

(6) C. U. Nwokolo et al., "Plasma ghrelin following cure of *Helicobacter pylori*," *Gut* 52 (2003): 637–40; F. François et al., "The effect of *H. pylori* eradication on meal-associated changes in plasma ghrelin and leptin," *BMC Gastroenterology* 11 (2011): 37.

(7) Beard/Blaser, "The ecology of height."

(8) Blaser/D. Kirschner. "The equilibria that allow bacterial persistence in human hosts," *Nature* 449 (2007): 843-49.

第13章　……そしてより太く

(1) 研究資金はどこから来たのか。医学研究はアメリカでも他国でも矛盾した方法で資金援助が行われる。研究資金を獲得するためには、検証すべき仮説を立てるための予備データが必要となる。しかし研究費なくして、どのようにそうした予備データを集めることができるのだろうか。『キャッチ＝22』的状況である。私は幸運だった。当時、すでに複数の研究プロジェクトを進行させており、それを援用することが可能だった。大学という場も幸いした。学生やポスドクなど、新しいプロジェクトを探している人たちが多くいた。イルスンもその一人だった。慈善団体からの助成も受けた。そうした資金は、その柔軟性ゆえ実際以上の価値があった。ローリーの実験ができたのもそうした資金のおかげだった。幸運も味方した。同僚が、夏の間働く実験室を探している人を紹介してくれた。プリンストン大学の学生ということだったが、本人に会って私は彼女の有能さを確信した。アメリカで科学を行うことは起業的で、よいアイデアに加え多大な努力が必要となる。それなくして成功はない。

（2）イルスンは後に、この実験を継続するための助成金をニューヨーク大学の臨床・トランスレーショナル・サイエンス研究所から獲得した。そこの所長Bruce Cronsteinは骨代謝の専門家で、骨密度測定装置を所有していた。彼は新しいアイデアを提案した。科学が成し遂げられるためには「全員参加」が大切なのだ。

（3）I. Cho et al., "Antibiotics in early life alter the murine colonic microbiome and adiposity," *Nature* 488 (2012): 621–26. 一二人の他分野（生化学、動物実験、情報学、遺伝子発現分析）の研究者と共同で発表したこの論文は、イルスンの主要な業績となった。彼の忍耐と一六カ月にわたる実験、『ネーチャー』誌の編集者やレビューワーとのやり取りは報われ、論文は研究開始から五年後に発表された。

（4）無菌状態は人工的で、特別な研究室でない限り無菌のマウスは存在しない。無菌マウスの腸内細菌が回復した場合、それをconventionalized（正常化した）という。

（5）P. Turnbaugh et al., "A core gut microbiome in obese and lean twins," *Nature* 457 [2009]: 480–84.

（6）ローリーは後に、無菌マウスに腸内細菌の移植がどの程度定着したかを評価する研究を行った。遺伝子解析の結果、少数の細菌でさえ定着していることが分かった。興味深いことに、ＳＴＡＴマウスの細菌は非投与群の細菌に比べて、新しい宿主体内では調子が悪く、他の細菌の侵食に脆弱であった。第二世代のＳＴＡＴマウスでは腸内細菌が脆弱で、私たちはそのことを気にしていた。第15章を参照のこと。

（7）私たちは、子どもによく使われる二種類の抗生物質を研究対象とした。第一はβラクタム系抗生物質で、ペニシリン、アモキシシリン、オーグメンチン、セファロスポリンなどである。アモキシシリンはアメリカや他の先進国で子どもに最もよく処方されている抗生物質である。二〇一〇年、二三〇〇万クールのアモキシシリンやオーグメンチンがアメリカの子どもに処方され、そのうち六五〇万クールが二歳以下の子どもに対するものであった。（G. Chai et al., "Trends of outpatient prescription drug utilization in U.S. children, 2002–2010," *Pediatrics* 130 [2012]: 23–31）平均すると、子ども一人が一年間で一クールのアモキシシリン系抗生剤の投与を受けたことになる。第二の抗生物質はマクロライド系抗生物質である。最もよく知られているのがエリスロマイシンで、五〇年以上にわたって使用されている。しかし過去二〇年間、クラリスロマイシンやアジスロマイシンといった、より広域で効果持続の長い抗生物質が使われている（ジーパックはマーケティング戦略が最も成功した例）。二〇一〇年、アメリカの子どもは一〇〇〇万クール以上のアジスロマイシンの投与を受けた。現在では特許が切れ価格は低下したが、以前は高価だったので、それを処方されて購入した患者は残さず飲んだと推測される。私たちが用いたタイロシンもマクロライド系抗生物質で、安価かつ扱いやすいのでマウス実験に使用しやすく、多くの参考文献が存在していた。おかげで適正量を推測することが容易だった。

（8）ヒトの高身長化は、少なくとも西欧諸国では抗生物質発見以前から始まっている。しかし私たちが行ったＳＴＡＴとＰＡＴの実験は、抗生物質がマイクロバイオータの構成に影響を与え、生後早期の骨形成を変えた可能性を示唆する。これは、ヨーロッパで一〇〇年かけて起こった高身長化が、現代の中国では四〇年で起こっている理由を説明するだろう。

（9）私たちは、セントルイスにあるワシントン大学の遺伝子解読センターを運営している Erica Sodergren 医師と George Weinstock 医師と密に協働した。彼らから遺伝子情報を受け取り、それをニューヨーク大学の生物情報科学の専門家 Alex Alekseyenko が解読、解析した。

（10）私たちは、母親や対照群マウスで見られた細菌の多くの存在を確認することができなかった。そうした細菌は排除されたか、検出感度以下の数に減少したかのどちらかである。減少した場合は、タイロシン存在下で繁栄した細菌が、タイロシン使用後も長期にわたってそうした細菌を抑制した可能性が高い。それは生後早期における「創始者効果」の結果と考えれば理解できる。

（11）私の研究室の博士研究者であった Ernst Kuipers を通して、私たちはオランダの研究グループとこれに関する共同研究を行っている。ロッテルダムの一万人以上の母親と新生児を対象としたコホート研究である。しかし、適切な結果データを得られるまで新生児が成長するのに、何年もの時間が必要だろう。アメリカでは一〇万人の子どもを対象とした国家規模のコホート研究（喘息、糖尿病、肥満）が始まったばかりで、結果の収集と解析は何年か先になるだろう。

（12）ニューヨーク大学の二人の教員、主に小児科分野の Leo Trasande と健康政策担当の Jan Blustein は、どちらも疫学のエキスパートである。彼らはともにＡＬＳＰＡＣの立ち上げに参加し、その分析を行った。Golding et al., "ALSPAC—the Avon Longitudinal Study of Parents and Children, I. Study methodology," *Paediatric and Perinatal Epidemiology* 15 [2001]: 74-87; Trasande et al., "Infant antibiotic exposures and early-life body mass," *International Journal of Obesity* 37 [2013]: 16–23; Blustein et al., "Association of caesarian delivery with child adiposity from age 6 weeks to 15 years," *International Journal of Obesity* 37 [2013]: 900–906.

（13）一二五五組の母子が参加したボストンでの研究（S. Y. Huh et al., "Delivery by caesarean section and risk of obesity in preschool children: a prospective cohort study," *Archives of the Diseases of Childhood* 97 [2012]: 610–16）は、帝王切開が子どもの肥満のリスクを増加させることを示した。カナダでの研究（K. Flemming et al., "The association between caesarean section and childhood obesity revisited: a cohort study," *Archives of the Diseases of Childhood* 98 [2013]: 526–32）は、帝王切開は全体としては肥満のリスク要因だが、母体の極めて過剰な体重といった要素を管理して分析すると、リスク値が下がることを示した。私たちのＡＬＳＰＡＣ（J. Blustein et al.）も同様に、過剰体重の母親から生まれた赤子には、あらゆるリスク要因があることを示している。いくつかの説明が可能である。一つは、過剰体重の母親のマイクロバイオータはすでに枯渇しており、帝王切開が次の世代に問題を上乗せするということ。ブラジルでは二〇〇九年の帝王切開の割合は五〇％を超えた。つまり、年間三〇〇万人の新生児の半数以上が帝王切開で出産していることになる。そのブラジルでの二つの研究が異なる結果を示した。H. A. S. Goldani et al.（"Cesarean delivery is associated with an increased risk of obesity in adulthood in a Brazilian birth cohort study," *American Journal of Clinical Nutrition* 93 [2011]: 1344–47）は、一九七八年生まれのコホートを二三から二五年後に研究し、他の要因を調整した上で、帝王切開で生まれた人では肥満の割合が五〇％高いと報告した。一方、F. C. Barros et al.（"Cesarean section and risk of obesity in childhood, adolescence, and early adulthood: evidence from 3 Brazilian birth cohorts," *American Journal of Clinical Nutrition* 95 [2012]: 465–70）も同じ傾向の結果を示したが、統計学的には有意ではなかった。論文の著者たちは勘案されていない交絡因子について議論した。しかし同じ研究者たちが後に行った追跡調査（B. L. Horta et al., "Birth by Caesarean Section and Prevalence of Risk Factors for Non-Communicable Diseases in Young Adults : A Birth Cohort Study," *PLOS ONE* 8 [2013]: e74301）は、一九八二年生まれのコホートを一八歳での軍隊入隊検査時、さらに二三歳まで追った。結果は、帝王切開はボディマス指数の増加や高い収縮期血圧と関係していることが示された。

（14）他の疾患のリスクとの関連を示した研究は以下。A. K. Hansen et al., "Risk of respiratory morbidity in term infants delivered by elective caesarean section: cohort study," *British Medical Journal* 336 (2008): 85–87 ; C. Roduit et al., "Asthma at 8 years of age in children born by caesarean section," *Thorax* 64 (2008): 107–13 ; H. Renz-Polster et al., "Caesarean section delivery and the risk of allergic disorders in childhood," *Clinical and*

Experimental Allergy 35(2005): 1466–72 ; P. Bager et al., "Caesarean delivery and risk of atopy and allergic disease: meta-analyses," *Clinical and Experimental Allergy* 38(2008) 634–42 ; C. R. Cardwell et al., "Caesarean section is associated with an increased risk of childhood-onset type 1 diabetes mellitus: a meta-analysis of observational studies," *Diabetologia* 51(2008): 726–35. すべての研究が帝王切開との関連を立証しているわけではない。検出力不足であったり、交絡因子の調整が適切に行われていないものもあった。しかし帝王切開の生物学的コストは、出産後一カ月のみに現れるのではない、という証拠が積み上がりつつある。

第14章　現代の疫病を再考する

（1）Ⅰ型糖尿病の疫学がアメリカでは変化しつつある。T. H. Lipman et al., "Increasing incidence of type 1 diabetes in youth. Twenty years of the Philadelphia Pediatric Diabetes Registry," *Diabetes Care* 36(2013): 1597–160. ヨーロッパの例は以下。C. C. Patterson et al., "Incidence trends for childhood type 1 diabetes in Europe during 1989–2003 and predicted new cases 2005–2020: a multicenter prospective registration study," *Lancet* 373(2009): 2027–33.

（2）E. Bonifacio et al., "Cesarean section and interferon-induced helicase gene polymorphisms combine to increase childhood type 1 diabetes risk," *Diabetes* 60(2011): 3300–30 6 ; R. M. Viner et al., "Childhood body mass index(BMI), breastfeeding and risk of Type 1 diabetes: findings from a longitudinal national birth cohort," *Diabetic Medicine* 25(2008): 1056–61 ; M. Ljungkrantz et al., "Type 1 diabetes: increased height and weight gains in early childhood," *Pediatric Diabetes* 9(2008): 50–56 ; E. Hypponen et al., "Obesity, increased linear growth, and risk of type 1 diabetes in children," *Diabetes Care* 23(2000): 1755–60. イギリスへの移民の古典的研究でBodanskyらは、移民先のイギリスで生まれた子どもは、故国生まれの子どもより発症率が高いことを示した。H. J. Bodansky et al., "Evidence for an environmental effect in the etiology of insulin dependent diabetes in a transmigratory population," *British Medical Journal* 304 [1992] : 1020–22）いずれも、Ⅰ型糖尿病の発症における環境の強い影響を示しているが、農村環境との接触は重要な要因ではないようだ。K. Radon et al., "Exposure to farming environments in early life and type 1 diabetes: a case-control study," *Diabetes* 54 [2005] : 3212–16.

（3）非肥満の糖尿病マウスは、自己免疫疾患としての糖尿病への感受性を増強させたマウスである。多くの点でヒトのⅠ型糖尿病と似せている。このマウスでは、自己免疫が誘導する膵臓のランゲルハンス島の破壊を示す。このマウスの系統は、一九七〇年代に日本で確立された。（以下を参照のこと。H. Kikutani and S. Makino, "The murine autoimmune diabetes model: NOD and related strains," *Advances in Immunolology* 51 [1992]: 285-322）メスの五〇〜八〇%が、オスでは二〇〜四〇%が糖尿病を発症した。興味深いことに、ケージやハウスが非常に清潔だと発症率は上がり、多数のマウスが一緒に暮らすケージでは低下する。「不潔による防御」。こうした所見は、発症率を左右する伝播物質（微生物のような）の存在を示唆する。発症の性比はヒトと逆であるが、原因の解析は要因の解析につながる可能性がある。

（4）アリーと私はこの件について議論した。制限はあったとしても、私たちはPATとSTATの両方を行うことにしていた。その方が成功の確率が上がると考えた。幸い私には、慈善団体からの支援があった。またアリーは、ハワード・ヒューズ医学研究所からの援助を得ていた。私はアリーに言った。「君の予備的実験は非常にうまくいっている。単に医学部〔アメリカでは常に大学院〕を一年休学してこれを続けるのではなく、もっとこちらの仕事に専念して博士の学位を取らないかい」。これは彼女のキャリア・プランを大きく変えるものであった。私はこの提案を金曜日に行い、月曜日には彼女の気持ちは固まっていた。「やってみたいわ！」と彼女は興奮して言った。ニューヨーク大学の医学博士課程は直ちに彼女を受け入れた。

（5）セリアック病は増えている。T. Not et al., "Celiac disease risk in the USA: high prevalence of antiendomysium antibodies in healthy blood donors," *Scandinavian Journal of Gastroenterology* 33(1998): 494-98. アメリカでは二五〇人の健康な献血者に一人。P. H. R. Green et al., "Characteristics of adult celiac disease in the USA: results of a national survey," *American Journal of Gastroenterology* 96(2001): 126-31. 一三三の成人に一人。関連疾患を含めば五六人に一人。J. F. Ludvigsson et al., "Increasing incidence of celiac disease in a North American population," *American Journal of Gastroenterology* 108(2013): 818-24. NHANESのデータでは一四一人に一人。A. Rubio-Tapia, "The prevalence of celiac disease in the United States," *American Journal of Gastroenterology* 107(2012): 1538-44.

（6）K. Marild et al., "Antibiotic exposure and the development of coeliac disease: a nationwide case-control study," *BMC Gastroenterology* 13(2013): 109.

（7）B. Lebwohl et al., "Decreased risk of celiac disease in patients with *Helicobacter pylori* colonization," *American Journal of Epidemiology* 178(2013): 1721-30.

（8）K. Marild et al., "Pregnancy outcome and risk of celiac disease in off spring: a nationwide case-control study," *Gastroenterology* 142(2012): 39-45.

（9）A. Hviid et al., "Antibiotic use and inflammatory bowel diseases in childhood," *Gut* 60(2011): 49-54.

（10）A. L. Kozyrskyj et al., "Increased risk of childhood

asthma from antibiotic use in early life," *Chest* 131 (2007): 1753–59.

(11) S. H. Sicherer et al., "US prevalence of self-reported peanut, tree nut, and sesame allergy: 11-year follow-up," *Journal of Allergy and Clinical Immunology* 125 (2010): 1322–26.

(12) L. Hicks et al., "US outpatient antibiotic prescribing, 2010," *New England Journal of Medicine* 368 (2013): 1461–62.

(13) G. Chai et al., "Trends of outpatient prescription drug utilization in US children, 2002–2010," *Pediatrics* 130 (2012): 23–31.

(14) マクロライドに関するこのデータはある会議で最初に明らかにされた。(L. Hicks et al., "Antimicrobial prescription data reveal wide geographic variability in antimicrobial use in the United States, 2009," presented at the forty-eighth annual meeting of the Infectious Disease Society of America, Vancouver, Canada, October 21–24, 2010) 抄録は以下。https://idsa.confex.com/idsa/2010/webprogram/Paper3571.html. 抗生物質の全体的使用状況に加えて、研究者はマクロライド系抗生物質とフルオロキノロン系抗生物質の使用を調べた。フルオロキノロン系抗生物質にはシプロフロキサシン、レボフロキサシンが含まれる。フルオロキノロン系抗生物質は小児に使用されることが少なかったので、私はマクロライド系抗生物質に注目した。マクロライド系のアジスロマイシンは二〇一〇年、アメリカの子どもに二番目に多く処方された抗生物質である（第13章の注（7）を参照のこと）。CDCのデータには、どのマクロライド系抗生物質がどの州で多く使われているかといったデータはなかった。しかしアジスロマイシンの大幅な売上高上昇からして、どの州でもアジスロマイシンの使用率が高いことが予想された。CDCのマップには全年齢をまたぐ抗生物質の使用が記されていて、年齢別に階層化できなかった。したがって、これが子どもに適用可能かどうかは不明だ。そうした解析は行われるべきだった。肥満レベルのデータは以下。"Overweight and Obesity" (Centers for Disease Control, 2012): http://www.cdc.gov/obesity/data/adult.html.

(15) 一般的に、自閉症に関する最初の論文はオーストリア生まれのLeo Kannerによるものだとされる。L. Kanner, "Autistic disturbances of affective contact," *Nervous Child* 2 [1943]: 217–50. それが認識されて以降、自閉症の数は増加を続けている。もちろん過剰診断的側面もある。I. Hertz-Picciotto and L. Delwiche, "The rise in autism and the role of age at diagnosis," *Epidemiology* 20 (2009): 84–90; C. J. Newschaffer et al., "The epidemiology of autism spectrum disorders," *Annual Review of Public Health* 28 (2007): 235–58. 二〇一二年、CDCは八八人に一人が自閉症的傾向を持つと推測した。http://www.cdc.gov/media/releases/2012/p0329autismdisorder.html.

(16) 腸内から脳への信号に関するマウスを用いた研究がある。J. F. Cryan and T. G. Dinan, "Mind-altering microorganisms: the impact of the gut microbiota on brain and behavior," *Nature Reviews Neuroscience* 13 (2012): 701–12 ; R. Diaz Heijtz et al., "Normal gut microbiota modulates brain development and behavior," *Proceedings of the National Academy of Sciences* 108 (2011): 3047–52.

(17) D. Kiser et al., "Review: the reciprocal interaction between serotonin and social behavior," *Neuroscience & Biobehavioral Reviews* 36 (2012): 786–98 ; B. O. Yildirim/J. J. L. Derksen, "Systematic review, structural analysis and a new theoretical perspective on the role of serotonin and associated genes in the etiology of psychopathology and sociopathy," *Neuroscience & Biobehavioral Reviews* 37 (2013): 1254–96.

(18) C. S. Plottel/Blaser, "Microbiome and malignancy," *Cell Host & Microbe* 10 [2011] : 324–35.

(19) M. C. King et al., "Breast and ovarian cancer risks due to inherited mutations in BRCA1 and BRCA2," *Science* 302 (2003): 643–46.　米国国立がん研究所によれば、アメリカの女性の一二%が一生涯に乳がんを発症する。一方、ＢＲＣＡ１に変異を持つ女性はその割合が五五〜六五%に上昇する。ＢＲＣＡ２に変異を持つ女性のそれは四五%。卵巣がんの頻度はそれより低いが、ＢＲＣＡはリスクを増す（変異を持たない女性で一・四%に対し、持つ人はＢＲＣＡ１で三九%、ＢＲＣＡ２で一一〜一七%）。Mary Claire King 医師はＢＲＣＡ１の発見者の一人で、その重要性を認識した開拓者である。彼女が二〇〇三年の『サイエンス』誌に発表したレビュー論文は、ＢＲＣＡに変異を有する女性はさまざまな年齢で乳がんを発症するというデータを提供している。しかし私に最も警告的に思えるのは、一九四〇年以降に生まれた女性の間では発症の年齢が早期化していることである。ＢＲＣＡ１およびＢＲＣＡ２に変異を有する一九四〇年以降に生まれた女性は、どの年齢層でも乳がん発症リスクがそれ以前に生まれた女性に比較して高い。包括的な遺伝学的研究は行われていないが、そうした結果は、遺伝的な要因に加えて環境要因が作用していることを強く示唆する。

(20) Blaser/S. Falkow, "What are the consequences of the disappearing human microbiota?" *Nature Reviews Microbiology* 7 (2009): 887–94.

(21) Rachel Carson, *Silent Spring* (Houghton Mifflin, 1962)〔『沈黙の春』レイチェル・カーソン著　青樹簗一訳（新潮文庫　一九七四年）〕私はこの本を一三歳のときに読んで、地球における相互関係性のとらえ方を大きく改めた。

第15章　抗生物質の冬

(1) ペギー・リリスの家族は、クロストリジウム・ディフィシルについての公教育を推進するためにペギー・リリス記念財団を創設した。

（2）R. E. Polk et al., “Measurement of adult antibacterial drug use in 130 US hospitals: comparison of defined daily dose and days of therapy,” *Clinical Infectious Diseases* 44 (2007): 664–70.

（3）V. G. Loo et al., “A predominantly clonal multi-institutional outbreak of *Clostridium difficile*-associated diarrhea with high morbidity and mortality,” *New England Journal of Medicine* 353 (2005): 2442–49 ; M. Warny et al., “Toxin production by an emerging strain of *Clostridium difficile* associated with outbreaks of severe disease in North America and Europe,” *Lancet* 366 (2005): 1079–84.

（4）“CDC Threat Report 2013: Antibiotic resistance threats in the United States, 2013,” http://www.cdc.gov/drugresistance/threat-report-2013.

（5）初期の実験では、Marjorie Bohnhoff と同僚は、マウスの約半数が感染するサルモネラの量は約一〇万個であったのに対し、ストレプトマイシンを一日投与したマウスでは三個の細菌で約半数が感染することを示した。M. Bohnhoff et al., “Effect of streptomycin on susceptibility of intestinal tract to experimental *Salmonella* infection,” *Proceedings of the Society for Experimental Biology and Medicine* 86 [1954] : 132–37. 後の研究では、彼女たちはペニシリンにもストレプトマイシンと同じ効果があることを示した。ブドウ球菌への感受性も増したが、これは単独では群生できない。さらに体組織に抗生物質を注射しても効果がないことから、正常腸内細菌が防御的に働いていることと、その喪失が感染に促進的に働く可能性が示された。M. Bohnhoff and C. P. Miller, “Enhanced susceptibility to *Salmonella* infection in streptomycin treated mice,” *Journal of Infectious Diseases* 111 [1962] : 117–27. こうした観察は五〇年前にはなされていたが、長く忘れ去られていた。

（6）C. Ryan et al., “Massive outbreak of antimicrobial-resistant salmonellosis traced to pasteurized milk,” *Journal of the American Medical Association* 258 (1987): 3269–74.

（7）M. Sjölund et al., “Long-term persistence of resistant *Enterococcus* species after antibiotics to eradicate *Helicobacter pylori*,” *Annals of Internal Medicine* 139 (2003): 483–87 ; M. Sjölund et al., “Persistence of resistant *Staphylococcus epidermidis* after a single course of clarithromycin,” *Emerging Infectious Diseases* 11 (2005): 1389–93. 表皮ブドウ球菌はヒトの皮膚に常在する、非常によく見られる菌で、黄色ブドウ球菌より病原性が低い。その変化は皮膚環境の変動のよい指標となる。

（8）私たちの身体に常在する細菌とその遺伝子構成については、その概要が近年、明らかになりつつある。C. Huttenhower et al., “Structure, function and diversity of the healthy human microbiome," *Nature* 486(2012): 207–14；J. Qin et al., "A human gut microbial gene catalogue established by metagenomic sequencing," *Nature* 464(2010): 59–64.

（9）Yatsunenko は、アメリカ人の腸内細菌の種類がマラウイやベネズエラの人のそれより、一五から二五％も少ないことを報告した。T. Yatsunenko et al., "Human gut microbiome viewed across age and geography," *Nature* 486 [2012]：222–2 7. Le Chattlier とその同僚は、大半のヨーロッパ人が、最も多くの細菌遺伝子を有するヨーロッパ人と比較して、四〇％も少ない数の細菌遺伝子しか持たず、そうした人は肥満傾向にあることを報告した。E. Le Chatelier et al., "Richness of human gut microbiome correlates with metabolic markers," *Nature* 500 [2013]：541–6. この報告は、常在菌を喪失すると肥満になりやすいという私たちの予測（Blaser/S. Falkow, "What are the consequences of the disappearing human microbiota?" *Nature Reviews Microbiology* 7 [2009]：887–94）と一致したが、データは因果関係の向きを示すには至っていない。

第16章　解決策

（1）ライム病はライム病ボレリア菌によって引き起こされる。この菌は齧歯類に棲み、ノミが媒介して、ヒトやシカに病気を起こす。

（2）抗菌剤であるトリクロサンは、一九六〇年代以降、院内感染を予防するために使われてきた。また七〇年代以降は、体臭の予防に腋下に塗布する防臭剤として用いられてきた。今日トリクロサンは、石鹼、歯磨き粉、ピザ・カッター、口内洗浄剤、洗濯用洗剤、マットレスやフローリングなど、細菌や真菌を減らしたいと思う場面にはどこでも用いられている。また、病院やスーパーマーケット、教室、事務所、会議室、ホテル、ジムに消毒液としてディスペンサーに入って具えられている。細菌を大々的にとりあげる広告が流れると、大衆はトリクロサンや同様の効果を有するものを大量に使う。トリクロサンが私たちの常在細菌に与える影響については以下を参照のこと。S. Skovgaard et al., "*Staphylococcus epidermidis* isolated in 1965 are more susceptible to triclosan than current isolates," *PLOS ONE* 16(2013): e62197D. J. Stickler and G. L. Jones, "Reduced susceptibility of *Proteus mirabilis* to triclosan," *Antimicrobial Agents and Chemotherapy* 52(2008): 991–94；A. E. Aiello et al., "Relationship between triclosan and susceptibilities of bacteria isolated from hands in the community," *Antimicrobial Agents and Chemotherapy* 48(2004): 2973–79.

（3）G. Chai et al., "Trends of outpatient prescription drug utilization in U.S. children, 2002–2010," *Pediatrics* 130(2012): 23–31. 二〇一〇年にアメリカの子どもに投与された上位八つの薬剤のうち、五つは抗生物質で、四一〇〇万クールが投与された。これらの五つの抗生物質が、一八歳

までに一人あたり約一〇クール投与される計算になる。最近はこの傾向に改善が見られる。五つの抗生物質のうち四つはβラクタム系抗生物質。もう一つはアジスロマイシン（ジーパック）である。興味深いことに、最もよく使われる八つの薬剤のうち、残りの三つは喘息の薬だった。一三〇〇万クールが投与されている（第11章参照）。

（4）第14章の注（12）を参照のこと。

（5）Cars et al., "Variation in antibiotic use in the European Union," *Lancet* 357(2001): 1851–53. フランスでの抗生物質使用頻度は、オランダの四倍以上である。

（6）V. Blanc et al., "'Antibiotics only when necessary' campaign in the Alpes-Maritimes District: no negative impact on invasive infections in children in the community 1998–2003," *Presse Med* 37(2008): 1739–45. 使用頻度は半分に低下した。B. Dunais et al., "Antibiotic prescriptions in French day-care centres: 1999–2008," *Archives of Disease in Childhood* 96 [2011]: 1033–37.

（7）二〇一一年、スウェーデンの研究者はアメリカでの研究に対応して自国の抗生物質使用状況をまとめた。違いは明らかだった。使用の総計がアメリカの半分以下（四七%）だっただけでなく、最も影響の大きい三歳までの使用も、アメリカの四クールに対し、スウェーデンでは平均一・五クール以下だった。スウェーデンで子どもの死亡率や障害率が高いという話は聞かない（むしろ死亡率は低い）。また地域差も見られない。最も都市化したストックホルム（四〇八／一〇〇〇）と、北部の農村地帯（三一五／一〇〇〇）の差は約三割だ。A. Ternhag and J. Hellman, "More on U.S. outpatient antibiotic prescribing, 2010," *New England Journal of Medicine* 369(2013): 1175–76. こうした数字は抗生物質の使用を減らすことが可能なことを示唆する。

（8）私の父親は八〇代後半に悪性度の低いリンパ腫と診断された。彼は五年後まで治療することなく元気に過ごした後、貧血を発症した。治療が必要となり、腫瘍細胞の表面抗原と反応する抗体が投与され、症状は改善した。椅子に座って数時間テレビを見ながらの抗がん剤投与を週一回、四週にわたって受けた。治療は奏功したが、治療費は一一万ドルと高額だった。彼はその後の数年で、同じ治療をさらに三回必要とした。それから五年後の現在、彼は元気だ。彼はその間、保険料の支払いを行い、社会保障制度にも貢献した。抗がん剤は彼の人生を質的にも量的にも改善した。保険がそうした治療費を払う限り、製薬会社や病院は大きな収入を得る。しかし無数の子どもの感染症をこうした特別な薬で治療するとすれば、社会は破綻する。異なる経済制度が必要となる。

（9）X. Hu et al., "Gene expression profiles in febrile children with defined viral and bacterial infection," *Proceedings of the National Academy of Sciences* 110 (2013): 12792–97.

（10）A. Zaas et al., "A host-based RT-PCR gene expression

signature to identify acute respiratory viral infection," *Science Translational Medicine* 5(2013): 203ra126.

（11）L. Dong, "Antibiotic prescribing patterns in village health clinics across 10 provinces of Western China," *Journal of Antimicrobial Chemotherapy* 62(2008): 410–15. 病院は薬価を上げることで、過剰使用への経済的動機に影響を与えることができる。中国の患者はアメリカの二倍以上の抗生物質を投与されているという推計もある。また、養豚場ではそれは四倍以上。一四九種類の抗生物質耐性遺伝子が、しばしば非常に高濃度で検出されている。Y.-G. Zhu et al., "Diverse and abundant antibiotic resistance genes in Chinese swine farms," *Proceedings of the National Academy of Sciences* 110 [2013]: 3435–40).

（12）憩室炎は指大の大きさのくぼみが大腸にできる憩室症の合併症である。通常憩室症に症状はなく、主に加齢に関係する。しかしときに憩室炎を発症する。それは炎症による発熱と痛みを伴う。

（13）いくつかのプロバイオティクスは感染症の予防と治療に有効性を示した。私たちは、プロバイオティクスがクロストリジウム・ディフィシル感染の予防に効果的だという限定的証拠を持っている。また、強毒性大腸菌に対しても。K. Eaton et al., "A cocktail of nonpathogenic bacteria naturally occurring in the digestive tract of healthy humans can protect against a potentially lethal *E. coli* infection [EHEC 0157:H7]," abstract presented at the 113th Annual Meeting of the American Society of Microbiology, Denver, CO, May 2013. Eatonとその同僚は、腸管出血性大腸菌を二群のマウスに投与した。一群は六種類のヒトの腸内細菌を移植したマウス。もう一群はヒトの腸内細菌を全く移植しなかったマウス。結果は、前者で大腸菌の毒素産生が抑制された一方、後者では毒素産生が高いレベルで見られた。この結果は、腸管出血性大腸菌感染予防に効果的なプロバイオティクスがある可能性を示唆するものであった。

（14）糞便移植が難治性のクロストリジウム・ディフィシル感染の治療に有効だという信頼できる証拠は以下。E. van Nood et al., "Duodenal infusion of donor feces for recurrent Clostridium difficile," *New England Journal of Medicine* 368 [2013]: 407–15).

（15）R. A. Koeth et al., "Intestinal microbiota metabolism of L-carnitine, a nutrient in red meat, promotes atherosclerosis," *Nature Medicine* 19(2013): 576–85 ; W. H. W. Tang et al., "Intestinal microbial metabolism of phosphatidylcholine and cardiovascular risk," *New England Journal of Medicine* 368(2013): 1575–84.

（16）医師と研究者のグループ（私を含む）は、米国胃腸学会から規制について諮問を受けた。私たちの意見は、規制の整備は適切だというものであり、その理由と予想される結果について議論した。G. Hecht et al., "What is the value of an FDA IND for fecal microbiota transplantation to treat *Clostridium difficile* infection?" *Clinical Gastroenterology and Hepatology*(2014).

(17) I. Pantoja-Feliciano, "Biphasic assembly of the murine intestinal microbiota during early development," *ISME Journal* 7(2013): 1112–15. グロリアとの研究で博士の学位を取得したIdaは、母親の膣や腸内との関係において、マウスのマイクロバイオータを調べた。誕生直後は、子マウスの腸内細菌は母親の膣細菌の構成と類似していた。授乳中には、乳酸桿菌といったいくつかの主要な細菌が優位となり、やがてそれが衰退していき、構成が変化して母親の腸内細菌と似てきた。数週間の短い間に、グロリアの研究チームはヒトの子どもの腸内細菌の発達を再構成した。

(18) Rob Knightは、ニュージーランド出身の背の高い痩せた生化学者で、コロラドで大きな研究チームを率いている。マイクロバイオームの複雑性を解析するソフトウエアの作成に優れている。José Clementeはスペインの出身で、Robと働くために日本経由でアメリカへやってきた。今はニューヨークで自分の研究室を主催している。Robは学会に参加するため私たちの家に泊まっていた。

(19) Blaser, "Science, medicine, and the future: *Helicobacter pylori* and gastric diseases," *British Medical Journal* 316(1998): 1507–10.

エピローグ

(1) 地球温暖化についての非専門家向け包括的説明に関しては、たとえば以下を参照のこと。B. E. Johansen, *The Encyclopedia of Global Warming Science and Technology*, vols. 1 and 2(Greenwood Publishing, 2009) 解決策に関しては次を参照。M. Z. Jacobson and M. A. Dilucchi, "A path to sustainable energy by 2030," *Scientific American* 301(2009): 58–65.

訳者あとがき

消えていくウイルスや細菌の存在が、研究者の間で注目を集め始めている。これまでの感染症理解は、微生物の存在が病気の原因であると考えてきた。そうした考え方が転換を迫られている。ある種の微生物が身体内に存在しないことが、私たち人間の健康に負の影響を与えている可能性が指摘され始めているのである。

私たち人間の身体には膨大な数の微生物が、そこを住処として暮らしている。その個数は百兆単位（ヒトの細胞数の総計は三〇兆個と推計されている）で、重さは総計数キログラムに及ぶ。遺伝子総数で言えば二〇〇から八〇〇万個。ヒト遺伝子の一〇〇から数百倍くらいの数となる。重さは、人体のどの臓器より重い。第三の適応を担う器官として機能している可能性は高い。

本書は、アメリカの微生物学者であり、ヒト・マイクロバイオーム研究の第一人者であるマーティン・J・ブレイザーが、ヒトの常在細菌が、恐ろしい結果を引き起こしながら、今、大きく変化していることを実証的に警告した書である。私たちはこれまでに、地球環境下における絶滅危惧種や生物多様性の喪失が、生態系の攪乱を通して私たち自身の生息環境を大きく損なうことを知った。しかし同じことは、私たちの最も身近な身体内でも起こっていたのである。

結果、多くの人が「現代の疫病」とでも呼ぶべき病気に苦しみ始めることになった。肥満、若年性（I型）糖尿病、アレルギー性疾患、炎症性腸疾患、そしてそれは自閉症にまで及ぶ可能性があるという。

常在細菌の変化は約半世紀前から始まった。夢の薬と言われた抗生物質の使用と、帝王切開の過剰な実践（必要な帝王切開もある！）が原因である、と著者は言う。そうした行為が最終的に私たちにどのような影響を与えることになるか、私たちはその全容をいまだ把握していない。

抗生物質の発見と使用は人類の生活の質を大きく向上させた。一九四二年に産褥熱で死の淵をさまよった当時三三歳の看護師アン・ミラー（本書第5章）の命を救ったのは、スプーン一杯、約五・五グラムのペニシリンだった。しかし一方で、それが強力であればあるほど、大きな、意図しない結果を引き起こす可能性があることを私たちは忘れていたのかもしれない。

その結果、今、私たちの身体内では内なる細菌の攪乱と消失が起こりつつある。それが私たちが直面している現状である、と著者は言う。

「ヒトとともに古代からある細菌には、そこにあるための理由があり、ヒトの進化にもかかわってきた。それらを変えることは何であれ、潜在的対価をもたらすことになる。私たちは今それらを大幅に変えている。払うべき対価がそこにはある」。

地球という惑星には、一〇の三〇乗の細菌が生息している。すなわち、一〇億×一〇億×一〇億×一〇〇〇個、重さにすれば五×一〇の一七乗グラムに相当し、世界人口を七〇億人と仮定して、平均体重を六〇キログラム弱とすれば、現在地球上に暮らす人間の総重量（四×一〇の一四乗グラム）の約一〇〇〇倍、アフリカゾウ二四〇〇億頭分の重さと等しい。そのなかの一部が私たちの身体に常在し、それが協調しながら「私」をかたちづくる。

そうした事実は、私たちは私たちだけで生きているわけではないという、根源的な原則を改めて教えてくれる。その意味でも本書のもつ意義は深い。

本書翻訳開始の少し前から、私たち長崎大学熱帯医学研究所国際保健学分野の研究チームは「プー（うんち）・プロジェクト」と呼ぶ研究プロジェクトを始めようとしていた。ヒトの細菌叢が完全に変化し希少な細菌が消えてしまう前に、世界各地から糞便を集め、そこに常在する細菌叢を液体窒素のなかで保存し、次の世代に手渡すというプロジェクトである。そうした人々のなかには、チベットやヒマラヤ山脈といった四〇〇〇メートルを超える高地に暮らす人々や、カラハリ砂漠といった乾燥地帯に暮らす人々、いまだ狩猟採集を生業とする人々などが含まれる。

人類の歴史上、腸内細菌叢の大きな変化は少なくとも二度起こったと考えられる。一度目は人類が火を用い、料理をするようになったときであり、二度目は農耕が始まったときである。人類祖先による火の単発的使用は一七〇から二〇万年前と広い範囲が推定されており、日常的な火の使用は約一二万五〇〇〇年前の遺跡から見つかるという。火の日常的使用はヒトの生活に大きな変化をもたらした。タンパク質は加熱することによって栄養を摂取しやすくなった。加熱調理された肉の消化に必要なエネルギーは生肉のときより少なくなる。また植物の加熱調理でヒトの摂取カロリーが増加したことによって、脳の拡大が誘発されたという説もある。その際、変化した腸内細菌叢が脳の拡大に何らかの役割を演じた可能性はあるのだろうか。想像はふくらむ。一方、農耕は一万年ほど前に始まった。タンパク質主体の食事から炭水化物を主食とする生活へと、それまでの食習慣は大きく変わった。当然、腸内細菌叢も変化したに違いない。

今が三回目の、大きな、そして急激な変化である。変化は過去五〇年間という、人類史のなかでもごく短い時間に起こった。なすべきことは明らかである。私たちもできることを始めようと思った。プロジェクトを始めようと思った理由である。

一方で、いくつか注意すべき点を挙げておきたい。

第一に、すべてを腸内細菌が規定し、それらが解決するといった考えが間違っていることは明らかである。それは、魔法の薬とも呼ばれた抗生物質が感染症のすべてを解決することがなかったのと同じように、である。私たちが本書から学ぶことの一つは、まさにそうした、何ごとにも一つの強力な解決策があるわけではない、世界はもっと複雑で、アンフィバイオーシス（本書二一六ページ）なものである、ということなのだから。その意味では、一つひとつ小さな努力を積み重ねていくしかないのではないかと思う。

第二に、本書が帝王切開や新生児期の抗生物質使用を糾弾したり、そうした行為を行った母親に対する偏見を助長するものになったりしてはいけないと思う。帝王切開や新生児期の抗生物質の使用がいかに多くの生命を救ったことか。問題は、本書でも述べられているように、そうした行為のあり方なのである。

その上で言えば、成長促進を目的とした家畜への抗生物質使用の禁止は、小さいが大切な努力になるのではないかと思う。スウェーデンは一九八六年に成長促進目的での家畜への抗生物質の使用を禁止した。一〇年以上の遅れはあったが、欧州連合（EU）もそれに続いた。一方、アメリカでは全面禁止には至っていない。日本も然り。小さな一歩を踏み出すことができればと思う。

それから用語の用い方についてひと言。「マイクロバイオーム」「マイクロバイオータ」、そして「細菌叢」についてである。以前、全生物をまとめた概念である生物相は、動物相と植物相に二分されると考えられていた。細菌は植物相に含まれるという分類概念に基づき、細菌には「叢＝Flora」が用いられてきた。しかし現在では、細菌を含む微生物集団は微生物相（マイクロバイオータ）として分類されており、細菌に「叢＝Flora」が用いられることはなくなった（第1章の注（10）を参照）。本文中においても細菌叢という用語を用いるべきか迷ったが、日本ではマイクロバイオータという用語がいまだ普及の途上にあるということもあり、本訳書では原著者の許可を得て細菌叢という訳語も用いた。一方、マイクロバイオームはヒト体内の常在細菌とそれが発現する遺伝子群、および常在細菌とヒトの相互作用を含む広い概念のことである。

本書の翻訳を始めたのは、二〇一四年春のことだった。翻訳自体は順調に進んだ。夏が過ぎ、秋が来て、初冬を迎え、街にクリスマスソングが流れる頃には第一稿が上がった。ちょうどその頃、たまたま受けた検査で、訳者の大腸に進行がんが見つかった。クリスマス前日の一二月二四日に手術を受けた。晴れた空が窓の外に広がっていた。少しばかりだが、来し方、行く末の人生を考えた。いくぶんかやり残したことがあるような気もしたが、大方満足なものであった、と思った。だから、くよくよしないと決めた。やや青くさいが、必要とする人がいるなら、必要とされることがあるなら、それをしたいと思った。その意味では、本書の完成もその一つである。肩の荷が一つ下ろせた気がする。

最後になるが、謝辞を捧げたい。まずは、本書翻訳中に長崎大学熱帯医学研究所国際保健学分野という名の研究室の秘書として、めまぐるしく変わる予定や研究業務を支えてくれた江越安重氏、前田香代氏。そして、今はそれぞれの場所で活躍されている林下真美氏、岡部里氏。彼、彼女らの支援がなければ、日々の業務でさえ、おぼつかなかったに違いない。感謝の意を表したい。

研究室では、フィールドに基づく医療人類学的研究から分子疫学、そして私の私的興味から進化学や歴史学といった分野の研究を行っているが、そうした研究の一端を担ってくれている助教授の和田崇之氏、市川智生氏、長崎県環境衛生研究所の蔡国喜氏。大学院生の高山義浩氏、吉田志緒美氏、山本香織氏、塗饒萍氏、濱田洋平氏。かつて大学院生として在籍し、今は東京大学准教授、東京工業大学研究員、岩手医大助教授として活躍している水本憲治氏、猪飼桂氏、高橋宗康氏。彼、彼女らとの研究に関するやりとりが、常に私の知的好奇心をかき立ててくれた。知的好奇心ということで言えば、文学好きの友人との会話も私に大きな刺激を与えてくれた。そうした刺激が本書翻訳の動機の一つを提供してくれたことは間違いない。

外国からの留学生であった張卓氏（大連医科大学）、クナフォン・センチャン氏（ラオス国立衛生研究所）、ウビドゥール・ハク氏（フロリダ大学）、イスラム・ムニール氏（バングラデシュ国際下痢研究所）、ブ・ハイ・ハ氏（ベトナム国立衛生疫学研究所）。長崎大学医学部学生として研究室に出入りし、勉強をしたり、ときに私の研究についての独り言のようなものを嫌がらずに聴いてくれたりした飛永祥平君、平加奈子君、池田英史君、西原聖仁君、二宮直樹君、小高充弘君、小出桜子君、山成康洋君。学生との会話は教師冥利につきる。池田君、西原君とは本書翻訳中にチベット高原へフィールド調査にも出かけた。

学生といえば、もう一人。菊田龍君。手術、手術に続く術後治療にもかかわらず、黙々と医師国家試験へ向けて勉強に励む氏の後ろ姿には、侵し難いものがあった。易きに流れる私の気持ちを奮い立たせた。それ以上に氏の姿は、私に、人の生き方というものを教えてくれた気がする。深い感謝の意を表する。

みすず書房の中川美佐子氏。中川さんとの本作りはまだ二冊目にしかならないが、雑誌『みすず』での連載等でもお世話になった。そのたびに感じることは氏の原稿への真摯さである。それが原稿の質を上げる。いつも感謝。

訳者の大学院生時代以来の恩師で、現長崎大学学長の片峰茂先生と前漕艇部部長の丹羽正美先生。長年にわたる励ましに感謝の意を表したい。

最後に、最近やや年老いた父母と、大地と敬子へ。

山本　太郎

二〇一五年六月六日
杉並の自宅の居室にて

マ行

ヤ行

ラ行

ワ行

タ行

ナ行

ハ行

サ行

索引

アルファベット

ア行

カ行

著者略歴

(Martin J. Blaser)

ニューヨーク大学トランスレーショナル・メディシン教授(Muriel and George Singer Professor). 微生物学教授. 米国感染症学会元会長. 2013年, 米国芸術科学アカデミー会員に選出. 30年以上にわたってヒトの健康と細菌の関係について研究を行い, 現在はニューヨーク大学のヒト・マイクロバイオーム計画を率いている. 本書が抗生物質の過剰使用に対して鳴らした警鐘の影響は大きく, 『タイム』誌は2015年, 著者を「世界で最も影響力のある100人」のひとりに選んだ. 主要な著作に John E. Bennett, Raphael Dolin との共編による感染症のロングセラー教科書 *Mandell, Douglas, and Bennett's Principles and Practice of Infectious Diseases* (Saunders, 8th edition, 2014) がある. 一般向け著作は本書が初.

訳者略歴

山本太郎〈やまもと・たろう〉長崎大学熱帯医学研究所・国際保健学分野主任教授. 1990年長崎大学医学部卒業. 長崎大学大学院博士課程病理学系専攻修了 (博士医学). 東京大学大学院医学系研究科博士課程国際保健学専攻修了 (博士国際保健学). 京都大学, ハーヴァード大学, コーネル大学, 及び外務省勤務等を経て現職. 著書に『ハイチ——いのちとの闘い』(昭和堂)『感染症と文明』(岩波新書)『新型インフルエンザ』(岩波新書)『抗生物質と人間』(岩波新書) ほか. 翻訳書にジャック・ペパン『エイズの起源』(みすず書房), マイケル・L・パワー／ジェイ・シュルキン『人はなぜ太りやすいのか』(みすず書房) ほか.

マーティン・J・ブレイザー
失われてゆく、我々の内なる細菌
山本太郎訳

2015年7月1日　第1刷発行
2018年7月26日　第14刷発行

発行所　株式会社 みすず書房
〒113-0033 東京都文京区本郷2丁目20-7
電話 03-3814-0131(営業) 03-3815-9181(編集)
www.msz.co.jp

本文組版 キャップス
本文印刷・製本所 中央精版印刷
扉・表紙・カバー印刷所 リヒトプランニング

ISBN 978-4-622-07910-1
[うしなわれてゆくわれわれのうちなるさいきん]
落丁・乱丁本はお取替えいたします